Oposiciones a Técnico Especialista en
Radiodiagnóstico

Recopilación de exámenes utilizados en convocatorias públicas de empleo

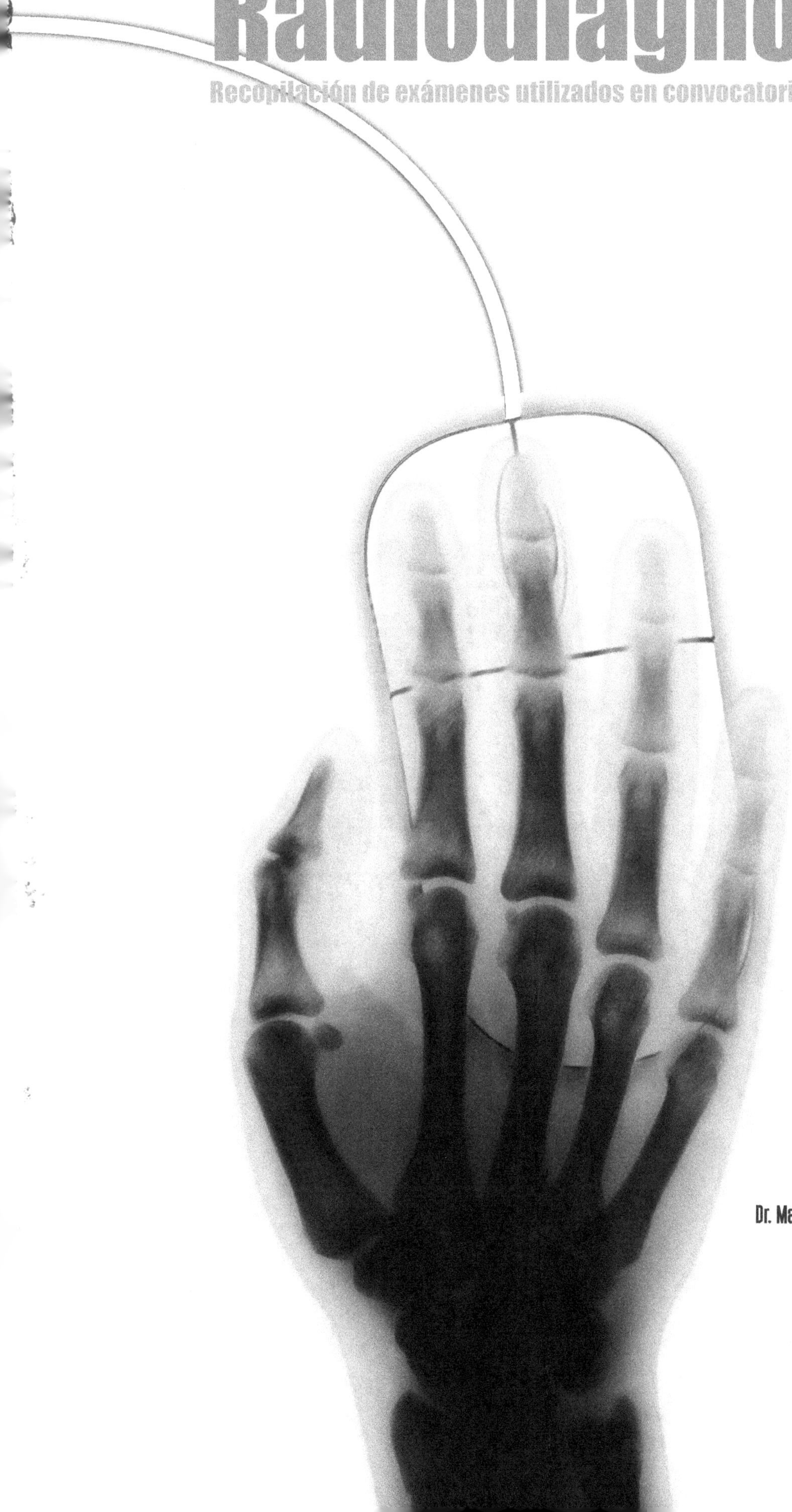

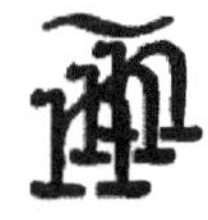

Triple Eñe Ediciones
TapaBlanda
ISBN: 978-841220750-7

Fotografía de cubierta:
Comfreak / Alemania [Pixabay]

Fotografías de páginas interiores:
Dr. Manuel González Jalisco/México [Pixabay]

Fecha de última modificación:
10 de agosto de 2024

Índice

Porque no somos perfectos...

Hemos invertido mucho tiempo, cariño y esfuerzo en la compilación y revisión de este volumen.

Si aún así detectas que alguna pregunta sería impugnable, se ha quedado obsoleta o se nos ha escapado cualquier otro tipo de error puedes comunicarnoslo vía: **agustinodriozolakent@gmail.com**

Se ha respetado la literalidad de la mayor parte de los enunciados originales. Sobre muchos otros ha sido necesario corregir tanto ortografía y redacción como puntuación o formateo, así como **homogeneizar el estilo** y realizar otras pequeñas mejoras.

En todos esos casos se ha editado atendiendo al fin último de esta monografía, que es didáctico, procurando respetar siempre un equilibrio entre la esencia del contenido original y las necesidades, más pragmáticas, del opositor.

Para ello contado con la colaboración del profesor de la Universidad del País Vasco Daniel García, experto en la redacción de exámenes de opción múltiple, formador de examinadores y autor de

'Diez Comodines: Cómo redactar mejores exámenes tipo test'

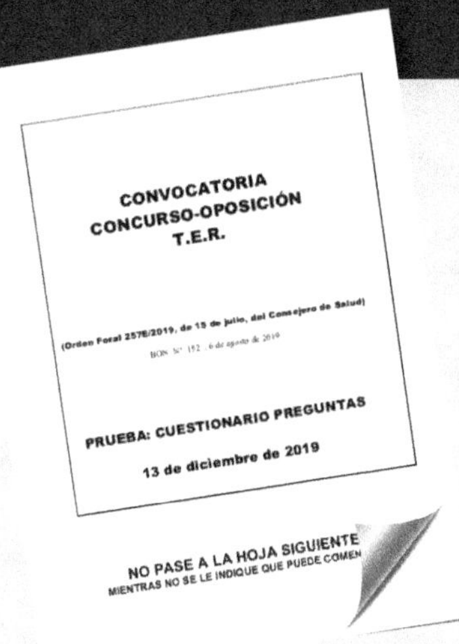

Examen:

13 DE DICIEMBRE DE 2019

Clave de Respuestas

1 C	21 C	41 A	61 D
2 A	22 A	42 A	62 D
3 C	23 D	43 D	63 B
4 B	24 A	44 D	64 B
5 A	25 A	45 A	65 C
6 B	26 B*	46 C	66 C
7 C	27 C	47 C	67 C
8 C	28 B	48 D	68 C
9 B	29 C	49 A	69 B
10 D	30 B	50 B	70 B
11 B	31 B	51 D	71 D
12 A	32 D	52 C	72 D
13 D	33 B	53 C*	73 C
14 D	34 C	54 D	74 B
15 A	35 A	55 A	75 D
16 D	36 C	56 B	76 C
17 C	37 B	57 A	77 C
18 A*	38 A	58 C	78 D
19 D	39 C	59 C	79 C
20 D	40 D	60 B	80 C

*Tres preguntas anuladas

1. Dos átomos con el mismo A, pero con distinto N y distinto Z son:

a. Isótopos   b. Isótonos
c. Isóbaros   d. Isómeros

2. Dentro de la dualidad de comportamiento onda-partícula del fotón, su carácter corpuscular explica el fenómeno de:

a. Interacción con la materia
b. Refracción
c. Difracción
d. Interferencia

3. Según la clasificación BI-RADS ®, los hallazgos muy probablemente benignos (probabilidad de malignidad no superior al 2%) en exámenes de mama se incluirían en categoría:

a. BI-RADS ® 1   b. BI-RADS ® 2
c. BI-RADS ® 3   d. BI-RADS ® 4

4. La maniobra de Eklund se realiza:

a. en estudios de TC para valoración de las hernias de pared abdominal
b. en mamografía a pacientes portadoras de prótesis de mama
c. en defecografía mediante resonancia magnética para estudio anatómico y funcional del suelo pélvico
d. en ecografías de cribado de displasia evolutiva de cadera en pacientes pediátricos

5. Se considera que las velocidades de propagación de un haz de ultrasonidos por los diferentes tejidos blandos humanos son muy similares. Por ello los equipos de ultrasonidos la suponen constante y la han promediado con un valor de:

a. 1540 m/s   b. 1450 m/s
c. 1054 m/s   d. 1045 m/s

6. Artefacto de ecografía que aparece en el modo de representación de Doppler color:

a. ring-down   b. *aliasing*
c. refuerzo posterior   d. reverberación

7. La proyección 'Modificación de Fisk':

a. Es una proyección axial de hombro
b. Se utiliza para valorar luxación de hombro
c. Se conoce también como una proyección tangencial del surco intertubercular
d. Estudia el desplazamiento de la cabeza femoral

8. En una proyección PA en carga de rodillas, en el método de Rosenberg, el paciente flexiona las rodillas:

a. 20°   b. Nada   c. 45°   d. 30°

9. Los funcionarios en situación de excedencia voluntaria:

a. Tendrán derecho a la percepción del 20% del sueldo inicial de su correspondiente nivel
b. Conservarán el nivel, grado y antigüedad adquiridos, pero no devengarán derechos económicos
c. Les será computado a todos los efectos el tiempo de permanencia en tal situación
d. Una vez acordada la reincorporación, ésta deberá llevarse a cabo en el plazo de tres meses. De no hacerlo así, el funcionario perderá su condición de tal

10. Cuando ponemos el prefijo micro (μ) a una unidad la estamos multiplicando por:

a. 10^{-3} b. 10^{-4} c. 10^{-5} d. 10^{-6}

11. El electronvoltio (eV) es una unidad de:

a. Potencia
b. Energía
c. Potencial eléctrico
d. Carga eléctrica

12. Sobre la técnica de exposición en mamografía:

a. El tamaño del foco no debe ser superior a 0,3 mm, 0,1 mm en técnicas de magnificación
b. Se utiliza técnica de alto Kv que favorece el efecto fotoeléctrico
c. Se aprovecha el efecto catódico (o efecto talón) posicionando el cátodo hacia la pared torácica
d. Distancia foco placa no inferior a 1 m

13. En relación a los procedimientos de las vías biliares, es FALSO:

a. En la CPRE se inyecta un medio de contraste en las vías biliares
b. La CPRE puede ser un procedimiento diagnóstico o terapéutico
c. Una contraindicación para la CPRE es la presencia de un posible seudoquiste del páncreas
d. La colangiografía postoperatoria (tubo de T o diferida o *transkehr*), se realiza antes de una colecistectomía

14. Modo de representación en imagen ecográfica más adecuado para un estudio de cardiología:

a. Doppler pulsado   b. Doppler continuo
c. Modo B   d. Modo M

15. NO es función de la carcasa protectora que cubre el tubo de RX:

a. Reduce la radiación de fuga por debajo de 1R por hora de kerma en aire medido a 1 metro del foco y con el aparato operando a máxima potencia
b. Suministra un soporte mecánico que protege al tubo de posibles daños
c. Reduce la radiación de fuga hasta 0,001Gy por hora de kerma en aire medido a 1metro del foco y con el aparato operando a máxima potencia
d. Actúa como medio de conducción del calor hacia el exterior del blanco del tubo de Rx

16. Método que muestra la apófisis odontoides en el agujero occipital:

a. Ottonello   b. Grandy
c. Kasabach   d. Fuchs

17. Proyección para valorar niveles líquidos en el Tórax:

a. PA de Tórax   b. Lordótica
c. Decúbito lateral   d. Tórax lateral

19. El rad es una unidad de:

a. Radiactividad   b. Exposición
c. Dosis equivalente   d. Dosis absorbida

20. Partícula con mayor capacidad de penetración en la materia:

a. α   b. β- (electrones)
c. β+ (positrones)   d. Neutrones

21. Según las recomendaciones de la Sociedad Española de Protección Radiológica (SEPR) y la Sociedad Española de Diagnóstico por Imagen de la Mama (SEDIM):

a. Se considera que la elevada radiación dispersa que recibe el tiroides durante la mamografía justifica el uso de protector plomado de tiroides
b. Se debe utilizar protector plomado de tiroides siembre que la paciente lo solicite
c. Se considera que durante la realización de la mamografía no es necesario utilizar el protector plomado de tiroides, y su uso puede ser perjudicial para la paciente
d. Coinciden con las recomendaciones de la 'American College of Radiology', en que el protector plomado de tiroides no afecta en ningún caso a la calidad de imagen en mamografía

22. Según la Sociedad Española de Protección Radiológica (SEPR) y la Sociedad Española de Radiología Pediátrica (SERPE), sobre las recomendaciones en materia de protectores gonadales, es FALSO:

a. Durante la realización de exploraciones que afecten a la región pélvicoabdominal en niñas, sí es recomendable la utilización de protectores gonadales, ya que supone una aportación significativa en cuanto a la protección radiológica de la paciente
b. Durante la realización de exploraciones que afecten a la región pélvicoabdominal en niñas, no es recomendable la utilización de protectores gonadales, ya que no supone una aportación significativa en cuanto a la protección radiológica de la paciente
c. En algunos casos en que los órganos críticos estén dentro del campo de radiación (mamas, cristalino, etc..), en lugar de utilizar material de protección, la reducción de dosis en dichos órganos se puede obtener realizando proyecciones posteroanterior en lugar de anteroposterior
d. Estudios han demostrado la ineficacia de esta protección

23. Cuántas bobinas de gradiente hay en una resonancia magnética:

a. 2   b. 3   c. Dos pares d. Tres pares

24. Paul Lauterbur publicó las primeras imágenes por resonancia magnética, de dos tubos de agua, en:

a. 1973   b. 1952   c. 1983   d. 1979

25. Método para el estudio del túnel carpiano:

a. Gaynor- Hart   b. de Norggard
c. de Robert   d. de Stecher

27. Navarra está integrada por las Merindades históricas de Pamplona, Estella, Tudela y...

a. ...Tafalla y Olite
b. ...Tafalla y Aoiz
c. ...Sangüesa y Olite
d. ...Sangüesa y Tafalla

28. En el espectro electromagnético, cuál de las siguientes radiaciones tiene una frecuencia menor:

a. Rayos X   b. Microondas
c. Infrarrojos   d. Ultravioleta

29. 'Periodo de semidesintegración' es el tiempo que tarda...

a. en dividirse en dos partes iguales un núcleo inestable
b. en perder la mitad de su masa un isótopo radiactivo
c. en perder la mitad de su actividad una muestra radiactiva
d. en desintegrarse un isótopo inestable, dividido entre dos

30. El límite de dosis para trabajadores expuestos será de:

a. El límite de dosis equivalente para el cristalino será de 15 mSv por año oficial
b. Límite de dosis efectiva de 100 mSv durante todo período de cinco años oficiales consecutivos, sujeto a una dosis efectiva máxima de 50 mSv en cualquier año oficial
c. El límite de dosis equivalente para la piel será de 50 mSv por año oficial. Dicho límite se aplicará a la dosis promediada sobre cualquier superficie de 1 cm2, con independencia de la zona expuesta
d. El límite de dosis equivalente para las manos, antebrazos, pies y tobillos será de 150 mSv por año oficial

31. Según el RD 783/2001, es FALSO:

a. Las dosis individuales recibidas por trabajadores expuestos pertenecientes a la categoría B se podrán estimar a partir de los resultados de la vigilancia realizada en el ambiente de trabajo siempre y cuando permitan demostrar que dichos trabajadores están clasificados correctamente en la categoría B
b. En las zonas vigiladas en las que exista riesgo de exposición externa será obligatorio el uso de dosímetros individuales
c. No podrán asignarse a los menores de dieciocho años tareas que pudieran convertirlos en trabajadores expuestos
d. En los casos en los que no sea posible o resulten inapropiadas las mediciones individuales, la vigilancia individual se basará en una estimación realizada a partir de mediciones individuales hechas a otros trabajadores expuestos o a partir de los resultados de la vigilancia del ambiente de trabajo

32. Según la ecuación de Larmor, en un campo magnético de 1,5 teslas la frecuencia de precesión del protón del átomo de hidrógeno (1H) es:

a. 42,5 Hz   b. 42,5 MHz
c. 21,25 MHz   d. 63,75 MHz

33. En un estudio de resonancia magnética cardíaca, cuál de estas secuencias es la más adecuada para la realización de la técnica de 'Sangre Negra':

a. Secuencia en fase opuesta
b. Secuencia de Inversión recuperación
c. Secuencia de Eco de gradiente
d. Ninguna de estas secuencias se utiliza en la realización de la técnica de 'Sangre Negra'

34. En la proyección latero axial del codo (Método de Coyle) cuánto hay que flexionar el codo para visualizar la apófisis coronoides:

a. 120°   b. 45°   c. 80°   d. 30°

35. En la proyección oblicua de columna lumbar aparece el signo del 'perro escocés'. A qué parte de la vertebra corresponde el ojo:

a. Pedículo
b. Apófisis transversa
c. Apófisis articular superior
d. Ninguna es correcta

36. Quién debe proporcionar a los trabajadores los EPI adecuados para el desempeño de sus funciones y velar por el uso efectivo de los mismos cuando sean necesarios por la naturaleza de los trabajos realizados:

a. La mutua patronal de accidentes
b. El servicio de prevención
c. El empresario
d. El propio trabajador

37. A qué categoría de magnitudes pertenece la transformación lineal de energía (LET):

a. Dosimétricas
b. Coeficientes de interacción
c. Radiométricas
d. Específicas para protección radiológica

38. Al establecer la Dosis Efectiva E se tiene en cuenta el factor de ponderación WT, en cuál de estos órganos dicho factor será más elevado:

a. Estómago   b. Vejiga
c. Tiroides   d. Piel

39. Según el RD 783/2001, las zonas de permanencia limitada con riesgo de contaminación se señalizarán con:

a. Trébol gris bordeado de puntas radiales en campo punteado
b. Trébol naranja bordeado de puntas radiales en campo punteado
c. Trébol amarillo en campo punteado
d. Trébol verde bordeado de puntas radiales

40. Sobre el uso de los dispositivos de detección de la radiación, es FALSO:

a. La dosimetría de termoluminiscencia se usa para control dosimétrico del personal de radiología
b. La cámara de ionización se emplea en activímetro en Medicina Nuclear
c. El contador Geiger-Muller se emplea para el análisis de niveles bajos de radiación y contaminación
d. El detector de centelleo se emplea para el control de dosimetría de área

41. Metabolito NO estudiado en espectroscopia por resonancia magnética:

a. Malamina   b. Colina
c. N-acetil aspartato   d. Lactato

42. Cuál de estos contrastes se considera negativo en RM:

a. Sustancias superparamagnéticas de óxido de hierro
b. Contrastes que tienen como principio activo el gadolinio
c. Contrastes que tienen como principio activo el manganeso
d. Sustancias superparamagnéticas de hexafluoruro de azufre

43. En la proyección axial del intestino grueso, Método de Chassard- Lapiné, la imagen muestra:

a. El bulbo duodenal   b. El canal pilórico
c. El íleon terminal   d. El recto

44. En la proyección parietoorbitaria oblicua, al ajustar la cabeza para que la línea acantiomeatal (LAM) sea perpendicular al receptor de imagen y el plano mediosagital, cuantos grados forma el plano sagital medio con el receptor de imagen en la proyección oblicua (Método de Rhese):

a. 90°   b. 25°   c. 60°   d. 53°

45. NO está contemplado como un derecho relacionado con los servicios asistenciales:

a. al libre acceso a todo tipo de medicamentos
b. al acceso a la atención sanitaria en un tiempo máximo de demora
c. a la elección de facultativo y centro
d. a la segunda opinión médica

46. Cuando los neutrones interaccionan con la materia:

a. Emiten una baja radiación de frenado
b. Emiten una elevada radiación de frenado
c. No emiten radiación de frenado
d. Emiten una radiación de frenado proporcional a su velocidad

47. Una partícula cargada se frena o se desvía en su interacción con los átomos del medio y como resultado emite ondas electromagnéticas:

a. Colisión inelástica
b. Colisión elástica
c. Colisión radiativa
d. Ionización

48. Respecto al control de calidad de las instalaciones radiológicas, se limita la tolerancia en la colimación:

a. En sistemas automáticos las desviaciones deben ser inferiores al ±1 % de la distancia entre el foco y el receptor
b. En sistemas automáticos las desviaciones deben ser inferiores al ±5 % de la distancia entre el foco y el receptor
c. En sistemas automáticos las desviaciones deben ser inferiores al ±10 % de la distancia entre el foco y el receptor
d. En sistemas automáticos las desviaciones deben ser inferiores al ±2 % de la distancia entre el foco y el receptor

49. Respecto al control de calidad en sistemas de visualización digital (monitores), para la realización de las pruebas de calidad se utilizan, entre otros, patrones TG...

a. 18   b. 42   c. 25   d. 39

50. La captura de la radiación en los sistemas de captura indirecta se basa en compuestos químicos que son capaces de transformarse en fotones de luz ante la energía de los rayos X. Cuál de estos se utiliza:

a. Selenio amorfo (a-Se)
b. Yoduro de cesio (CsI)
c. Silicio amorfo (a-Si)
d. Fluorobromuro de bario dopado con europio bivalente (BaFBr:Eu2+)

51. Elemento que NO está presente en un sistema de CR:

a. Fluorobromuro / fluoroaldehido de bario con europio
b. Chasis
c. Fotomultiplicador
d. Conversor digital

52. Qué significa PACS:

a. *Product assistant to commnications system*
b. Producto asistente de calibración de sondas
c. *Picture archiving and communications system*
d. Ninguna de las tres

54. El departamento competente en materia de políticas de igualdad ejercerá dicha competencia por medio del Instituto Navarro para la Igualdad, que será un organismo autónomo con rango de:

a. Servicio Administrativo
b. Sección
c. Servicio Asistencial
d. Dirección General

55. Queremos analizar 20 cm de tejido en un estudio de TCH en 25 s, con un grosor de corte de 8 mm y 16 coronas, si el tiempo de rotación del cabezal es de 0,5 s, cuál es el factor de desplazamiento:

a. 0,5:1   b. 1:1   c. 2:1   d. 1,5:1

56. En una exposición a radiación por Rayos X a un paciente, cuál de los siguientes tipos de daño en el ADN se da con mayor frecuencia:

a. Daño en bases
b. Rotura de cadena sencilla
c. Entrecruzamientos ADN-Proteína
d. Rotura de doble cadena

57. En qué etapa del ciclo celular la célula es más radiorresistente:

a. Fase S tardía   b. Fase G1
c. Fase M   d. Anafase

58. En Medicina Nuclear, teniendo en cuenta las diferencia entre PET y SPECT:

a. En el sistema de obtención de imágenes PET solo se obtienen cortes axiales
b. En el sistema de obtención de imágenes SPECT solo se obtienen cortes axiales
c. En el sistema de obtención de imágenes PET solo puede emplearse radioisótopos emisores de positrones
d. En el sistema de obtención de imágenes SPECT solo pueden emplearse radioisótopos emisores de positrones

59. Respecto al colimador en una gammacámara:

a. Permite que se detecten partículas procedentes de cualquier dirección para la correcta formación de la imagen
b. Tiene un diseño único utilizado en todas las energía de cualquier radioisótopo
c. Sólo deja pasar aquellas partículas que provienen de ciertas direcciones
d. Consiste en dos placas de plomo móviles que definen un tamaño de campo variable

60. Tiempos más adecuado después de la inyección de contraste para la realización de una fase nefrográfica, en un estudio renal en TC:

a. 50-60 s   b. 80-90 s
c. 60-180 s   d. 0-40 s

61. Nivel de ventana más aproximado en unidades Hounsfield (UH) de la sangre coagulada:

a. 40   b. 100   c. 20   d. 80

62. Respecto a la resolución de contraste en TC, es FALSO:

a. Es mejor cuanto menores sean la radiación dispersa y el Kilovoltaje
b. Mejora cuando aumenta el miliamperaje y también aumenta el grosor de corte seleccionado
c. Mejora cuando usamos un FOV (campo de visión) grandes y matrices pequeñas (píxeles más grandes)
d. Mejora con filtros de reconstrucción a la salida del haz

63. El tamaño de una imagen digital en bits viene definido por el producto M x N x k. Qué significa cada término de ese producto:

a. M = anchura en píxeles, N = altura en píxeles, k = nº de bytes/píxel
b. M = anchura en píxeles, N = altura en píxeles, k = nº de bits/píxel
c. M = espesor en píxeles, N = longitud en píxeles, k = nº de bits/píxel
d. M = espesor en píxeles, N = longitud en píxeles, k = nº de bytes/píxel

64. La magnitud recomendada para cuantificar los efectos deterministas de la radiación sobre un medio biológico es la dosis...

a. equivalente   b. absorbida
c. efectiva   d. equivalente ponderada

65. NO es una norma aplicable a todo el personal que entre en quirófano:

a. Se utilizará indumentaria quirúrgica de uso exclusivo de quirófano, no debiendo salir nunca del área quirúrgica con ella puesta
b. Al abrir y cerrar las puertas del quirófano se hará de forma suave
c. Dentro del quirófano se ha de mover con cuidado, diferenciando la zona sucia (por la que se tiene que ir) de la zona limpia
d. En el quirófano, todo trabajador debe llevar totalmente cubierto el pelo, incluida la barba si la hubiere

66. Artefacto del TC que es más posible que aparezca en las venas axilar, subclavia, braquiocefálica y vena cava superior, si la adquisición comienza tras administrar contraste:

a. Artefacto de volumen parcial
b. Artefacto de déficit de fotones
c. Artefacto por endurecimiento del haz
d. Ninguno

67. Según la administración de los contrastes inyectados por vía endovenosa y utilizados en estudios de TC, si se desea conseguir un realce suficiente y necesario para el estudio del tromboembolismo pulmonar, con una tasa de infusión rápida en un paciente adulto, los parámetros seleccionables deben ser:

a. Catéter o cánula de 26G, velocidad de inyección 4 ml/s, volumen total de inyección 120 ml, concentración del contraste 300 mg/ml
b. Catéter o cánula de 22G, velocidad de inyección 3 ml/s, volumen total de inyección 150 ml, concentración de contraste 400 mg/ml
c. Catéter o cánula de 18G, velocidad de inyección 4ml/s, volumen total de inyección 120ml, concentración del contraste 300 mg/ml
d. Catéter o cánula de 14G, velocidad de inyección 8ml/s, volumen total de inyección 120ml, concentración del contraste 400 mg/ml

68. A la posición del paciente tumbado en decúbito supino, en un plano oblicuo de 45º respecto al suelo, con la cabeza más elevada que los pies se le denomina:

a. Fowler   b. Trendelemburg
c. Morestin   d. Sims

69. Hueso en que se inserta el músculo bíceps braquial:

a. Cúbito   b. Radio
c. Fémur   d. Húmero

70. Vida media del Galio 67 que se utiliza en Medicina Nuclear:

a. 8 días   b. 3,2 días
c. 46 horas   d. 6 horas

71. Cuál de los siguientes isótopos se utiliza con fines terapéuticos:

a. ^{99m}Tc   b. ^{67}Ga
c. ^{111}In   d. ^{90}Y

72. Es una articulación anfiartrosis:

a. Codo
b. Sutura craneal
c. Coxofemoral
d. Sínfisis púbica

73. Del tronco celíaco salen normalmente estas tres ramas arteriales:

a. Arteria gástrica, arteria mesentérica y arteria esplénica
b. Arteria hepática, arteria gástrica y arteria mesentérica
c. Arteria hepática, arteria esplénica y arteria gástrica
d. Arteria gástrica, arteria ilíaca y arteria renal

74. En qué dirección aparece el artefacto por desplazamiento químico en resonancia magnética:

a. En la de codificación de fase
b. En la de codificación de frecuencia
c. En ambas
d. En ninguna de las dos

75. Una técnica de abdomen en decúbito supino requiere 80 KVp, 10 mAs y produce una intensidad de rayos X de 150 µGy en la posición del paciente. Si el valor de mAs aumenta a 20 mAs. Intensidad de los Rx:

a. 300 mA   b. 75 µGy
c. 75 mA   d. 300 µGy

76. Acciones que conducen a la eliminación de los microorganismos patógenos presentes en un medio:

a. Higienización   b. Asepsia
c. Antisepsia   d. Esterilización

77. Se aplica sobre tejidos vivos para destruir o inhibir el crecimiento de microorganismos:

a. Biocida   b. Desinfectante
c. Antiséptico   d. Desinfectante bacteriostático

78. En un estudio estadístico el peso de los pacientes es una variable:

a. Cualitativa discreta   b. Cuantit. discreta
c. Cualitativa continua   d. Cuantit. continua

79. Indique la correcta:

a. Linfografía es el término general que se aplica a las exploraciones radiológicas de los vasos y de los ganglios linfáticos tras su opacificación por inyección de un medio de contraste yodado hidrosoluble
b. La histerosalpingografia (HSG) es la técnica radiológica que permite la evaluación del útero y las trompas de Eustaquio tras la introducción de contraste yodado hidrosoluble de baja osmolaridad a través del canal cervical
c. La sialografía es el término aplicado al estudio radiológico de glándulas, conductos salivales y también se pueden estudiar las glándulas parótidas, en el que se utiliza un medio de contraste, en general un agente yodado hidrosoluble
d. Ninguna de las tres

80. Sobre los parámetros que se estudian en la perfusión cerebral en TC es FALSO:

a. Flujo sanguíneo cerebral (FSC) es la velocidad del flujo de la sangre que circula por una zona de parénquima cerebral por unidad de tiempo
b. El tiempo de transito medio (TTM) es el tiempo promedio que tardan los elementos de la sangre en atravesar la vasculatura cerebral desde un territorio arterial al venoso
c. El tiempo al pico (TP) se calcula como el tiempo trascurrido desde la inyección del contraste al punto de mínimo incremento de intensidad de la curva
d. Volumen sanguíneo cerebral (VSC) es la cantidad de sangre en una determinada cantidad de tejido en cualquier tiempo

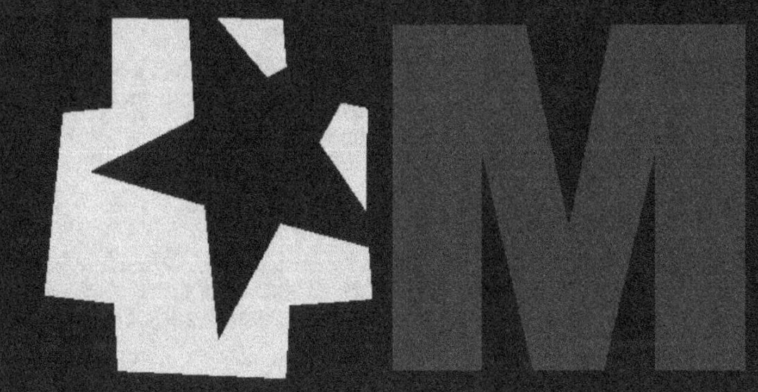

Servicio **Madrileño** de Salud

CONVOCATORIA:

BOLETÍN OFICIAL DE LA COMUNIDAD DE MADRID DE 14 DE FEBRERO DE 2019

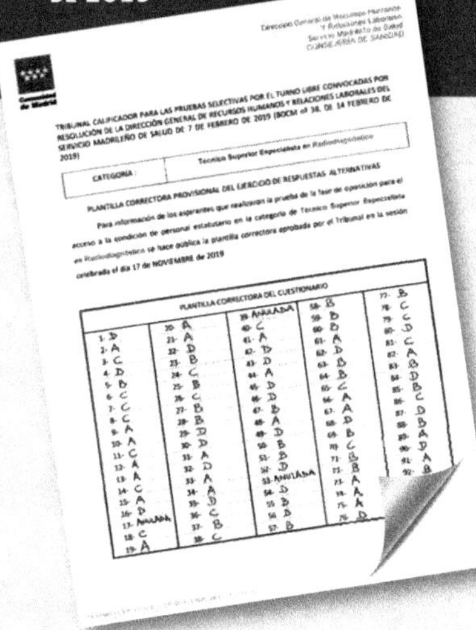

EXAMEN:

17 DE NOVIEMBRE DE 2019

CLAVE DE RESPUESTAS

1 D	28 B	55 B	82 A
2 A	29 D	56 D	83 B
3 C	30 D	57 B	84 D
4 D	31 A	58 B	85 B
5 B	32 D	59 B	86 C
6 C	33 A	60 B	87 D
7 C	34 A	61 A	88 B
8 C	35 D	62 B	89 A
9 A	36 C	63 B	90 D
10 A	37 B	64 B	91 A
11 C	38 C	65 C	92 B
12 A*	39 *	66 A	93 C
13 A	40 C	67 A	94 D
14 C	41 A	68 D	95 B
15 A	42 D	69 B*	96 B
16 D	43 D	70 C	97 B
17 *	44 A	71 B	98 C
18 C	45 D	72 B	99 A
19 A	46 D	73 A	100 A
20 A	47 B	74 A	101 B
21 A	48 A	75 A	102 A
22 D*	49 D	76 D	103 C
23 B	50 B	77 B	104 C
24 C	51 B	78 C	105 A
25 B	52 D	79 C	
26 C	53 *	80 D	
27 B	54 D	81 C	

*TRES PREGUNTAS ANULADAS DE OFICIO Y OTRAS TRES POR IMPUGNACIÓN

---

1. Se conoce como efecto Doppler al cambio en la frecuencia del eco...

a. según la dirección del flujo (rojo-azul)

b. proporcionada por el ángulo de insonación de 90º

c. debida al movimiento de estructuras como la pared del vaso

d. proporcional a la velocidad de la estructura reflectora

---

2. En Tomografía Computarizada, el artefacto por falta de estabilidad es producido por:

a. Falta de sensibilidad de un detector o grupo de ellos

b. Las muy diferentes atenuaciones dentro de un mismo vóxel

c. Un defecto en la mediación al no encontrarse el objeto dentro del campo de radiación

d. El desplazamiento mínimo de un detector en el eje Z

---

3. Unidad de medida de la potencia de los gradientes en resonancia magnética:

a. Teslas/seg

b. Gauss/seg

c. MiliTeslas/m

d. Miligauss/cm

---

4. La radioscopia de pulso progresivo se utiliza para:

a. Mejorar la luminosidad

b. Aumentar la resolución espacial de la imagen

c. Disminuir el tamaño de la imagen

d. Disminuir la dosis al paciente

---

5. Un tórax en espiración forzada se suele solicitar si se sospecha:

a. Hidrotórax

b. Neumotórax

c. Quilotórax

d. Hemotórax

---

6. Para hacer un Rx de cavum a un niño de 4 años debemos:

a. Decirle que baje el mentón

b. Posicionarlo en AP

c. Decirle que inspire por la nariz durante la exposición

d. Decirle que abra la boca

---

7. Sobre la Galactografía:

a. Es la técnica empleada de rutina en todas las mujeres con secreción de mama

b. Se deben realizar las mamografías con la máxima compresión

c. Consiste en la introducción de contraste por un conducto galactóforo del pezón

d. El contraste más empleado es el gadolinio

---

8. Los conductos cístico y hepático común desembocan en el:

a. Conducto pancreático

b. Wirsung

c. Colédoco

d. Duodeno

---

9. Un hematoma reciente se diagnostica en TC como:

a. Una lesión hiperdensa

b. Una lesión hipodensa

c. Una hipodensidad sin efecto de masa

d. Una lesión isodensa

---

10. Respecto a la técnica de radiografía simple de abdomen, es FALSO:

a. Se realiza siempre con un miliamperaje bajo

b. El tiempo de exposición debe ser lo más corto posible

c. El kilovoltaje debe ser bajo, aproximadamente 60-80 Kv

d. La radiografía obtenida debe incluir desde diafragmas a sínfisis del pubis

---

11. Sobre la técnica convencional de la radiografía de tórax:

a. El kilovoltaje debe ser bajo

b. El miliamperaje debe ser alto

c. Requiere un tiempo de exposición bajo

d. Ninguna de las tres

---

12. [ANULADA] Uso de los ultrasonidos para producir una imagen anatómica en blanco y negro, que pueda demostrar la existencia de patología en la pared arterial o un trombo en una vena:

a. Ecografía vascular

b. Ecografía Doppler

c. Ecografía Doppler con análisis espectral

d. Ecografía selectiva para estudios de angioplastia

13. Es una exploración para valorar la articulación de la cadera:

a. Proyección axial de Dunn
b. Proyección de Hirtz
c. Proyección de Towne
d. Proyección de posteroanterior de Caldwell

14. En una resonancia magnética de columna lumbar ponderada en secuencias *Spin Eco* (SE) T2:

a. La médula ósea y los líquidos son hipointensos con respecto a las secuencias ponderadas en T1
b. Tanto la grasa como los líquidos aparecen oscuros en ambas secuencias, brillando el líquido en las secuencia ponderadas en T1
c. La médula ósea generalmente aparece mas oscura y los líquidos mas brillantes que en una secuencia en T1
d. La medula ósea es hiperintensa con respecto al líquido cefalorraquídeo que rodea a la medula

15. En un angio TC de T.S.A se utiliza:

a. Contraste yodado no iónico (bolo 100 ml. + 40 ml. de suero salino)
b. Contraste yodado iónico (bolo 125 ml.)
c. Contraste yodado iónico (bolo 125 ml. + 40 ml. suero salino)
d. Contraste de Bario

16. La ecografía abdominal NO está indicada...

a. para evaluar enfermedad hepática
b. en la ictericia
c. ante la sospecha de masa abdominal
d. ante la sospecha de neumonía

18. La colonoscopia virtual consta de:

a. Una adquisición en fase arterial y otra adquisición en fase portal en decubito supino
b. Una adquisición en fase portal en decúbito supino '
c. Una adquisición en decúbito prono y otra adquisición en decublto supino
d. Una adquisición en decúbito supino

19. En una flebografía de miembros inferiores se colocan torniquetes cuando se quiere estudiar...

a. solo el sistema venoso profundo
b. el sistema venoso superficial
c. la vena cava inferior
d. Nunca se colocan torniquetes en este tipo de estudios

20. Cuando se producen los rayos X en el tubo, éstos se emiten de forma:

a. Isótropa
b. Anisótropa
c. Bidireccional
d. Unidireccional

21. Para realizar las compresiones torácicas el resucitador colocará las manos:

a. En el centro del esternón a nivel de la línea intermamaria
b. En el centro del esternón sobre el apéndice xifoides
c. En la línea media del esternón a cualquier nivel
d. Justo debajo de la escotadura esternal

23. La dosis estándar de Gadolinio intravenoso es:

a. 0,2 ml/kg de contraste cuando el contraste es de doble osmolaridad
b. 0,2 ml/kg de contraste cuando el contraste es 0,5 molar
c. 1 ml/kg de contraste cuando el contraste es 0,5 molar
d. 1 ml/kg de contraste cuando el contraste es de doble osmolaridad

24. Las medidas de protección radiológica tienen como objeto:

a. Limitar los efectos biológicos deterministas y limitar la aparición de efectos probabilísticos
b. Limitar los efectos biológicos deterministas y prevenir la aparición de efectos probabilísticos
c. Prevenir los efectos biológicos deterministas y limitar la aparición de efectos probabilísticos
d. Prevenir los efectos biológicos deterministas y prevenir la aparición de efectos probabilísticos

25. Zonas de una instalación de radiodiagnóstico en las que existe la posibilidad de recibir dosis efectivas entre 1 y 6 mSv por año oficial:

a. Zonas controladas
b. Zonas vigiladas
c. Zonas de acceso prohibido
d. Zonas reglamentadas

26. Respecto al sistema de radiografia digital mediante CR:

a. CR significa '*Cassette Radiography*'
b. Su resolución más habitual es de 2 píxeles/mm
c. La imagen obtenida puede reprocesarse
d. Si se saca el soporte de imagen del chasis una vez expuesto, se veia la imagen

27. La relación de parrilla es:

a. La relación entre el ancho de las laminillas y la distancia entre dos de ellas
b. La relación entre la altura de las laminillas y la distancia entre dos de ellas
c. La relación entre el número de laminillas y el perímetro de la parrilla
d. La relación entre el ancho de la parrilla y el grosor de la misma

28. Qué es el cátodo:

a. La falta de polaridad del tubo de rx
b. El conjunto del electrodo negativo del tubo de rayos X
c. El lugar donde chocan y se frenan los electrones
d. El conjunto del electrodo positivo del tubo de rayos X

29. En cuanto a los procesos de limpieza del material a esterilizar:

a. Cada trabajador los realiza en base a su experiencia, transmitiendo sus conocimientos al personal de reciente incorporación
b. No se utilizan en las unidades de Radiología
c. El material recién utilizado se envía tal cual a la unidad de Esterilización para su procesado
d. Deben existir protocolos de trabajo escritos, de forma que el personal sepa en todo momento como limpiar cada tipo de material, o los equipos que se reciban en la zona de lavado, así como el material a utilizar

30. NO es un factor influyente en la manifestación de las infecciones nosocomiales:

a. El agente microbiano
b. La vulnerabilidad de los pacientes
c. La resistencia bacteriana
d. La disponibilidad del personal sanitario

31. Los estudios epidemiológicos:

a. Son analíticos y descriptivos
b. No se basan en la observación
c. No se basan en la experimentación
d. Se realizan siempre sobre un mismo individuo

32. Para que un equipo de trabajo se comunique adecuadamente es conveniente que:

a. El líder del equipo corrija verbal y públicamente al que se ha equivocado para que todo el equipo este informado

b. En las reuniones del equipo únicamente se atienda a la comunicación verbal, ya que la no verbal es poco importante

c. Se hable mucho y se lleve la iniciativa desde el principio, para que los demás no puedan opinar y así lleguemos a acuerdos en menos tiempo

d. Invitemos y animemos a los miembros del equipo a expresar sus opiniones para que todos formen parte del proceso y los resultados

33. Los indicadores de proceso dentro de un sistema de gestión de calidad:

a. son elementos fundamentales para las empresas que se gestionan a través de procesos alternos o encadenados unos a otros, pues permiten evaluar cada una de las tareas que se realizan y saber si en cada etapa se han cumplido las expectativas previstas

b. están al margen del sistema de gestión de calidad, pues pertenecen a la rama operativa del proceso

c. carecen de objetivo

d. deben ser menores del 50% del error de margen

34. El Sistema de Información que géstiona todo el proceso sanitario en el hospital se denomina:

a. HIS
b. RIS
c. PACS
d. Intranet

35. NO es uno de los principales cometidos y responsabilidades de la Junta de Gobierno del Servicio Madrileño de Salud:

a. Examinar y evaluar la actividad asistencia y su vinculación con la ejecución presupuestaria de la organización

b. Aprobar el Plan de Gestión anual de la organización

c. Ejercer el control de la ejecución y consecución de los objetivos

d. Ostentar la representación de la organización y, en virtud de dicha representación, comparecer en juicio si procede y en todo tipo de actuaciones, públicas o privadas

36. Los estudios contrastados de las glándulas salivales se denominan:

a. Tránsito salival
b. Ortopantomografía
c. Sialografía
d. Dacriocistografía

37. En cuanto a la colonoscopia virtual mediante TC, es FALSO:

a. Se realiza en decúbito supino y en decúbito prono

b. Se realiza un estudio dinámico del colon en decúbito supino

c. El paciente requiere preparación previa

d. También se conoce como colonografia por TC

38. En una urografía i.v. es FALSO:

a. Se realiza una radiografía simple de abdomen antes de administrar el contraste intravenoso

b. Se realiza con contraste yodado

c. No requiere preparación de ningún tipo

d. Se han de visualizar ambos uréteres

39. [ANULADA POR REPETIDA] En una exploración ecográfica del sistema genital femenino se requiere la vejiga replecionada:

a. Para que actúe como ventana acústica
b. Para visualizar los riñones
c. No importa cómo esté la vejiga
d. Para diagnosticar cálculos

40. La mielografía consiste en:

a. Una analítica para detectar diabetes mellitus

b. Una TC sin contraste de columna completa

c. La visualización del espacio subaracnoideo medular por medio de un contraste iodado que se introduce mediante punción lumbar

d. La visualización del espacio subaracnoideo medular tras la administración de un contraste iodado por vía intravenosa

41. En la radiología simple de columna, respecto a las proyecciones laterales de columna dorsal:

a. Se dirige el rayo central perpendicularmente a la altura de T6

b. No es necesario incluir cuerpos vertebrales L1 ni L2

c. Se coloca al paciente en decúbito prono con las rodillas extendidas

d. En esta proyección no se ven los agujeros de conjunción dorsales ni las apófisis espinosas

42. En el estudio de la articulación de sacroilíacas empleamos la secuencia STIR (recuperación inversión tiempo de disparo):

a. Para valorar la morfología y anatomía de las estructuras

b. Secuencia selectiva de la supresión grasa para valoración del líquido libre

c. Secuencia selectiva de la supresión de líquido libre y retenido para comparar posteriormente con secuencias con gadolinio

d. Para valorar la patología inflamatoria articular, médula ósea y partes blandas

43. Llamamos artefacto de envolvimiento o *aliasing* en resonancia cardiaca al producido por...

a. la selección de un aumento de la velocidad pico en la vía de interés, en la secuencia eco de gradiente T1

b. líneas de movimiento circulares por artefactos de la grasa adyacente, Artefacto de Gibbs

c. una mala supresión grasa por bombeo cardiaco

d. la selección de una menor velocidad, en la secuencia eco de gradiente, que la velocidad pico de la vía de interés

44. Los segmentos broncopulmonares del lóbulo superior derecho según una radiografía posteroanterior (Pa) de tórax son:

a. Apical, posterior y anterior
b. Apical, medial y lateral
c. Apical, lateral y medial
d. Apicoposterior y medial superior

45. Respecto a la RM del páncreas:

a. Con respecto al bazo, el páncreas en la secuencia potenciada en T2 es hiperintenso

b. Las secuencias colangiopancreáticas tienen una potenciación T2 muy fuerte y los líquidos se ven muy hipointensos

c. Los estudios dinámicos no sirven para valorar el parénquima pancreático

d. El páncreas en la secuencia potenciada en T1 es hiperintenso con respecto al bazo

46. En cuál de los siguientes estudios de TC es imprescindible el uso de contraste intravenoso:

a. Tc de órbitas
b. Tc de peñascos
c. Tc de cuello
d. Tc perfusión cerebral

47. NO es un hueso del carpo:

a. Grande
b. Cuboides
c. Trapezoide
d. Ganchoso

48. Qué codificación de fase elegirías para obtener imágenes de RM de mama en plano axial:

a. Izquierda-derecha
b. Supero-inferior
c. Antero-posterior
d. Debido al empleo de antenas específicas de mama, no es necesario ajustar la fase

49. NO es un signo típico de abuso en un niño:

a. Fractura metafisaria en asa de cubo y esquina

b. Fractura de arcos posteriores de costilla

c. Fracturas múltiples en diferentes estados de consolidación

d. Fractura de tallo verde

50. La Constitución reconoce el derecho a la protección a la salud en su artículo:

a. 20   b. 43   c. 1   d. 18

51. Principal riesgo para sufrir violencia de género:

a. Vivir en un entorno urbano
b. Ser mujer
c. Frecuentar malas compañías
d. Consumir drogas

52. La densitometría ósea:

a. Sirve para estudiar la densidad ósea en columna lumbar y fémur
b. Puede realizarse mediante T.C
c. Se utiliza en el diagnóstico de la osteoporosis
d. Las tres son correctas

54. Cómo se inyecta el contraste en una pielografía retrógrada:

a. Oralmente
b. De manera intravenosa
c. A través de una sonda nasogástrica
d. A través de una sonda ureteral

55. Qué músculos deben verse con claridad en una radiografía de abdomen:

a. Vastos anteriores
b. Músculo psoas
c. Gastrocnemios
d. Glúteos

56. En R.M. las hemorragias intracraneales se pueden visualizar cuando están en fase:

a. Aguda
b. Subaguda
c. Crónica
d. En todas ellas

57. En la radiología simple de columna, las proyecciones posteroanteriores para escoliosis:

a. Permiten valorar la curvatura posteroanterior de la columna
b. Permiten valorar la curvatura lateral de la columna
c. No se deben usar nunca filtros compensadores de la imagen , ya que se pierde la densidad uniforme de la columna
d. Se colocan los brazos por encima de la cabeza para mejor definición de los espacios intervertebrales

58. En la radiología convencional de miembros superiores, es FALSO:

a. La imagen del húmero debe incluir dos articulaciones: hombro y codo
b. En la imagen lateral del codo la epitróclea y el epicóndilo no deben estar superpuestos. Deben verse ambos claramente separados
c. En la radiografía posteroanterior de la muñeca, la imagen debe incluir desde el extremo distal del cúbito y radio hasta la mitad proximal de los metacarpianos
d. La proyección de Schneck se realiza con el puño cerrado y desviación cubital

59. Qué sincronización utilizamos para el estudio de una tomografía computarizada cardiaca con escaneo parcial, axial convencional para minimizar la dosis:

a. Sincronización de ECG retrospectivo
b. Sincronización de ECG prospectivo
c. Registro continuo del escaneo en espiral
d. Accionamiento del ECG retrospectivo parcial

60. Sobre el angio-TC de venas pulmonares, es FALSO:

a. Se realiza para planificación de ablación en pacientes con arritmia
b. La ROI del bolus tracker debe situarse en la aurícula derecha
c. La reconstrucción MPR debe realizar mediciones de los orificios de las venas pulmonares
d. La endoscopia virtual de la aurícula izquierda debería incluirse en las reconstrucciones MPR

61. Entre los agentes esterilizantes podemos encontrar:

a. Agentes físicos y químicos
b. Agentes por marcación
c. Agentes patógenos
d. No se contemplan agentes en los procesos de esterilización

62. Una célula es tanto más radiosensible:

a. Cuanto mayor sea su actividad reproductiva
b. Cuantas más divisiones deba realizar para alcanzar su forma y funciones definitivas
c. Cuanto menos definidas (diferenciadas) sean su forma y su función
d. Todas las opciones son correctas

63. Un aumento en la restricción del haz, qué cambios produce en el contraste:

a. Disminuye el contraste
b. Aumenta el contraste
c. No afecta al contraste
d. Afecta al contraste y radiamos más al paciente

64. Un departamento de radiodiagnóstico digital se caracteriza por lo siguiente EXCEPTO:

a. Trabaja con modalidades que adquieren imágenes digitales
b. Tiene un sistema de archivo de imágenes en un RIS
c. Dispone de un Sistema de Información Radiológico
d. Posee una adecuada interoperabilidad con los demás sistemas de información hospitalarios

65. Las condiciones de exposición y protección para personas en formación y estudiantes serán equivalentes:

a. A las de los trabajadores profesionalmente expuestos pertenecientes a la categoría A si son menores de 18 años
b. A las de los miembros del público
c. A las de los trabajadores profesionalmente expuestos pertenecientes a la categoría B si sus edades están comprendidas entre 16 y 18 años
d. A las de los trabajadores profesionalmente expuestos pertenecientes a la categoría A si son mayores de 18 años

66. El principal efecto de las radiaciones ionizantes tras la irradiación ocular es la aparición de:

a. Cataratas
b. Degeneración macular
c. Disminución de la agudeza visual
d. Glaucoma (aumento de la presión intraocular)

67. Dosis de contraste yodado no iónico recomendada para realizar un TC pediátrico:

a. 1,5 a 2 ml/kg
b. 2 a 2,5 ml/kg
c. 1 a 1,5 ml/kg
d. 0,5 a 1 ml/kg

68. Una correcta preparación del intestino para un enema opaco debe incluir:

a. Una dieta baja en proteínas y mucha agua
b. Una dieta que incluya la fibra
c. Debe hacerse sin dieta y mediante laxantes
d. Debe incluir una combinación de dieta baja en fibra, asociada al empleo de laxantes y/o enemas de limpieza

70. La representación de la señal Doppler puede hacerse de manera cuantitativa por:

a. Doppler potencia
b. Doppler color
c. Doppler espectral
d. Anglo Doppler

71. Los filtros Kernel de convolución:

a. Una vez preseleccionados ya no se puede nmodificar
b. Se preseleccionan antes de la adquisición del estudio y pueden ser modificados a posteriori
c. Son filtros metálicos colocados a la salida del haz de rayos X
d. Son los parámetros referidos a la amplitud de ventana y ancho de ventana

72. En una secuencia SE (*spin–eco*) clásica, el tiempo de adquisición (TA):

a. Depende del TE
b. Depende del TR
c. Es independiente del número de fases
d. No depende del número de adquisiciones

73. En caso de alergias al contraste yodado o insuficiencia renal severa se puede realizar la angiografía utilizando:

a. Dióxido de Carbono (CO2) en regiones anatómicas infradiafragmáticas
b. Dióxido de Carbono (CO2) en regiones anatómicas supradiafragmáticas
c. Monóxido de Nitrógeno (NO) en regiones anatómicas infradiafragmáticas
d. Monóxido de Nitrógeno (NO) en regiones anatómicas supradiafragmáticas

74. Cuál es una indicación de RM de urgencias:

a. Compresión medular
b. Sospecha de hemorragia digestiva
c. Sospecha de perforación de víscera hueca
d. Sospecha de TEP

75. Para obtener el pase a la situación de excedencia voluntaria según el Estatuto Marco será preciso haber prestado servicios efectivos en cualquiera de las Administraciones públicas durante cuántos años inmediatamente anteriores:

a. 5   b. 2   c. 10   d. 3

76. El Reglamento (UE) 2016/6753 del Parlamento Europeo y del Consejo de 27 de abril de 2016, es relativo a la protección:

a. De las personas jurídicas en lo que respecta al tratamiento de datos personales y a la no circulación de estos datos
b. De las personas físicas y jurídicas en lo que respecta al almacenamiento de datos jurídicos
c. De las personas jurídicas y la prohibición de la circulación de datos jurídicos
d. De las personas físicas en lo que respecta al tratamiento de los datos personales y las normas relativas a la libre circulación de tales datos

77. Cuál de las siguientes aplicaciones informáticas NO es de uso habitual entre el personal sanitario:

a. Historia Clínica Electrónica
b. Sistema de Mantenimiento de Ambulancias
c. Módulo Único de Prescripción
d. Sistema de Información Hospitalario

78. El mantenimiento de la certificación en un sistema de gestión de calidad se realiza a través de:

a. Planes de actuación
b. La jefatura de servicio y la comisión de calidad
c. Auditorías
d. La dirección, y una vez obtenida tiene un periodo de validez de 10 años

79. En la comunicación, denominamos 'canal' a:

a. Los signos y reglas empleados para enviar el mensaje
b. Las opiniones y sentimientos del que escucha
c. El medio por donde se transmite la información
d. Aquello permite descifrar el código del que habla

80. Estudio de las variables en un determinado momento:

a. Estudio analítico
b. Estudio longitudinal
c. Estudio de cohorte
d. Estudio transversal

81. Los contrastes enterales utilizados en tomografía computarizada pueden ser:

a. Contrastes positivos y negativos
b. Contrastes positivos y neutros
c. Positivos, negativos y neutros
d. En este tipo de estudios sólo negativos

82. Cuando en las maniobras de resucitación cardiopulmonar intervienen dos resucitadores, no es recomendable que realice las compresiones torácicas durante más de cuántos minutos:

a. 2   b. 4   c. 5   d. 6

83. Según el abordaje, no veremos señal Doppler color si el ángulo de insonación...

a. es mayor de 90º
b. es de 90º
c. es de 60º
d. está entre 45º y 60º

84. El índice de energía dual:

a. Determina la sensibilidad del material de centelleo de los detectores tipo sandwich
b. Describe el espectro de los rayos X con ánodo de Tungsteno con diferentes niveles energéticos
c. Mide la diferencia entre el voltaje y la corriente en un TC Dual
d. Es uno de los tres requisitos para la adquisición de imagen espectral

85. Cómo es el tiempo de inversión de la secuencia FLAIR:

a. Corto, del orden 140-160 mliseg para 1,5 T
b. Largo, del orden de 2.000 mliseg para 1,5T
c. Muy corto, del orden de 40-80 mliseg para 1,5
d. Ninguna de las anteriores es correcta

86. El punto focal de un tubo de rx en radiología intervencionista no debe ser superior a:

a. 10 mm
b. 0,5 mm
c. 0,3 mm
d. 15 mm

87. El técnico de radiodiagnóstico en el servicio de quirófano tendrá en cuenta:

a. Utilizar elementos de radioprotección
b. Conocer el manejo del equipo de Rx antes de la intervención
c. Respetar las medidas de asepsia
d. Todas son correctas

88. Para realizar una radiografía de caderas en una niña lactante:

a. Colocaremos protector gonadal
b. No colocaremos protector gonadal
c. Utilizaremos siempre exposímetro manual
d. Es preferible realizarla en bipedestación

89. Qué proyección haríamos en primer lugar si nos encontramos ante unas microcalcificaciones:

a. Proyección magnificada
b. Proyección localizada
c. Proyección de paralelaje
d. Proyección rodando la mama

90. NO es una porción de la uretra masculina:

a. Prostática
b. Membranosa
c. Esponjosa
d. Deferente

91. En el estudio de TSA:

a. El estudio de TSA se debe realizar desde cayado hasta polígono de Willis
b. En RM nunca es necesario el uso de civ para las secuencias vasculares
c. El ROI debe colocarse en el tronco de la arteria pulmonar
d. Son necesarias las secuencias con saturación grasa

92. En el estudio de tomografía computarizada de abdomen y pelvis, es FALSO:

a. Se realizan fases tardías para el estudio de la vía urinaria
b. El tamano de corte ideal para realizar reconstrucciones multiplanares debe ser de 10 mm o superior
c. En ocasiones se realizan estudios en diferentes fases para el estudio de patología tumoral
d. En la sospecha de isquemia mesentérica no se debe administrar contraste oral

93. El art. 23 de la LPRL establece la documentación que el empresario debe elaborar y conservar a disposición de la autoridad laboral, pero NO incluye:

a. El Plan de Prevención de riesgos laborales
b. La evaluación de los riesgos para la seguridad y la salud en el trabajo
c. La planificación de la actividad laboral
d. La relación de accidentes de trabajo y enfermedades profesionales que hayan causado al trabajador una incapacidad laboral superior a un día de trabajo

94. Entre las actividades a desarrollar dentro de la evolución de los Sistemas de Información Sanitaria de la Comunidad de Madrid están las siguientes EXCEPTO:

a. Las citas sanitarias multicanal
b. La historia clínica digital
c. La telemedicina
d. La mejora de la receta en papel

95. Es factible realizar encuestas al personal de radiología dentro del ámbito de la gestión de la calidad en un servicio de radiología:

a. No
b. Si
c. Depende del número de trabajadores
d. Las encuestas no son forma de saber qué opinan de determinados temas los componentes del servicio de radiología

96. La comunicación 'empática' se refiere a:

a. Rechazar lo que me está diciendo el que habla
b. La capacidad de comprender el mundo del interlocutor y participar de su expenencra
c. Juzgar lo que me dice el otro y corregirle manifestando la opinión propia
d. Impedir que opine aquél que está muy equivocado

97. Un factor clave en los estudios de cohorte es:

a. que ninguna de sus características incluye el tiempo
b. el seguimiento de la población de estudio a través del tiempo
c. que el grupo de estudio siempre debe estar en ayunas
d. su duración (siempre menor a 12 h.)

98. Las infecciones se propagan:

a. Por contacto directo
b. Por contacto indirecto
c. Tanto por contacto directo como indirecto
d. Las infecciones no se propagan por contacto

99. La filtración añadida a un tubo de rayos X:

a. Produce una menor intensidad de rayos X, aunque con una energía eficaz mayor
b. Produce una mayor intensidad de rayos X, aunque con una energía eficaz menor
c. No afecta a la intensidad de los rayos X
d. Hace aumentar la temperatura del cátodo

100. Sabemos que la pantalla intensificadora:

a. Actúa como un amplificador de la radiación remanente que alcanza la película
b. Se coloca de forma ocasional en pacientes que requieren mínimas dosis de radiación
c. No actúa como un amplificador de la radiación remanente que alcanza la película
d. No debe emitir luz por absorción de los fotones de rayos X

101. Respecto a la radiografía digital, es FALSO:

a. Tiene una mayor DQE (eficiencia cuántica dinámica) que la analógica
b. Tiene un menor rango dinámico que la imagen analógica
c. Puede mejorarse con el postproceso
d. Permite una mayor productividad por sala

102. Un trébol amarillo sobre fondo punteado indica:

a. zona de permanencia limitada con riesgo de contaminación
b. zona de permanencia reglamentada con riesgo de irradiación
c. zona vigilada especial
d. zona de permanencia limitada con riesgo de irradiación

103. Sobre los factores químicos que afectan a la supervivencia celular tras la irradiación con radiaciones ionizantes, es FALSO:

a. El principal factor radiosensibilizador es el oxígeno
b. Los factores radioprotectores actúan captando radicales libres y disminuyendo su potencial de daño
c. Modificando los factores quimicos después de la irradiación podemos disminuir sus efectos
d. Estos factores modulan el efecto biológico de las radiaciones, ya sea incrementándolo o disminuyéndolo

104. La restricción de la ingesta de líquidos, además de la de alimentos, durante la preparación para la realización de una Urografía Intravenosa va encaminada a:

a. Exclusivamente a evitar posibles aspiraciones en caso de vómito
b. No se realiza restricción de la ingesta de líquidos en la preparación de la Urografía
c. Favorecer una mejor concentración del contraste
d. Disminuir el riesgo de reacción alérgica al contraste

105. Una técnica inteligente como alternativa al uso de las rejillas radiografías es:

a. La técnica del espacio de aire
b. La técnica del aumento del KV
c. La técnica del aumento del mAs
d. La técnica del aumento tanto del kV como del mAs

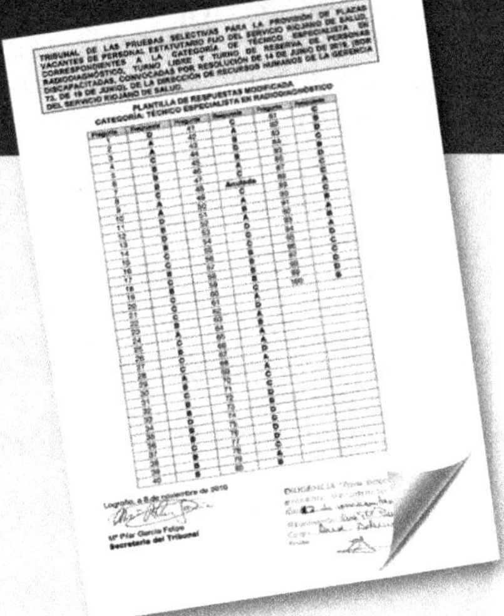

Examen:

27 DE OCTUBRE DE 2019

Clave de Respuestas

20 **C**	41 **C**	62 **D**	83 **D**
21 **C**	42 **A**	63 **A**	84 **C**
22 **C**	43 **B**	64 **B**	85 **B**
23 **B**	44 **D**	65 **A**	86 **D**
24 **A**	45 **B**	66 **A**	87 **C**
25 **C**	46 **A**	67 **D**	88 **C**
26 **B**	47 **C**	68 **A**	89 **A**
27 **C**	48 **A***	69 **A**	90 **C**
28 **C**	49 **C**	70 **C**	91 **B**
29 **A**	50 **A**	71 **C**	92 **A**
30 **B**	51 **B**	72 **D**	93 **B**
31 **C**	52 **A**	73 **B**	94 **A**
32 **B**	53 **D**	74 **D**	95 **D**
33 **B**	54 **C**	75 **C**	96 **C**
34 **D**	55 **C**	76 **D**	97 **C**
35 **B**	56 **B**	77 **D**	98 **D**
36 **B**	57 **B**	78 **C**	99 **D**
37 **C**	58 **B**	79 **A**	100 **B**
38 **B**	59 **B**	80 **B**	
39 **B**	60 **C**	81 **C**	
40 **B**	61 **A**	82 **B**	

*Una pregunta anulada

[Preguntas 1 a 19 no específicas]

20. Dos átomos que tienen el mismo número atómico pero diferente número de masa atómica son:

a. Isóbaros
b. Isómeros
c. Isótopos
d. Isótonos

21. El efecto talón del ánodo produce un punto focal efectivo...

a. más grande, e intensidad de radiación menor en la parte del ánodo del haz de Rx
b. más grande, e intensidad de radiación mayor en la parte del ánodo del haz de Rx
c. más pequeño, e intensidad de radiación menor en la parte del ánodo del haz de Rx
d. más pequeño, e intensidad de radiación mayor en la parte del ánodo del haz de Rx

22. Una constante en la radiación electromagnética es:

a. A mayor longitud de onda, mayor frecuencia
b. A mayor longitud de onda, igual frecuencia
c. A mayor longitud de onda, menor frecuencia
d. A menor longitud de onda, menor frecuencia

23. La rectificación de corriente se obtiene mediante dispositivos denominados:

a. Espiras
b. Diodos
c. Triodos
d. Bornes

24. Los sistemas de película-pantalla asimétricos obtienen imágenes:

a. Con mayor latitud y elevado contraste
b. Con menor latitud y elevado contraste
c. Con mayor latitud y menor contraste
d. No existen tales pantallas

25. En el efecto Compton:

a. No se produce radiación dispersa
b. El contraste de la imagen es alto
c. La absorción de la energía del fotón es parcial
d. El fotón es totalmente absorbido

26. El periodo latente propio del Síndrome Gastrointestinal (GI) es de:

a. Hasta 4 semanas
b. De 3 a 5 días
c. De 6 a 12 horas
d. No existe periodo latente en el Síndrome Gastrointestinal

27. Utilizando rejillas, qué % de fotones incidentes son absorbidos:

a. 5,9%   b. 10%   c. 12,5%   d. 13,7%

28. Con las pantallas de refuerzo, qué propiedades de los Rayos X aprovechamos:

a. Efecto fotográfico
b. Efecto ionizante
c. Efecto luminiscente
d. Efecto biológico

29. Técnica más adecuada para realizar una radiografía de tobillo:

a. 50 Kv. y 3,2 mAs
b. 100 Kv. y 2,5 mAs
c. 80 Kv. y 25 mAs
d. 50 Kv. y 15 mAs

30. El moteado cuántico de la imagen radiográfica será mayor:

a. Con técnicas de alto Kvp.,alto mAs. y receptores de imagen lentos
b. Con técnicas de alto Kvp., bajo mAs. y receptores de imagen rápidos
c. Con técnicas de bajo Kvp.,bajo mAs. y receptores de imagen lentos
d. Ninguna de las anteriores es correcta

31. En una radiografía de rodilla de adulto NO utilizaremos:

a. Kvp. bajo/medio
b. Tiempo de exposición breve
c. Punto focal grande
d. Parrilla antidifusora

32. En qué etapa del revelado se disuelven y eliminan de la emulsión los haluros de plata que no han sido expuestos:

a. Lavado   b. Fijado
c. Revelado   d. Secado

33. Sobre la farmacocinética de los medios de contraste yodados, es FALSO:

a. Cuando son introducidos por vía intravenosa se unen a la albumina plasmática
b. Alcanzan el pico de concentración plasmática a los 5 minutos de poner la inyección
c. Los medios de contraste tiene una vida media de dos horas
d. El aumento de radiopacidad de un órgano tras la administración del contraste esta en relación directa con su aporte sanguíneo

34. NO corresponde a la clasificación de los contrastes hidrosolubles:

a. Iónicos
b. No iónicos
c. Diméricos
d. Oleosos

35. Efecto adverso más común al utilizar sulfato de bario:

a. Diarreas
b. Estreñimiento
c. Hinchazón abdominal
d. Alergia

36. En la relación Técnico/paciente NO debe existir:

a. Empatía
b. Utilización de leguaje técnico
c. Asertividad
d. Capacidad para detectar necesidades físicas y psíquicas

37. La proyección oblicua de codo (rotación medial) se realiza para:

a. Visualizar el acromion
b. Visualizar la cabeza del radio
c. Visualizar la apófisis coronoides
d. Visualizar la diáfisis del radio

38. Qué proyección utilizaremos para visualizar la mortaja del tobillo:

a. Oblicua de tobillo con rotación medial de 45°
b. Oblicua de tobillo con rotación medial de pierna y pie de 15 a 20°
c. Oblicua de pie
d. Ninguna es correcta

39. En una posición oblicua anterior derecha de columna cervical, angularemos el rayo 15º en sentido...

a. ...craneal, para ver los orificios intervertebrales derechos
b. ...caudal, para ver los derechos
c. ...craneal para ver los izquierdos
d. ...caudal, para ver los izquierdos

40. En un paciente con hallux valgus, el estudio más indicado es:

a. AP y oblicua de pie
b. AP en carga de ambos pies
c. AP y Lateral de pie
d. Axial de ambos pies

41. Cuando nos solicitan una radiografía para un estudio de edad ósea, realizamos una sola radiografía de:

a. Mano y muñeca izda
b. Mano y muñeca dcha
c. Mano y muñeca no dominante
d. No importa que mano se radiografíe

42. Sabemos que una radiografía de hombro AP está en rotación externa porque visualizamos:

a. El troquiter mayor de perfil
b. El troquiter menor de perfil
c. La apófisis coracoides de perfil
d. La cavidad glenoidea de perfil

43. Qué proyección de cráneo elegiremos para ver la pirámide petrosa en toda su longitud:

a. Axial de pirámide
b. Stenver
c. Shuller III
d. Incidencia de perfil modificado

44. Cómo se llama al ángulo duodeno-yeyunal:

a. His
b. Punkinje
c. Keith
d. Treitz

45. El rayo central incide perpendicularmente al plano frontal del paciente, entrando por su cara posterior y saliendo por la cara anterior, en qué proyección:

a. Anteroposterior
b. Posteroanterior
c. Tangencial
d. Oblicua posterior derecha

46. En qué cuadrante abdominal se encuentra la cabeza del páncreas:

a. superior derecho
b. superior izquierdo
c. inferior derecho
d. inferior izquierdo

47. Qué huesos del carpo articulan con el radio:

a. Escafoides, semilunar y pisiforme
b. Trapecio y trapezoide
c. Escafoides y semilunar
d. Ganchoso y pisiforme

48. [ANULADA] NO es una referencia anatómica que debemos ver al realizar un enema opaco de doble contraste:

a. Yeyuno proximal
b. Ilion terminal
c. Colon descendente
d. Angulo esplénico

49. Respecto a la histerosalpingografía, es FALSO:

a. Muestra la cavidad uterina y la permeabilidad de las trompas uterinas (de Falopio)
b. Antes de la exploración la paciente deberá vaciar la vejiga
c. La exploración se realizará entre los 12 y 14 días después del inicio de la menstruación
d. Una de sus indicaciones es la valoración de las trompas uterinas tras una ligadura de trompas

50. La sialografía es la exploración radiográfica que estudia los conductos:

a. salivales
b. lacrimales
c. galactóforos
d. biliares

51. Cuando obtenemos una muestra por ecografía de una mama al realizar una punción aspiración con aguja fina (PAAF), cuál de estas muestras es la verdadera:

a. Una muestra para análisis histológico
b. Una muestra para análisis citológico
c. Una muestra percutánea de tejido
d. Una muestra cilíndrica de tejido

52. NO es una ventaja de una compresión adecuada en la realización de una mamografía:

a. Facilita la visualización de todo el musculo pectoral
b. Evita el incremento de dosis
c. Se reduce la borrosidad debida al movimiento
d. Facilita el diagnóstico

53. Entre las ventajas de la tomografía computarizada (TC) NO está:

a. Imagen de alta resolución
b. Imágenes axiales, multiplanares y tridimensionales
c. Tiempo por examen muy bajo
d. Gran capacidad de diferenciación tisular y de sustancias

54. Sobre TC helicoidal:

a. Cada corte axial se adquiere con la mesa parada
b. Permite en un único giro del tubo obtener varios cortes de forma simultánea
c. El tubo y los detectores giran a la vez que la mesa se desplaza
d. Las tres respuestas a, b y c son falsas

55. La profundidad del voxel viene determinada por:

a. Número de cortes
b. Angulación del corte
c. Espesor del corte
d. Tiempo de exploración

56. En TC, para evitar el artefacto por volumen parcial:

a. Se utilizará una ventana más estrecha
b. Se harán cortes más finos
c. Se harán cortes más gruesos
d. Se bajará el Kv

57. La velocidad de relajación en RM aporta información sobre:

a. las contribuciones relativas de la señal proveniente de los tejidos y el ruido aleatorio
b. tejidos normales y procesos tisulares patológicos
c. la rapidez con que se produce la liberación de energía
d. Las tres cosas

58. En RM qué tipo de magneto permite generar campos magnéticos de mayor fuerza:

a. Magnetos permanentes
b. Magnetos superconductivos
c. Magnetos resistivos
d. Ninguno de los anteriores

59. Sobre el tiempo de relajación T1, es FALSO:

a. Se denomina también tiempo de relajación longitudinal
b. Se denomina también tiempo de relajación *spine-spine*
c. Los tejidos con un T1 corto se visualizarán más hiperintenso
d. Representa el tiempo que tardan los protones de hidrogeno en recuperar el vector de magnetización longitudinal

60. El artefacto de *aliasing* consiste en la aparición de:

a. bandas hiperintensas hipointensas sobre la imagen
b. una banda oscura
c. estructuras superpuestas sobre la imagen normal y que se encuentran fuera del campo de visión
d. zonas con falta de señal

61. Cuando introducimos un material ferromagnético en la resonancia, y produce una pérdida de señal en el área donde se localizan. De qué artefacto estamos hablando:

a. Susceptibilidad magnética
b. Ángulo mágico
c. Corrientes de Eddy
d. Excitación cruzada

62. Si tenemos un paciente claustrofóbico y su indicación es una RM:

a. No lo meteremos a la RM
b. Instalaremos espejos para que el paciente pueda mirar hacia fuera desde el interior de la maquina
c. Le permitiremos estar acompañados por un familiar
d. Son correctas B y C

63. Cuando administramos contraste yodado en mujeres lactantes:

a. Se recomienda no amamantar al bebe durante las 24h tras la administración del contraste
b. No hay riesgo alguno, no llega contraste a la leche
c. Se recomienda no amamantar al bebe durante las 78h tras la administración de contraste
d. Ninguna de las tres es cierta

64. En ultrasonografía, cuál de los siguientes medios, tiene menor valor de atenuación:

a. Aire
b. Agua
c. Músculo
d. Hueso

65. En la ecografía de estructuras superficiales, como tiroides, escroto, mama, etc, se utilizan transductores de:

a. Alta frecuencia
b. Baja frecuencia
c. 2 MHz
d. 3 MHz

66. Según el principio de justificación:

a. No debe adoptarse ninguna práctica con radiaciones ionizantes que no conlleve un beneficio neto para el individuo o la especie humana
b. Todas las exposiciones a la radiación deben mantenerse tan bajas como sea razonablemente posible
c. La dosis equivalente recibida por los individuos no debe exceder los límites establecidos por cada circunstancia
d. Las tres cosas

67. El personal expuesto de categoría B:

a. Requiere dosímetro personal
b. No necesita control dosimétrico
c. Requiere dosimetría personal y de área
d. No requiere necesariamente dosímetro personal pero si que haya dosimetría de área para su control

68. En el SI (Sistema Internacional), unidad de dosis absorbida:

a. Gray
b. Sievert
c. REM
d. RAD

69. Norma general de protección radiológica en radiología dental:

a. Utilizar la película más rápida compatible con calidad de imagen
b. Realizar radiografías rutinarias
c. Utilizars filtración de menos de 1,5 mm de Aluminio
d. Las tres

70. Zona en la que existe el riesgo de recibir en cortos periodos de tiempo una dosis superior a los límites de dosis:

a. Zona de acceso prohibido
b. Zona de permanencia limitada
c. Zona de permanencia reglamentada
d. Zona vigilada

71. Los dosímetros individuales más utilizados son de:

a. Ionización
b. Película fotográfica
c. Termoluminiscencia
d. Magnéticos

72. Respecto a las normas básicas de protección radiológica en equipos móviles, es FALSO:

a. El disparador irá montado sobre un cable extensible que permita alejarse lo máximo posible, y siempre una distancia mínima de 2 m
b. La distancia del tubo de rayos x al paciente no debe ser inferior a 30 cm
c. El Técnico llevará siempre un mandil plomado
d. El dosímetro deberá colocarse encima del delantal plomado

73. De qué color es el trébol en una zona de permanencia reglamentada:

a. Verde
b. Naranja
c. Gris
d. Amarillo

74. Organismo internacional encargado de elaborar las recomendaciones en materia de radioprotección:

a. ALARA
b. EURATOM
c. Consejo de Seguridad Nuclear (CSN)
d. ICRP

75. Según el Real Decreto 783/2001 del 6 de julio, respecto a los límites de dosis para trabajadores expuestos, es FALSO:

a. El límite de dosis equivalente para el cristalino será de 150 mSv por año oficial
b. El límite de dosis efectiva será de 100 mSv durante un periodo de 5 años oficiales consecutivos
c. El límite de dosis equivalente para la piel será de 500 mSv durante un periodo de 5 años oficiales consecutivos
d. El límite de dosis equivalente para manos, antebrazos, pies y tobillos será de 500 mSv por año oficial

76. Qué material de protección es el MENOS indicado de llevar por el personal instrumentista que se encuentra a menos de 3 menos del haz de radiación en una sala de radiología intervencionista:

a. Delantal de plomo
b. Collarín
c. Gafas
d. Guantes de plomo

77. Para realizar una desinfección de piel y mucosas utilizaremos:

a. Jabón pH neutro
b. Crema bactericida
c. Desinfectante
d. Antiséptico

78. Según la clasificación de los residuos biosanitarios, NO pertenece al Grupo III:

a. Vacunas
b. Material cortante y punzante
c. Material de curas
d. Muestras de Anatomía Patológica

**79. Distancia entre cada valor obser-
vado en la muestra y la media:**

a. Desviación   b. Rango
c. Varianza   d. Coeficiente de variación

80. No es una medida de dispersión:

a. Coeficiente de variación   b. Mediana
c. Amplitud   d. Varianza

**81. Una de estas funciones diarias NO
es competencia del Técnico/a Especialista en Radiodiagnóstico:**

a. Recepción y comprobación de la correcta
identificación del paciente
b. Realización de las exploraciones radiológicas y obtención de las imágenes
c. Explicación al paciente de las exploraciones
radiológicas y de sus resultados
d. Comprobación de la correcta cumplimenta-
ción del consentimiento informado

**82. Cuando hablamos de transmisión
de imágenes en Radiología digital,
a qué sistema de información nos
referimos:**

a. RIS   b. PACS   c. HIS   d. DIS

**83. Nos referimos en Radiología digi-
tal a la norma DICOM...**

a. Modalidad hibrida que proporciona información anatómica simultánea
b. Obtención de imágenes a partir de ondas
de radiofrecuencia
c. Imagen radiográfica digital con panel plano
d. Compatibilidad entre los equipos digitales
de diferentes fabricantes

**84. NO es una ventaja de la telerradio-
logía:**

a. Mejora la calidad de la atención sanitaria en
las áreas rurales
b. Disminuye los costes sanitarios
c. Alto coste inicial de implantación
d. Permite una segunda opinión médica

**85. Ética y bioética en la actividad de
los técnicos en radiología. El *deber
de procurar el mayor bien a los pacientes de acuerdo con las características individuales de cada uno de
ellos*' es el principio de:**

a. no maleficencia
b. beneficencia
c. autonomía
d. justicia

**86. En calidad asistencial, el *Objetivo
que queremos conseguir, aquello
que se considera buena práctica
asistencial basado en la evidencia
científica*' es un:**

a. Estándar
b. Indicador de proceso
c. Indicador de estructura
d. Criterio

**87. Uno de los sistemas de adquisición
de imagen en radiología convencional es la radiología digital indirecta
denominada:**

a. DR   b. US   c. CR   d. DX

**88. En referencia a la radiografía com-
putarizada (CR), es FALSO:**

a. Este sistema permite la utilización de los
equipos radiológicos convencionales
b. La película y el chasis son sustituidos por
una lámina de imagen alojada en un chasis
especial
c. Se pueden reducir los factores de exposición, ya que se usa un detector plano con
una mejor 'eficiencia de quantum de detección'
d. La imagen es leída por un escáner láser

**89. NO es una característica de los
sistemas de notificación voluntarios
ser:**

a. Punitivos
b. No punitivos
c. Anónimos
d. Confidenciales

**90. Herramientas asociadas al análi-
sis causa-raíz. Cuál de estas herramientas NO sirve para identificar
causas y prevenir:**

a. Espina de pescado
b. Preguntas 'por qué' en cascada
c. Tabla cronológica
d. Análisis de cambios

91. Con la radiología digital:

a. Aumenta el número de radiografías repeti-
das
b. Se reduce la dosis de radiación en general
c. Disminuye la calidad de los estudios
d. Todas son falsas

**92. El procedimiento para la elección
de Juntas de Personal y Delegados
de Personal se determinará:**

a. Reglamentariamente
b. Mediante una Instrucción de la Junta Elec-
toral
c. A través de Circulares informativas a todos
los Sindicatos
d. Las Juntas y Delegados de Personal se ele-
girán entre los candidatos que obtengan
más votos

**93. Las tres porciones del espectro
electromagnético más importantes
en radiodiagnóstico son:**

a. Luz visible, luz infrarroja y radiación X
b. Luz visible, radiación X y ondas de radio de
alta frecuencia
c. Luz visible, radiación X y ondas de radio de
baja frecuencia
d. Radiación X, luz infrarroja y luz ultravioleta

94. Qué es un caudalímetro:

a. Un dispositivo que permite regular el flujo
de oxígeno
b. Un dispositivo que mide la presión con la
que se administra el oxígeno
c. Un adaptador que permite ajustar la concentración de oxígeno
d. Una mascarilla de poco caudal de oxígeno
para administrar en cortos espacios de
tiempo

**95. En una buena radiografía oblicua
de columna lumbar se muestra el
efecto del perro escocés. A qué estructura corresponde la pata delan-
tera del perrito:**

a. Pedículo
b. Apófisis transversa
c. Apófisis articular superior
d. Apófisis articular inferior

**96. NO es un mecanismo de acción de
los medios contrastes:**

a. Acortar los tiempos de relajación T1
b. Cambiar de la densidad protónica
c. Disminuir la susceptibilidad magnética
d. Acortar los tiempos de relajación T2

**97. Para seguir las normas sobre pro-
tección que dictamina la Comisión
Interna de Protección Radiológica
los equipos convencionales de Rx,
tendrán una filtración mínima permanente de:**

a. 2,5 mm de Aluminio
b. 2 mm de Aluminio
c. 1,5 mm de Aluminio
d. 1 mm de Aluminio

**98. En función del balance riesgo-be-
neficio en la realización de una mamografía, cuál de estos protectores
plomados NO es recomendable:**

a. Mandil de cintura en paciente menores de
16 años
b. Mandil de cintura en pacientes entre 16/18
años
c. Mandil de cintura en el público en general
d. Protector de tiroides en el público en general

**99. En cuál de estos aislamientos NO
es necesario ponerse bata:**

a. Aislamiento de contacto
b. Aislamiento protector
c. Aislamiento entérico
d. Aislamiento respiratorio

**100. Cuál de las siguientes normas NO
se refiere a protección radiológica:**

a. ICPR 2007
b. ISO 9001
c. Directiva 90/641
d. Las tres se refieren a Protección Radiológica

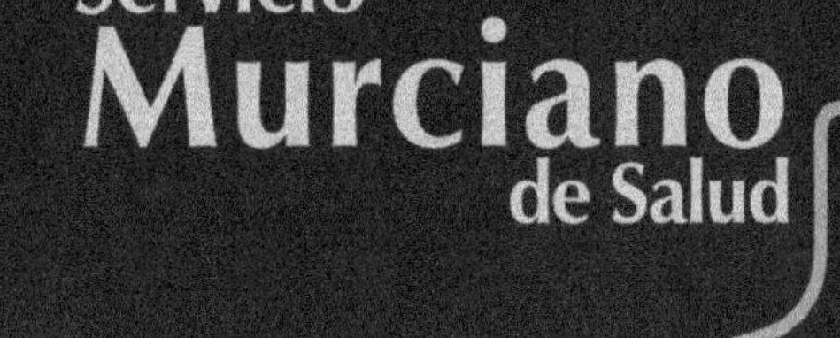

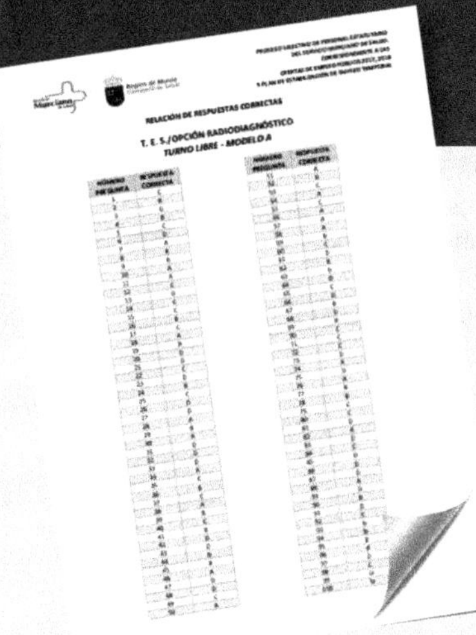

EXAMEN:

27 DE OCTUBRE DE 2019

CLAVE DE RESPUESTAS

1 C	26 D	51 A	76 A
2 B	27 D	52 B	77 B
3 D	28 A	53 C	78 B
4 B	29 B	54 A	79 C
5 C	30 A	55 C	80 C
6 D	31 D	56 A	81 D
7 A	32 D	57 A	82 A
8 B	33 D	58 A	83 D
9 B	34 A	59 B	84 C
10 A	35 C	60 C	85 D
11 D	36 B	61 D	86 D
12 C	37 C	62 B	87 D
13 D	38 A	63 D	88 A
14 C	39 B	64 D	89 D
15 C	40 C	65 C	90 B
16 B	41 B	66 D	91 D
17 C	42 D	67 B	92 C
18 A	43 D	68 D	93 B
19 B	44 B	69 B	94 B
20 D	45 B	70 C	95 B
21 D	46 A	71 C	96 B
22 C	47 D	72 C	97 D
23 D	48 D	73 D	98 C
24 B	49 C	74 A	99 D*
25 C	50 A	75 D	100 D

*UNA PREGUNTA ANULADA

1. La imagen de RM se obtiene por:

a. Rx
b. Rayos ultravioletas
c. Ondas de radio y fuerte campo magnético
d. Campo magnético y Rx

2. Los residuos de medicamentos citotóxicos se eliminarán en contenedores rígidos de color:

a. Amarillo
b. Azul
c. Verde
d. Negro con tapa roja

3. En el consentimiento informado para realizar un examen de resonancia magnética deberá quedar registrado:

a. Si el paciente es portador de marcapasos
b. Si tiene grapas quirúrgicas debido a una intervención anterior
c. Si tiene algún implante metálico
d. Las tres cosas

4. Las radiaciones ionizantes pueden afectar a la salud de las personas y son agentes de carácter:

a. Químico   b. Físico
c. Fisicoquímico   d. Biológico

5. Qué base nitrogenada NO existe en el ADN:

a. Adenina   b. Timina
c. Uracilo   d. Guanina

6. Por qué la radiología convencional es el método inicial para el estudio del dolor abdominal:

a. Por no utilizar rayos X
b. Por su alto coste
c. Por amplia disponibilidad, fácil realización y alto coste
d. Por amplia disponibilidad, fácil realización y bajo coste

7. La cara del chasis que se coloca más cerca del tubo de rayos X:

a. Se denomina frontal
b. Está fabricada con materiales de alto número atómico
c. Lleva un recubrimiento interno de plomo
d. Las tres

8. Se conoce como un enema de doble contraste al que utiliza:

a. Bario y yodo
b. Bario y aire/CO2
c. Bario y agua
d. Agua y aire/CO2

9. En cuanto a las instrucciones de respiración en la realización de una radiografía simple de abdomen:

a. La respiración debe suspenderse en inspiración forzada
b. La respiración debe suspenderse en espiración forzada
c. Debe mantenerse una respiración tranquila durante la exposición
d. No es necesario suspender la respiración

10. Según el artículo 4 de la Ley 5/2001, de 5 de diciembre de personal estatutario del Servicio Murciano de Salud, tienen la condición de órganos superiores de dirección y gestión del personal estatutario del Servicio Murciano de Salud:

a. El Consejo de Gobierno de la Comunidad Autónoma de la Región de Murcia, el Consejo de Administración y el Director Gerente
b. El Consejo de Dirección y el Director Gerente del Servicio Murciano de Salud
c. El Consejo de Salud, el Consejo de Administración y el Director Gerente
d. El consejo de Dirección, el Consejo de Administración y el Director Gerente

11. Cuál de estos componentes es imprescindible para un equipo de resonancia magnética:

a. Imán
b. Sistemas de gradiente
c. Sistema de radiofrecuencia
d. Todas las anteriores son correctas

12. En caso de tuberculosis, medida más efectiva para evitar contagios:

a. Uso de guantes
b. Uso de bata
c. Uso de mascarilla
d. Protección ocular

13. La razón fundamental para utilizar baja tensión en mamografía es:

a. Que necesitamos una escala de bajo contraste

b. Radiar menos en el paciente

c. Aumentar el tiempo de exposición

d. Conseguir una escala de alto contraste

14. Un problema importante de la formación continuada basada en las charlas/conferencias de expertos disponibles on-line es que:

a. La calidad del contenido es peor que la de otros métodos

b. Limita mucho la cantidad de alumnos que se benefician de ella

c. No es adecuada para enseñar técnicas y habilidades

d. La evidencia científica es menor

15. Los contrastes negativos son:

a. Metales

b. Cristales

c. Gases

d. Azúcares

16. Al ionizarse el aire por la radiación ionizante, a qué da lugar el movimiento de los electrones:

a. Efecto fotoeléctrico

b. Corriente eléctrica

c. Emisión de luz

d. Ninguna es correcta

17. Agentes antisépticos cutáneos más habituales en un procedimiento intervencionista radiológico:

a. Los mercuriales

b. Los oxidantes

c. Los yodóforos

d. Las tinturas de yodo

18. Las pantallas intensificadoras más rápidas:

a. Tienen un tamaño de cristal grande

b. Son poco gruesas

c. Presentan una baja concentración de cristales

d. Las tres son correctas

19. Cómo se establece el stock activo:

a. Entre las demandas extraordinarias y las normales

b. Entre un mínimo y un máximo de mercancías en existencias para atender normalmente a la demanda

c. Entre las mercancías que tienen mejor rentabilidad

d. Entre las demandas de los clientes y las demoras de los proveedores

20. Entre los componentes de un PACS encontramos:

a. Servicios de impresión

b. Servidores de imágenes

c. Servidores de bases de datos

d. Todas son correctas

21. De acuerdo a la Ley 41/2002, de 14 de noviembre, reguladora de la autonomía del paciente y de derechos y obligaciones en materia de información y documentación clínica, se entiende por consentimiento informado, una vez recibida la información adecuada:

a. La conformidad libre, voluntaria y consciente de los familiares de primer grado del paciente

b. La conformidad libre, voluntaria y consciente del paciente y sus familiares de primer grado

c. La conformidad del paciente en cualquier circunstancia y situación

d. La conformidad libre, voluntaria y consciente del paciente

22. Las mujeres que se encuentren en periodo de lactancia y se les haya realizado la prueba con contraste de gadolinio:

a. Pueden seguir amamantando justo después de la prueba

b. Deben dejar de amamantar

c. Deben esperar 48 horas después de la administración del gadolinio

d. Deben esperar al menos 1 semana para volver a amamantar

23. Ante la movilización de pacientes traumatizados hay que tener en cuenta:

a. Retirar férulas y vendajes para visualizar fracturas abiertas

b. No mover al paciente a menos que sea absolutamente necesario. Si lo es, solicitar ayuda al personal cualificado

c. Mantener siempre la tracción siguiendo el eje cabeza-cuello-tronco

d. Son correctas B y C

24. En relación con el enema de bario de doble contraste, es cierto que:

a. Está sustituyendo a la colonografía-TC como técnica de estudio del colon

b. Es mejor que el enema de bario simple y la colonografía-TC para estudiar la mucosa del colon

c. Es peor que el enema de bario simple para detectar pólipos del colon

d. Al igual que la colonografía-TC, puede estudiar sistemáticamente la patología extracolónica

25. Suma de los precios por las cantidades dividido entre la suma de las cantidades:

a. Media ponderada

b. FIFO

c. Precio medio ponderado

d. AFO

26. El riesgo de las radiaciones ionizantes en medicina depende de:

a. la dosis de absorción

b. el tiempo de exposición

c. el volumen irradiado

d. Las tres cosas

27. Qué se siente durante el examen de RM:

a. Dolor de cabeza

b. Dolor del tronco

c. Dolor de la boca

d. Es indoloro

28. Se utiliza para el diagnóstico de neumonía:

a. Radiología convencional

b. Gammagrafía

c. RM

d. Ninguna es correcta

29. Qué proyección muestra mejor las cisuras pulmonares:

a. PA de tórax

b. Lateral de tórax

c. Oblicua de tórax

d. AP lordótica de tórax

30. Para estudiar el tracto urinario con una TC de 64 o más filas de detectores:

a. La adquisición es espiral en el plano axial con cortes de menos de 1 mm y reconstrucciones multiplanares y volumétricas

b. La adquisición es espiral en el plano coronal con cortes de menos de 1 mm y reconstrucciones multiplanares y volumétricas

c. La adquisición es espiral en los planos axial, coronal y sagital con reconstrucciones volumétricas

d. La adquisición es espectral en el plano axial con cortes de al menos 1 cm y reconstrucciones multiplanares y volumétricas

31. En la evaluación primera:

a. Vigilaremos la vía aérea

b. Controlaremos la ventilación del paciente

c. Vigilaremos su nivel circulatorio, pulso, ritmo cardiaco, etc

d. Las tres son ciertas

32. Punto de referencia anatómico para el centrado de la proyección PA de rótula:

a. El ápex rotuliano

b. El cóndilo externo

c. La base rotuliana

d. El hueco poplíteo

33. Según la orden ministerial de 14 junio de 1984, es función del TER:

a. Colaborar y participar en los programas de formación de su Servicio de Radiología
b. Colaborar en la información y preparación de los pacientes para realizar correctamente las pruebas diagnósticas
c. Participar en las actividades de investigación colaborando con otros profesionales de la salud
d. Las tres

34. El artículo 43.1 de la Constitución reconoce:

a. El derecho a la protección de la salud
b. La libertad de empresa en el marco de la economía de mercado
c. El derecho a la propiedad privada y a la herencia
d. Ninguna de las tres

35. Cómo se denominan los artículos que componen el 50% inferior del gasto:

a. A   b. B   c. C   d. D

36. Los estudios radiológicos del sistema biliar:

a. Son siempre estudios de radiología convencional
b. Emplean contrastes radiopacos yodados
c. Emplean contrastes no radiopacos
d. Ninguna es correcta

37. Qué tipo de radiación ionizante de tipo natural hay que tener en cuenta siempre en dosimetría:

a. Las empleadas en el PET
b. Las utilizadas en radiológica digital
c. La radiación de fondo
d. No hay que tener en cuenta ninguna de las anteriores

38. El *Blended Learning* (b-learning) consiste en:

a. Un modelo mixto de formación presencial y e-learning
b. Una formación a distancia basada en apuntes escritos que se envían por correo postal
c. Una formación presencial que mezcla alumnos con diferentes niveles de conocimiento
d. Una formación e-learning entre un único profesor y un único alumno

39. En una TC de cráneo deben obtenerse imágenes desde:

a. La parte inferior del cuello a la parte superior de la cabeza
b. La parte superior del cuello a la parte superior de la cabeza
c. El maxilar superior a la parte superior de la cabeza
d. La boca a la parte superior de la cabeza

40. Cuáles son los sistemas de información con los que se relaciona continuamente un técnico especialista en radiodiagnóstico en su trabajo en un Servicio de Radiología:

a. El HIS y el PACS
b. El HIS y el RIS
c. El RIS y el PACS
d. El HIS, el RIS y el PACS

41. Sobre la mamografía, es FALSO:

a. Se utiliza como método de detección precoz del cáncer de mama
b. Se usa una tensión de alto voltaje
c. Se comprime la mama con una pala compresora
d. Se debe realizar a mujeres a partir de los 40 años

42. Rrespecto a las personas invidentes, es FALSO:

a. Es necesario describir las dependencias de la sala
b. Pueden ir acompañadas del perro guía
c. Se les explicará los movimientos que deben seguir en las exploraciones
d. No indicar el tiempo de la exploración para que el invidente no se impaciente

43. Qué ventaja presenta un ánodo giratorio:

a. Superficie mayor de blanco
b. Soporta más el calor
c. Permite aumentar la carga del tubo
d. Todas son ciertas

44. Qué objetos radiactivos de carácter residuo se gestionan separadamente del resto:

a. Gasas
b. Objetos punzantes
c. Vómitos del paciente en contenedor
d. Metálicos

45. En el caso de un estudiante de radiología mayor de 18 años, el límite de dosis será:

a. 3/10 de los límites anuales de dosis de los trabajadores profesionalmente expuestos
b. El mismo que el establecido para los trabajadores profesionalmente expuestos
c. El mismo que el establecido para los miembros del público en general
d. 1 mSv

46. De entre las siguientes medidas de prevención de infecciones hospitalarias, tiene una eficacia probada:

a. El lavado de manos
b. La luz ultravioleta
c. Control rutinario bacteriológico del ambiente
d. Los nebulizadores

47. Cuándo se verá obligado el sanitario a romper el secreto profesional:

a. En ningún caso
b. Cuando declare como testigo en un juicio
c. Cuando haya peligro para la salud pública o esté en juego la vida de terceras personas
d. Son correctas B y C

48. En la clasificación de las zonas con riesgo radiológico, las zonas controladas se pueden subdividir en:

a. Zonas vigiladas y zonas de permanencia limitada
b. Zonas de permanencia limitada y zonas de acceso prohibido
c. Zonas vigiladas, zonas de permanencia limitada y zonas de acceso prohibido
d. Zonas de permanencia limitada, zonas de permanencia reglamentada y zonas de acceso prohibido

49. Los residuos peligrosos cancerígenos se designan por las siglas:

a. H5   b. H6   c. H7   d. H8

50. Respecto a la tarjeta sanitaria europea:

a. Acredita el derecho del titular a ser tratado sanitariamente en un país de la UE si lo necesitara durante un desplazamiento temporal
b. Acredita el derecho del titular a desplazarse temporalmente para ser tratado en el país de la UE que desee
c. Permite que el titular reciba asistencia sanitaria exclusivamente de urgencias en los países de la UE durante un desplazamiento temporal
d. Tiene un periodo de validez indefinido desde su expedición

51. Cuál de los siguientes signos NO es típico de una hemorragia grave:

a. Rubor facial   b. Piel fría
c. Pulso rápido   d. Hipotensión

52. En el estudio de RM de columna cervical la bobina se centra:

a. Al nivel de la nariz
b. Al nivel del mentón
c. Al nivel de la clavícula
d. En el maxilar superior

53. Ciencia que estudia los tejidos:

a. Anatomía general
b. Anatomía microscópica
c. Histología
d. Anatomía submicroscópica

54. En qué molécula se localiza nuestro genoma o código genético:

a. ADN   b. ARN
c. Agua   d. Proteínas

55. Respecto a la colonografía-TC:

a. Al igual que la TC de abdomen, no necesita preparación previa del colon

b. A diferencia del enema opaco, no es molesta porque no hay que distender el colon

c. Debe de hacerse con una TC multidetector con corte fino en supino y en prono

d. Los datos adquiridos se analizan solo en reconstrucción tridimensional-3D

56. Principal obstrucción de la vía aérea en el paciente inconsciente adulto:

a. Lengua   b. Comida

c. Pollo   d. Dentadura

57. Tradicionalmente, la medición de las existencias se realiza aplicando lo siguiente, EXCEPTO:

a. El material específico

b. El nivel en euros

c. La tasa de cobertura

d. La ratio de rotación

58. Kilovoltaje utilizado en mamografía:

a. 24/28   b. 20/22

c. 19   d. 50

59. Respecto a la Uro-TC:

a. A diferencia de la urografía intravenosa, no permite estudiar la morfología renal adecuadamente

b. Ha reemplazado a la urografía intravenosa en muchas de sus indicaciones

c. No es adecuada para estudiar los cálculos del tracto urinario ni tumores renales

d. Es un estudio de TC que se realiza en un solo barrido (fase única)

60. Sistema de refrigeración más empleado en los tubos de Rx:

a. Por aire

b. Por agua

c. Por aceite

d. Por amianto

61. En qué proyección de columna lumbar aparecen las vértebras con forma de perrito escocés:

a. AP

b. PA

c. Lateral

d. Oblicua PA o AP

62. Radiaciones más empleadas en medicina nuclear:

a. Rayos X

b. Gamma

c. Beta (-)

d. Beta (+)

63. Qué estructura se examina con una proyección tangencial del túnel carpiano:

a. Codo   b. Mandíbula

c. Maxilar   d. Muñeca

64. En las radiografías contrastadas de una urografía intravenosa, la técnica más adecuada es:

a. 100-120 Kv, 600-1000 mA en 0,1 segundo

b. 100-120 Kv, 60-100 mA en 1 segundo

c. 65-75 Kv, 60-100 mA en 1 segundo

d. 65-75 Kv, 600-1000 mA en 0,1 segundo

65. Para cuál de los siguientes fines NO está permitido el acceso a la historia clínica:

a. Para fines judiciales

b. Para fines de investigación o de docencia

c. Para fines de seguridad ciudadana

d. Para fines epidemiológicos

66. Qué hardware debemos poseer para que pueda funcionar un hospital digitalizado:

a. Un servidor central y una red de conexión

b. Reveladores y cuarto oscuro

c. Terminales para la adquisición de imágenes (PACS), informes (RIS) y terminales de integración

d. Son correctas las respuestas A y C

67. En la toma de imágenes pediátricas, los tiempos de exposición deben ser:

a. Amplios

b. Cortos

c. Dependiendo del tamaño y peso del paciente

d. Inferiores a 4 ms

68. La proyección lateral de tórax:

a. Se realiza siempre del lado izquierdo

b. Se realiza del lado derecho

c. Se realiza indistintamente del lado derecho o izquierdo

d. Se realiza del lado izquierdo salvo prescripción médica

69. Sobre la ley de protección de datos, es FALSO:

a. La ley de protección de datos afecta a toda organización, empresa o autónomo que utilice datos de carácter personal:

b. Esta ley no afecta a todos los profesionales que operan en el sector sanitario que desarrollen su actividad de manera individual

c. La ley de protección de datos puede ser recogida en soporte informatizado o no informatizado

d. Son los pacientes los que deciden qué es lo que el titular de la institución puede hacer con ellos

70. Punto de referencia anatómico para el centrado en la proyección lateral de tobillo:

a. Entre ambos maléolos

b. El maléolo externo

c. El maléolo interno

d. El centro del calcáneo

71. Dispositivos de vigilancia radiológica individual que miden la dosis de radiación en el entorno laboral:

a. Exposímetros

b. Monitores de tasa de dosis

c. Dosímetros

d. Detectores

72. En la sala de exploración se encuentran los aparatos de radiodiagnóstico. Esta sala estará señalizada como zona de permanencia limitada y tendrá como emblema un trébol:

a. gris con puntas radiadas sobre fondo blanco

b. verde con puntas radiadas sobre fondo blanco

c. amarillo con puntas radiadas sobre fondo blanco

d. amarillo con puntas radiadas sobre fondo punteado

73. En los Servicios de Radiología, técnica diagnóstica más común para diagnosticar el tromboembolimo pulmonar:

a. arteriografía pulmonar

b. venografía pulmonar

c. arterio-RM pulmonar

d. arterio-TC pulmonar

74. Es objetivo básico de un PACS:

a. Captura de imágenes

b. Retocado digital de las imágenes

c. Gestión de inventario de las salas de radiología

d. Las tres

75. Qué es una colangiopancreatografía retrógrada endoscópica (CPRE):

a. El estudio radiográfico general del páncreas

b. El estudio radiográfico de la vesícula biliar

c. El estudio radiográfico de las vías biliares

d. El estudio radiográfico de los conductos biliares y pancreáticos

76. Qué defecto poseen los cristales que se usan en los dosímetros de termoluminiscencia:

a. Trampas de electrones

b. Defectos de superficie

c. Superposición de capas cristalinas

d. No poseen ningún tipo de defectos

77. La proyección lateral del nadador:

a. Se realiza en pacientes que son nadadores profesionales

b. Permite la visión lateral de las últimas vértebras cervicales y de las primeras torácicas sin la superposición de los hombros

c. Se realiza para estudiar los agujeros de conjunción de la columna cervical

d. Muestra una visión de perfil de toda la columna cervical

78. Zona de trabajo del técnico, en la que se encuentra la mesa de mandos:

a. Sala de exploración
b. Sala de control
c. Sala de revelado
d. Sala de espera

79. De qué material están confeccionadas las prendas protectoras que actúan como blindaje de la radiación ionizante:

a. Látex
b. Poliéster
c. Caucho plomado
d. Polimerizado

80. Respecto al estudio de los troncos supraaórticos con angio-RM:

a. Se hace con una técnica de contraste de fase
b. Se hace sistemáticamente sin contraste intravenoso
c. Se hace con una secuencia TOF (*Time of Flight*)
d. Es necesario suprimir el hueso para la reconstrucción tridimensional

81. A partir de cuántos sieverts se produce una esterilidad definitiva en un hombre o mujer:

a. 1   b. 3   c. 4   d. 6

82. La proyección que se realiza con mayor frecuencia en el estudio radiológico de abdomen es:

a. AP en decúbito supino
b. AP en bipedestación
c. AP en decúbito lateral con rayo horizontal
d. PA en decúbito supino

83. Entre las funcionalidades del RIS está:

a. Entrada y registro de peticiones y datos del paciente
b. Planificación y citación de pacientes y exámenes
c. Gestión de informes
d. Las tres

84. El titular de la instalación deberá archivar los informes de las dosis impartidas a los pacientes y los niveles de radiación medidos en los puestos de trabajo:

a. Hasta que el equipo de RX sea dado de baja
b. Hasta que se cierre la instalación
c. Durante 30 años
d. No hay obligación legal de guardar esos informes

85. En las técnicas radiológicas de tórax es importante:

a. Seleccionar un alto kilovoltaje
b. Identificar la radiografía perfectamente
c. Que la distancia foco-película sea entre 1,50 y 2 metros
d. Todas son correctas

86. Según la Ley 55/2003, de 16 de diciembre, del Estatuto Marco del personal estatutario de los Servicios de Salud NO es un derecho colectivo del personal estatutario:

a. La actividad sindical
b. La huelga
c. Disponer de servicios de prevención y de órganos de representación en materia de seguridad laboral
d. Recibir protección eficaz en materia de seguridad y salud en el trabajo

87. Qué densidad tiene el valor 0 en la escala de unidades Hounsfield:

a. El aire
b. La grasa
c. El metal
d. El agua

88. El uso adicional de filtros, además del inherente, permite:

a. Reducir la dosis recibida
b. Utilizar tensión radiográfica más elevada con tiempos de exposición más elevados
c. Utilizar tensión radiográfica más baja con tiempos de exposición más cortos
d. Utilizar tensión radiográfica más baja con tiempos de exposición más elevados

89. En un paciente politraumatizado, la radiografía de tórax se deberá realizar:

a. Solo ante evidencia de lesión torácica
b. Nunca se realizará radiografía de tórax, lo principal son otras zonas lesionadas
c. No se realiza radiografía de tórax. Se realizará como primera elección el TC de tórax
d. Se deberá realizar precozmente durante la valoración secundaria

90. La capa activa de la película radiográfica se denomina:

a. Base
b. Emulsión
c. Capa adhesiva
d. Capa protectora

91. Qué no encontramos en un servicio de radiodiagnóstico básico:

a. Mesa de exploración horizontal y Bucky mural
b. Negatoscopio o pantallas de PACS
c. Materias de protección radiológica
d. Intensificador de imagen y mesa basculante

92. Para determinar la existencia de niveles hidroaéreos y de gas libre en el abdomen, en aquellos pacientes que no pueden permanecer de pie o colocarse en decúbito lateral, se realizará una proyección:

a. AP en decúbito supino
b. AP en decúbito prono
c. Lateral en decúbito supino
d. Lateral en decúbito prono

93. En qué posición se ubicará habitualmente el paciente para realizar una radiografía AP de codo:

a. Bipedestación
b. Sentado
c. Decúbito supino
d. Decúbito prono

94. El programa de control de calidad de los aspectos clínicos en procedimientos con rayos X establecerá criterios referentes a:

a. La responsabilidad y supervisión del médico prescriptor en la realización de la prueba con rayos X
b. La necesidad o justificación de la prueba diagnóstica con rayos X
c. La elaboración de informes por el médico prescriptor
d. Ninguna de las tres

95. La línea media anterior pasa...

a. por el borde del esternón
b. por la mitad del esternón
c. por encima de los pezones
d. por el centro de la cavidad axilar

96. Cuál es el producto total por efecto fotoquímico de la radiación ionizante en una película:

a. Plata iónica
b. Plata metálica
c. Bromuro de plata
d. Ninguna es correcta

97. 'Colonografía-TC' o también :

a. Enema virtual
b. Enema-TC
c. Colonoscopia
d. Colonoscopia virtual

98. El hueso hioides está en:

a. la faringe
b. las fosas nasales
c. la laringe
d. la tráquea

99. [ANULADA] Ante pacientes con disminución auditiva:

a. Retirarnos de su campo de visión
b. Hablarles de manera que puedan leer nuestros labios
c. Retirar el audífono siempre
d. Hablarles a gritos

100. NO es un objetivo de la formación continuada de los profesionales sanitarios:

a. Garantizar la actualización de los conocimientos de los profesionales
b. Potenciar la capacidad de los profesionales para usar equilibradamente los recursos
c. Mejorar la percepción de los profesionales de su papel social en el sistema de salud
d. Facilitar a los profesionales las vías para mejorar sus condiciones salariales

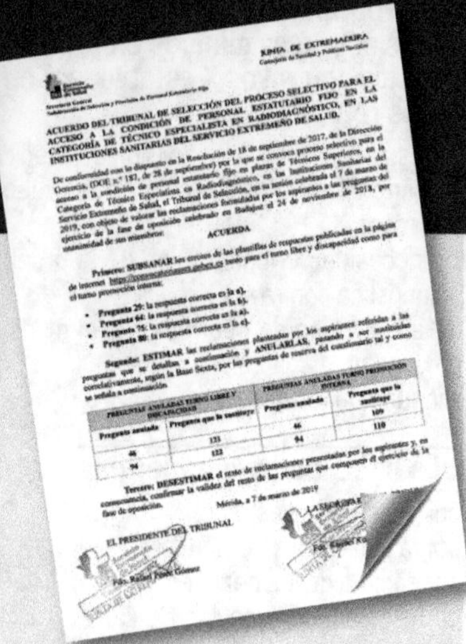

Examen:

24 de noviembre de 2018

Clave de Respuestas

10 B	40 B	70 C	100 D
11 C	41 D	71 B	101 C
12 A	42 A	72 C	102 D
13 B	43 D	73 A	103 A
14 C	44 C	74 A	104 C
15 A	45 A	75 A	105 C
16 C	46 C*	76 C	106 B
17 D	47 D	77 B	107 A
18 D	48 A	78 C	108 A
19 B	49 C	79 C	109 B
20 D	50 B	80 C	110 C
21 B	51 C	81 A	111 B
22 D	52 A	82 D	112 D
23 D	53 C	83 A	113 B
24 B	54 A	84 A	114 B
25 B	55 D	85 B	115 D
26 C	56 B	86 D	116 B
27 A	57 C	87 D	117 D
28 B	58 A	88 C	118 C
29 A	59 C	89 B	119 A
30 A	60 C	90 A	120 D
31 D	61 A	91 C	121 B
32 A	62 C	92 C	122 A
33 A	63 A	93 C	123 D
34 A	64 B	94 D*	124 C
35 D	65 B	95 A	125 B
36 A	66 B	96 D	126 D
37 A	67 A	97 A	127 C
38 A	68 B	98 A	128 A
39 B	69 A	99 D	129 B

*Dos preguntas anuladas

[Preguntas 1 a 9 no específicas]

10. El efecto estocástico es aquél…

a. cuya probabilidad de incidencia y su gravedad dependen de la dosis

b. cuya probabilidad de incidencia aumenta con la dosis pero la gravedad es la misma y no depende de la dosis

c. cuya probabilidad es mínima

d. hay umbral para estos efectos

11. Según el artículo 71 de la Ley 16/2003, de 28 de mayo, de cohesión y calidad del Sistema Nacional de Salud, el órgano que emitirá las recomendaciones sobre las garantías mínimas de seguridad y calidad para la autorización de apertura y puesta en funcionamiento de los centros, servicios y establecimientos sanitarios será el:

a. Consejo de Participación Social del Sistema Nacional de Salud

b. Consejo Rector de participación

c. Consejo Interterritorial

d. Consejo Rector de recursos de calidad

12. En resonancia denominamos:

a. Relajación t1 o relajación longitudinal cuando los protones devuelven la energía al entorno molecular

b. Relajación t1 o transversal cuando los protones devuelven la energía al entorno molecular

c. Relajación t2 o relajación longitudinal se produce por el desfase de los protones

d. Ninguna afirmación es correcta

13. Qué estudio estaremos realizando si utilizamos la Técnica de Welin:

a. Urografía

b. Enema con doble contraste

c. Cistouretrografía

d. Histerosalpingografía

14. En la proyección de Towne, angulación correcta del tubo de Rayos X:

a. El tubo no se angula, es la línea orbitomeatal la que se inclina 15°

b. En anteroposterior el tubo se angula 30° craneal y en posteroanterior 30° caudal

c. En anteroposterior el tubo 30° caudal y en posteroanterior 30° craneal

d. En anteroposterior y posteroanterior el tubo 15° en caudal

15. Para que son útiles las radiografías anteroposterior en carga de rodilla:

a. En posición forzada de varus o valgus se pueden mostrar lesiones de los ligamentos externo e interno

b. Son muy útiles para apreciar desplazamientos como flexus o recurvatum

c. La interlínea femorotibial no es paralela ni por delante ni por detrás

d. En posición de 'cajón' pueden demostrar la rotura de un ligamento cruzado

16. Huesecillo más externo de la cadena osicular:

a. Lenticular   b. Estribo
c. Martillo   d. Yunque

17. El agujero de Monroe conecta:

a. El tercer y cuarto ventrículo

b. El cuarto ventrículo con la médula

c. El cuarto ventrículo con los ventrículos laterales

d. El tercer ventrículo con los ventrículos laterales

18. La proyección de Dunn se utiliza principalmente para valorar:

a. Luxación femoro-acetabular

b. Fractura del cuello femoral

c. Fractura-hundimiento acetabular

d. Pinzamiento fémoro-acetabular

19. Radiológicamente es el signo más destacable en la perforación de una víscera hueca:

a. Aumento de densidad focalizado como consecuencia de un plastrón

b. Visualización de densidades aire a ambos lados del diafragma

c. Dilatación de asas de intestino delgado

d. Dilatación de asas de intestino delgado y/o grueso

20. De arriba abajo, primera estructura en salir de la aorta abdominal es:

a. La arteria mesentérica superior

b. Arteria mesentérica inferior

c. Arterias renales

d. Tronco celíaco

21. En resonancia cuando utilizamos la espectroscopia:

a. Es válida para la valoración de la vascularización cerebral y se basa en el cambio de señal que provoca el paso de un trazador a través del sistema vascular cerebral

b. Es válida para la determinación y cuantificación de estructuras moleculares, permitiendo obtener y cuantificar los perfiles metabólicos de los tejidos

c. Nos permite evaluar la estructura y fisiología de los tejidos midiendo la difusión de las moléculas de agua

d. Se basa en el fenómeno de desplazamiento químico y su utilidad es la demostración de protones de agua y grasa en una proporción similar, en una misma estructura

22. La língula se corresponde con los segmentos...

a. 3 y 4 del pulmón derecho

b. 3 y 4 del pulmón izquierdo

c. 4 y 5 del pulmón derecho

d. 4 y 5 del pulmón izquierdo

23. Los huesos de la segunda fila o distales del carpo son:

a. Escafoides, semilunar, grande y ganchoso

b. Escafoides, trapezoide, grande y ganchoso

c. Escafoides, trapezoide, semilunar y ganchoso

d. Trapecio, trapezoide, grande y ganchoso

24. El cuello del 'perrito de La Chapelle' se corresponde con:

a. Apófisis articular

b. Istmo vertebral

c. Apófisis espinosa

d. Apófisis trasversa

25. Estructura que pertenece a la columna vertebral:

a. Apófisis pterigoides

b. Apófisis odontoides

c. Apófisis estiloides

d. Apófisis coronoides

26. Denominamos 'imagen latente' a:

a. El cambio visible que se ha inducido en la película radiográfica tras pasar la radiación por el paciente

b. La imagen que se produce por medio de la radiación dispersa que hace que la imagen no sea de calidad

c. El cambio invisible que se ha inducido en los cristales de halogenuros de plata tras pasar la radiación por el paciente

d. El cambio invisible que se ha producido en la base de la película radiográfica tras pasar muy poca radiación por el paciente

27. Sobre las películas de pantalla:

a. El contraste de un receptor de imagen es inversamente proporcional a su latitud de exposición

b. El contraste de un receptor de imagen es directamente proporcional a su latitud de exposición

c. La latitud de exposición de una película radiográfica no va ligada al contraste de ésta

d. Ninguna de las tres es cierta

28. Núcleos atómicos que tienen igual número de masa atómica pero diferentes números atómicos:

a. isóstos

b. isóbaros

c. isótopos

d. isómeros

29. En función de la radiosensibilidad de estos tipos de células, cuál es la más radiosensible:

a. Linfocito

b. Eritoblasto

c. Espermatogonia

d. Condrocito

30. Según la ley de Bergonié y Tribondeau, cuál es INCORRECTA:

a. Las células tronco son menos radiosensibles

b. Cuanto más jóvenes son los tejidos y los órganos, más radiosensibles son

c. Cuando el nivel de actividad metabólica es elevado, la radiosensiblidad también lo es

d. Al aumentar la tasa de proliferación celular y la tasa de crecimiento de los tejidos, también aumenta la radiosensibilidad

31. Cuál NO es un factor físico que afecte a la radiosensibilidad:

a. La transferencia lineal de energía o LET

b. Efectividad biológica relativa o RBE

c. Fraccionamiento o protración

d. Relación de potenciación del oxígeno

32. Límite de dosis efectiva para el personal profesionalmente expuesto:

a. 100mSv/quinquenio

b. 150 mSv/año

c. 100 mSv/bianual

d. 15 mSv/año

33. Qué dispositivo NO está basado en la ionización de un gas tras el paso de radiación:

a. Cámaras de centelleo

b. Cámara de ionización

c. Contadores proporcionales

d. Contador Geiger-Müller

34. Contraste de menor osmolaridad:

a. Dímero no iónico

b. Monómero iónico

c. Monómero no iónico

d. Dímero iónico

35. Efecto habitual del contraste de gadolinio en una concentración normal:

a. Alargar la señal de los tejidos que lo captan en secuencias potenciadas en T1

b. Aumentar la señal de los tejidos que lo captan en secuencias TR largo

c. Disminuir la señal de los tejidos que lo captan en secuencias potenciadas en T1

d. Acortar los tiempos de relajación de los núcleos de hidrógeno

36. Todos los tubos de RX han de tener una carcasa protectora que reduzca las fugas de radiación a:

a. menos de 100 mR/h (miliroentgen) a una distancia de 1m

b. menos de 150 mR/h a una distancia de 2 m

c. menos de 10 mR/h a una distancia de 1 m

d. Ninguna de las anteriores

37. Filtración mínima que ha de tener un equipo de RX:

a. 2,5 mm de aluminio cuando se trabaja por encima de los 70 kVp

b. 1,5 mm de aluminio cuando se trabaja por encima de 70 kVp

c. 1 mm de aluminio cuando se trabaja por debajo de 50 kVp

d. 0,5 mm de aluminio cuando se trabaja por debajo de 70 kVp

38. En el TC, cuando decimos nivel de ventana, nos referimos al valor...

a. central en unidades Hounsfield (UH) de la ventana seleccionada

b. máximo de la ventana seleccionada en UH

c. mínimo de la ventana seleccionada en UH

d. Ninguno de los tres

39. Señala una zona de permanencia limitada un trébol de color:

a. rojo sobre fondo blanco

b. amarillo sobre fondo blanco

c. verde sobre fondo blanco

d. verde pero con puntas radiales sobre fondo blanco

40. Qué arterias NO son pares en la formación del polígono de Willis:

a. Carótida interna

b. Arteria basilar

c. Arteria cerebral anterior

d. Comunicante posterior

41. Qué músculo NO va a dar lugar a la formación de la denominada 'pata de ganso':

a. sartorio

b. grácil

c. semitendinoso

d. supraespinoso

42. Cuando se nos solicita la proyección de Incidencia de BRUNETTI. Qué es especialmente lo que se quiere ver:

a. Hendidura esfenoidal
b. Senos paranasales
c. Silla turca
d. Peñascos

43. Qué técnica o técnicas son utilizadas para la obtención de imágenes de angiografía por RM:

a. TOF (tiempo de vuelo)
b. PC (contraste de fase)
c. Realce con gadolinio
d. Las tres

44. En la proyección Lateral de Tórax, qué cisura o cisuras se ven:

a. Horizontal o menor
b. Mayor u oblícua
c. Ambas
d. Ninguna de las dos

45. Cuál es el método de Grashey:

a. Paciente en decúbito supino o erecto, rotamos el cuerpo 35-45° hacia el lado afectado para colocar escápula paralela al film
b. Paciente en decúbito supino, abducir el brazo del lado afectado en ángulo recto con el eje largo del cuerpo y mantenerlo en rotación externa
c. Paciente en decúbito prono con almohadilla debajo del hombro, el brazo afectado se abduce 90 grados y se rota de forma que el antebrazo se apoye sobre la mesa. La palma de la mano ha de estar hacia abajo
d. Ninguna de las anteriores

46. [ANULADA] Cómo son las curvaturas vertebrales:

a. Cervical cóncava, dorsal convexa, lumbar cóncava y pelvis convexa
b. Cervical convexa, dorsal convexa, lumbar cóncava y pelvis cóncava
c. Cervical convexa, dorsal cóncava, lumbar convexa y pelvis cóncava
d. Cervical cóncava, dorsal cóncava, lumbar convexa y pelvis convexa

47. Para ver los agujeros derechos y más alejados en la columna cervical adoptamos la posición:

a. Oblícua anterior izquierda
b. Oblícua posterior derecha
c. Oblícua anterior derecha
d. Oblícua posterior izquierda

48. La 'urografía excretora' también se denomina:

a. Anterógrada
b. Ascendente
c. Retrograda
d. Ninguna de las tres

49. En una urografía, cuando el paciente se encuentra en posición oblícua:

a. El riñón más cercano del film ha de verse de frente
b. El riñón más alejado del film ha de superponerse a las vértebras
c. El riñón más alejado del film ha de verse de frente
d. Ninguna de las tres es correcta

50. Principal conducto de la glándula sublingual:

a. de Wharton
b. de Bartholin
c. de Rensen
d. de Stensen

51. Qué tipo de contraste se utiliza para una dacriocistografía:

a. Yodado liposoluble
b. Yodado, da igual qué base contenga
c. Yodado hidrosoluble
d. No ha de ser yodado

52. Los ligamentos de Cooper están:

a. En la mama
b. En el antebrazo
c. En la rodilla
d. En el tobillo

53. Al comprimir la mama en una mamografía con film-pantalla hacemos que:

a. Aumenten los efectos de sumación
b. Aumente la distorsión geométrica
c. Disminuya la distorsión geométrica
d. Aumente el tiempo de exposición

54. Efecto más beneficioso en una mamografía:

a. Efecto talón
b. Efecto diana
c. Efecto fotoeléctrico
d. Efecto Coptom

55. Para evaluar la edad ósea en un niño utilizamos el método:

a. de Haas
b. de Lysholm
c. de Valdini
d. de Greulich y Pyle

56. NO es un núcleo epifisario que exista en el nacimiento:

a. Núcleo epifisario distal del fémur
b. Núcleo epifisario proximal del radio
c. Núcleo epifisario proximal de tibia
d. Núcleo epifisario de la cabeza del húmero

57. En radiología pediátrica, es FALSO:

a. Es recomendable utilizar chasis de tierras raras
b. No utilizar rejillas antidifusoras
c. Utilizar rejillas antidifusoras
d. Ser muy exigente con la colimación

58. El Espacio Subdural se encuentra:

a. Entre la duramadre y la aracnoides
b. Entre la duramadre y la piamadre
c. Entre la piamadre y la aracnoides
d. Ninguna de las anteriores

59. Qué tipos de contraste se usan en mielografía:

a. Agente yodado iónico hidrosoluble
b. Éster yodado no hidrosoluble
c. Agente yodado no iónico hidrosuble
d. Todos

60. En qué generación de Tomografía Computerizada tenía el haz forma de abanico y al menos 30 detectores:

a. 2ª   b. 1ª   c. 3ª   d. 4ª

61. A qué corresponden 15 Unidades Hounsfield en el TC:

a. Líquido cefaloraquídeo
b. Sustancia Blanca
c. Sustancia Gris
d. Sangre

62. Con respecto a la resonancia magnética:

a. Tiene peor resolución de bajo contraste
b. Se basa en un solo parámetro, como el coeficiente de atenuación
c. Tiene mejor resolución de bajo contraste
d. No tiene medidas de flujo directas

63. Dónde se produce la relajación spin-spin:

a. En el T2
b. En el T1
c. En densidad protónica
d. En ninguno

64. Cómo se ve en una resonancia magnética la sustancia gris potenciada en T2:

a. Negra
b. Gris
c. No se ve
d. Blanca

65. En la imagen por resonancia magnética los gradientes de campo magnético se utilizan para:

a. Potenciar imagen en T1
b. Localizar espacialmente la señal
c. Potenciar imagen en T2
d. Mejorar la relación señal/ruido de la imagen

66. El estudio de las variables en un determinado momento se denomina estudio:

a. Cohorte
b. Transversal
c. Longitudinal
d. Analítico

67. Los criterios de calidad en Radiodiagnóstico se regulan en:

a. Real Decreto 1976/1999
b. Resolución del 5 de noviembre de 1992 del CSN
c. Real Decreto 1996/1997
d. Real Decreto 1995/1996

68. Qué porcentaje no debe excederse en el control de calidad de la colimación de aparatos de Rayos X radiográficos con herramientas de ensayo: (Más/Menos...)

a. 1%   b. 2%   c. 5%   d. 10%

69. Método idóneo en el control de calidad del tamaño del punto focal:

a. Cámara de hendidura
b. Fotocronómetro
c. Patrón en estrella
d. Estenoscopio

70. Para conseguir una imagen con densidad adecuada se considerará:

a. Que un aumento en la cantidad de radiación disminuirá la densidad
b. Que una disminución en el miliamperaje aumentará la densidad
c. Que un aumento en el miliamperaje aumentará la densidad
d. Todas son falsas

71. La Dosis absorbida es de primer grado o alta si es:

a. Superior a 100 Gray
b. Superior a 10 Gray
c. Inferior a 1 Gray
d. Superior a 2 Gray

72. Con respecto a las diferencias entre la radiología digital y la radiografía convencional cuál de las siguientes afirmaciones es cierta:

a. La radiografía digital tiene mayor resolución espacial
b. Con radiografía digital se irradia menos al paciente
c. La radiografía digital tiene mayor gama dinámica que la convencional
d. La radiografía digital necesita mayor kilovoltaje

73. Indique la correcta:

a. La imagen digital tiene menos resolución espacial que la imagen convencional
b. La imagen convencional tiene menos resolución espacial que la imagen digital
c. La imagen convencional y la imagen digital tienen la misma resolución espacial
d. Todas son falsas

74. Indique la correcta:

a. El filamento en un tubo de rayos X está en el cátodo y este es negativo y el ánodo es positivo
b. El filamento se encuentra en el ánodo positivo y el cátodo es negativo
c. El filamento se encuentra en el cátodo positivo y el ánodo es negativo
d. Todas son falsas

75. A qué Grupo pertenece un agente biológico que es poco probable que cause enfermedad en humanos:

a. I   b. II   c. III   d. IV

76. El ruido cuántico o moteado de la imagen:

a. aumenta la resolución espacial
b. aumenta la resolución en contraste
c. disminuye la resolución en contraste
d. no afecta a la resolución en contraste

77. En las películas de alto contraste, el exceso de temperatura en el revelado:

a. aumenta el contraste dos veces
b. disminuye el contraste
c. no afecta al contraste
d. el contraste es tres veces mayor

78. Qué es un píxel:

a. un elemento de volumen
b. un componente del espesor de corte
c. un área cuadrangular de la matriz de imagen
d. Son correctas A y C

79. Los procedimientos utilizados en dosimetría pueden ser directos o indirectos. Cuál de éstos es un procedimiento indirecto:

a. Termoluminiscencia
b. Fotográfico
c. cámara de ionización
d. Calorimétrico

80. Cuál de las siguientes partes de un tubo de RX es la más interna:

a. cubierta metálica
b. ampolla de vidrio
c. taza de focalización
d. espacio para el aceite

81. La latitud es una característica de la película radiográfica, de forma que:

a. una película con latitud amplia tiene una escala de grises larga
b. una película de latitud estrecha tiene una escala de grises larga
c. una película de latitud estrecha es de contraste bajo
d. una película de contraste alto tiene una latitud amplia

82. La curva que relaciona densidad y exposición en la película radiográfica se llama 'Curva...

a. de exposición   b. de resolución
c. de modulación   d. característica

83. El artefacto denominado 'Aliasing':

a. Aparece cuando el objeto a representar es mayor que el campo de visión o FOV seleccionado
b. Se basa en la diferente frecuencia de precesión de los protones en la grasa y del agua. Se aprecia en los bordes de los tejidos
c. Cuando algunas de las estructuras rodeadas de grasa muestren un borde negro, es debido a la diferente frecuencia de precesión de los protones del agua y de la grasa y solo se verá en imágenes fuera de fase
d. Se origina en las interfases que muestran un cambio brusco de señal

84. Para obtener imágenes de RM es necesario emitir ondas electromagnéticas en la banda de radiofrecuencia (RF). Cuál es el efecto biológico más importante de la RF que pueda entrañar algún daño o riesgo para los pacientes en la RM:

a. Depósito calórico
b. Fosfenos (destellos de luz por estimulación del nervio óptico o la retina)
c. Alteración o estímulo de la conducción nerviosa
d. Aparición de arritmias cardíacas por alteración de la conducción en el haz de His

85. 'Proyección occipitomentoniana básica' o también:

a. Caldwell
b. Water
c. Hirtz
d. Towne

86. El estudio de cadera por el método Von Rosen:

a. se utiliza para valorar la luxación congénita de caderas
b. es una proyección AP bilateral
c. las piernas se colocan en abducción forzada y rotación interna
d. Las tres son correctas

87. Qué estructura anatómica NO se localiza en el cuadrante inferior izquierdo del abdomen:

a. Colon descendente
b. Colon sigmoides
c. Uréter
d. Apéndice vermiforme

88. La proyección PA de tórax se realiza a 1,80 m de distancia para:

a. reducir la ampliación y reducir la nitidez
b. aumentar la ampliación y reducir la nitidez
c. reducir la ampliación y aumentar la nitidez
d. aumentar la ampliación y aumentar la nitidez

89. En la cavidad glenoidea de la escápula, en el borde superior hay un saliente óseo llamado:

a. Apófisis estiloides
b. Apófisis coracoides
c. Apófisis coronoides
d. Olécranon

90. Qué se estudia en la colecistografía:

a. vesícula biliar
b. conductos biliares
c. páncreas
d. bazo

91. Para el estudio de masas en la vejiga, qué técnica emplearemos:

a. urografía intravenosa
b. pielografía retrógrada
c. cistografía retrógrada
d. cistouretrografía

92. Mediante la sialografía se estudia:

a. exclusivamente los conductos salivares
b. vías biliares
c. conductos y glándulas salivares
d. sistemas de drenaje nasolacrimales

93. Artefacto que aparece en las imágenes de RM y se manifiesta en la dirección de codificación de frecuencia de la imagen:

a. Movimientos respiratorios
b. Latido de la aorta u otros vasos arteriales
c. Desplazamiento químico
d. Artefacto de ángulo mágico

94. [ANULADA] 'Pitch' es:

a. La mesa avanza a una velocidad determinada por el tiempo empleado en la exploración
b. escala de grises en la obtención de imágenes en TC
c. la densidad radiológica de un estudio en TC
d. velocidad de la mesa por el grosor de los planos

95. La espectroscopia con RM se realiza:

a. sólo con imanes superconductivos
b. sólo con imanes resistivos
c. sólo con imanes permanentes
d. se puede realizar con cualquiera

96. El ruido característico de la secuencia de RM es debido a:

a. el gran campo magnético
b. la precesión de los spines
c. al tiempo de repetición
d. a la conexión-desconexión de los gradientes

97. Para explorar áreas de tejido donde interesa el máximo contraste se utiliza:

a. un bajo kilovoltaje
b. un alto kilovoltaje
c. da igual el kilovoltaje utilizado
d. Lo importante es el tiempo

98. Si queremos aumentar la resolución espacial:

a. Utilizamos tubos con foco lo más puntual posible
b. Utilizamos películas de grano grueso
c. Paneles planos pero con gran tamaño de píxel
d. Disminuiremos la cantidad de fotones de rayos X que incidan sobre cada punto de la imagen

99. Indique la FALSA:

a. La eficiencia cuántica del sistema detector, es decir ,el porcentaje de electrones incidentes que son detectados, es un factor de ruido en la imagen
b. Aumentar la dosis de radiación X incrementando la corriente del cátodo con lo que incidirán más fotones en la placa
c. Aumentar el número de fotones detectados en cada píxel, utilizando granos menos finos, penaliza la resolución espacial
d. Hay que irradiar menos al paciente para no sacrificar la resolución espacial

100. En un TC la resolución espacial está afectada por:

a. El filtro de reconstrucción
b. La tasa de muestreo
c. Factores geométricos asociados al equipo
d. Las tres cosas

101. Factor que influye en la resolución de bajo contraste en el TC:

a. El carácter aleatorio de la interacción de los RX con los detectores
b. El Algoritmo de reconstrucción
c. Ambos
d. Ninguno de los dos

102. En mamografía por qué utilizamos la compresión de la mama:

a. Para disminuir la radiación dispersa
b. Para reducir la borrosidad cinética
c. Por la utilización de técnicas de gran contraste
d. Todas son correctas

103. Técnica que se utiliza en mamografía:

a. Gran latitud
b. Baja latitud
c. Baja dosis superficial
d. Radiación de alta energía

104. Frecuencias más utilizadas en ecografía:

a. 1 y 20 Hercios (Hz)
b. 1 y 20 Kilohercios (KHz)
c. 1 y 20 Megahercios (MHz)
d. 10 y 100 Hercios (Hz)

105. Qué hueso señala la flecha:

a. Astrágalo   b. Tibia
c. Peroné   d. Calcáneo

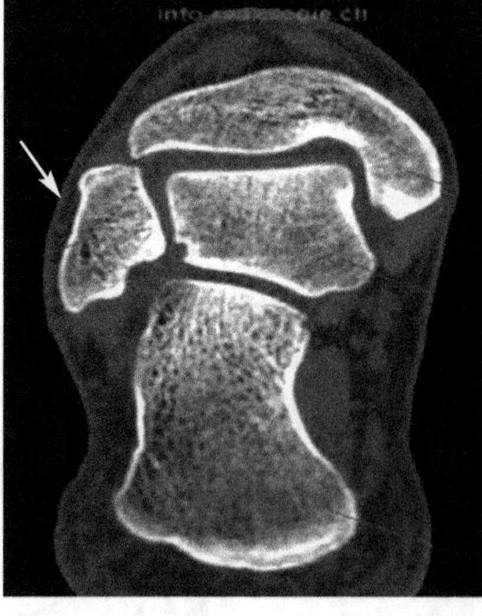

106. En Ecografía:

a. Cuanto menor sea la longitud de onda mayor será la penetración
b. Cuanto mayor sea la longitud de onda mayor será la penetración
c. Cuanto más baja sea la frecuencia menor será la longitud de onda
d. Ninguna de las tres es correcta

107. En ecografía nos referimos a 'Refracción'...

a. Cuando el haz incidente no es perpendicular a una interfase ocurre un cambio en la dirección del haz transmitido
b. Cuando el haz de ultrasonidos incide en una interfase entre dos tejidos con diferente impedancia acústica
c. Es el cambio de dirección del sonido en múltiples direcciones al incidir en los tejidos que encuentra durante su propagación
d. Es la conversión del ultrasonido en energía térmica. Se basa en el empleo terapéutico de los ultrasonidos

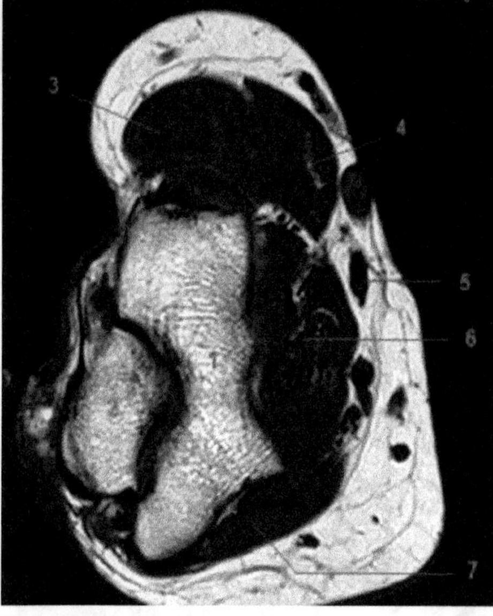

108. En qué plano está representada la imagen superior:

a. axial de codo
b. sagital del codo
c. coronal de codo
d. sagital de la muñeca

109. La parte de la Constitución en que se diseña la estructura del Estado regulando los órganos básicos del mismo es la parte:

a. Funcional
b. Orgánica
c. Dogmática
d. Doctrinaria

110. La Constitución Española de 1978 tiene:

a. Nueve disposiciones adicionales
b. Una disposición adicional
c. Nueve disposiciones transitorias
d. Cuatro disposiciones derogatorias

111. En la Constitución se recoge que todos los españoles, con respecto al idioma oficial del Estado tienen:

a. el deber y el derecho de conocerlo
b. el deber de conocerlo y el derecho de usarlo
c. el deber y el derecho de usarlo
d. el deber de usarlo

112. Son deberes de los extremeños:

a. Los previstos en la Constitución Española

b. Los previstos en el Estatuto de Autonomía

c. Los previstos en el Estatuto de Autonomía y el resto del ordenamiento jurídico

d. Los previstos en la Constitución Española y el resto del ordenamiento jurídico

113. Respecto al Presidente de la Comunidad de Extremadura, es FALSO:

a. Es el representante ordinario del Estado en la Comunidad Autónoma

b. Es nombrado por la Asamblea de Extremadura

c. Es el supremo representante de la Comunidad de Extremadura

d. Presentará su dimisión si la Asamblea de Extremadura le niega su confianza

114. En el Estatuto de Autonomía de Extremadura NO se menciona como Institución estatutaria, dotada de autonomía orgánica, funcional y presupuestaria:

a. El Personero del Común

b. El Consejo Administrativo

c. El Consejo de Cuentas

d. El Consejo Económico y Social

115. En qué situaciones procederá, siempre de acuerdo con el artículo 28 del Estatuto Marco del personal estatutario de los servicios de salud, la recuperación de la condición de personal estatutario fijo:

a. Pena principal o accesoria de inhabilitación

b. La jubilación

c. La renuncia

d. La pérdida de nacionalidad

116. El régimen de derechos individuales del personal estatutario, en qué medida será aplicable al personal temporal:

a. En cualquier caso

b. Cuando la naturaleza del derecho lo permita

c. En ningún caso

d. Cuando las peculiaridades del derecho así lo aconsejen

117. Es personal estatutario fijo el que:

a. previamente al correspondiente proceso selectivo, obtiene un nombramiento para el desempeño con carácter permanente de las funciones que de tal nombramiento se deriven

b. una vez superado el correspondiente proceso selectivo, obtiene un nombramiento para el desempeño con carácter permanente o temporal de las funciones que de tal nombramiento se deriven

c. previamente al correspondiente proceso selectivo, obtiene un nombramiento para el desempeño con carácter permanente o temporal de las funciones que de tal nombramiento se deriven

d. una vez superado el correspondiente proceso selectivo, obtiene un nombramiento para el desempeño con carácter permanente de las funciones que de tal nombramiento se deriven

118. Las prestaciones ofertadas por el Sistema Sanitario Público de Extremadura serán las establecidas en cada momento para el Sistema Nacional de Salud:

a. Como máximo

b. Sólo aquellas que se correspondan a las peculiaridades propias de la Comunidad Autónoma

c. Como mínimo

d. Extremadura no puede incluir prestaciones ni servicios en su Sistema Sanitario

119. Es una competencia del Director Gerente del Servicio Extremeño de Salud, según el artículo 4 de los Estatutos del Servicio Extremeño de Salud:

a. La gestión del patrimonio afecto

b. El nombramiento del personal estatutario fijo

c. El control de todos los ingresos y pagos del Organismo Autónomo

d. El control y evaluación de la calidad asistencial

120. NO tiene carácter de autoridad sanitaria extremeña:

a. La Junta de Extremadura

b. El Consejero de Sanidad

c. Los Alcaldes

d. Todos lo tienen o pueden tenerlo conforme el art. 8.2 de la Ley 10/2001, de 28 de junio, de Salud de Extremadura

121. En cuanto al derecho a la información asistencial:

a. Toda persona tiene derecho a no ser informada aun cuando exista alto riesgo de transmisión de una enfermedad grave

b. El médico asignado puede actuar profesionalmente sin informar antes al paciente en casos de necesidad terapéutica, pero informará en todo caso a su representante o persona vinculada

c. Las personas vinculadas al paciente serán siempre informadas

d. NO abarcará las consecuencias de las actuaciones asistenciales

122. Según la OMS aquellos servicios que cuenten con equipo de rayos x con generador, tubo, mesa horizontal con Bucky y chasis con cartulinas reforzadoras, equipo de columna portatubo con porta chasis y Bucky en la pared, serán clasificados como Servicio de radiodiagnóstico:

a. básico

b. general

c. especializado

d. de alta especialización

123. Para la realización de un TAC torácico con contraste con objeto de descartar tromboembolismo pulmonar, el corte para la selección del ROI y monitorizar la entrada del contraste debe hacerse:

a. A nivel del borde superior del botón aórtico

b. Por el centro del botón aórtico

c. A nivel del borde inferior del botón aórtico

d. Por debajo del botón aórtico a la altura aproximada de la carina

124. Los fármacos utilizados para las técnicas farmacodinámicas en el abdomen pueden ser:

a. Aceleradores

b. Enlentecedores

c. Ambos

d. Ninguno

125. El dispositivo de salvamento Kendrick, también se denomina:

a. férula neumática

b. ferno-ked

c. colchón de vacío

d. camilla de cuchara

126. NO es una característica de un imán superconductor:

a. Requiere un relleno periódico de criogénicos

b. No necesita aporte eléctrico para su funcionamiento

c. El campo magnético es más alto y homogéneo

d. El campo magnético es limitado

127. La línea que pasa por la comisura palpebral externa hasta el centro del CAE (conducto auditivo externo) en las proyecciones se denomina:

a. Infraorbitaria

b. Auricular

c. Orbitomeatal

d. Interorbitaria

128. Cómo se denomina la conexión neuronal:

a. sinapsis

b. sincondrosis

c. neurotransmisor

d. sinopsis

129. El derecho a participar en los asuntos públicos:

a. Sólo corresponde a los ciudadanos españoles

b. Podrá corresponder también a los ciudadanos extranjeros, tanto para el sufragio activo como para el pasivo en las elecciones municipales

c. Nunca puede corresponder a los extranjeros

d. Podrá corresponder a los ciudadanos extranjeros, pero sólo para el derecho de sufragio activo en las elecciones municipales

Servicio
Andaluz
de Salud

CONVOCATORIAS:

BOLETINES OFICIALES DE LA JUNTA DE ANDALUCÍA
DE 21 DE SEPTIEMBRE DE 2016,
Y DE 10 DE JULIO DE 2018

Junta de Andalucía

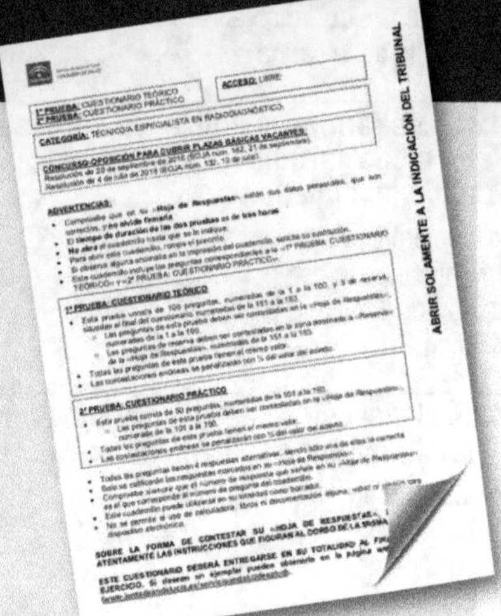

EXAMEN:

21 DE OCTUBRE DE 2018

CLAVE DE RESPUESTAS

[...]	46 D	75 C	CASOS	
18 A	47 A	76 B	101 C	126 D
19 A	48 B	77 D	102 D	127 C
20 A	49 B	78 A	103 D	128 A
21 B	50 C	79 D	104 D	129 A
22 D	51 A	80 B	105 D	130 C
23 B	52 B	81 A	106 A	-
24 C	53 A	82 B	107 A	131 D
25 C	54 C	83 B	108 B	132 B
26 C	55 C	84 D	109 D	133 A
27 A	56 D	85 A	110 A	134 A
28 A	57 B	86 C	-	135 B
29 D	58 B	87 B	111 A	136 B
30 A	59 C	88 D	112 B	137 C
31 D	60 B	89 A	113 D	138 D
32 A	61 D	90 C	114 B	139 B
33 A	62 A	91 B	115 B	140 D
34 C	63 D	92 B	116 C	-
35 D	64 D	93 A	117 D	141 D
36 A	65 A	94 B	118 B	142 B
37 D	66 D	95 C	119 D	143 B
38 B	67 A	96 A	120 C	144 B
39 D	68 C	97 C	-	145 A
40 A	69 B	98 C	121 D	146 B
41 A	70 A	99 D	122 B	147 B
42 C	71 B	100 D	123 B	148 B
43 B	72 C	R1 B	124 B	149 C
44 A	73 C	R2 D	125 C	150 D
45 D	74 C	R3 A		

*NINGUNA PREGUNTA ANULADA
EN ESTA CONVOCATORIA

[Preguntas 1 a 17 no específicas]

18. La radiación electromagnética es el transporte de energía a través del espacio en línea recta como una doble onda:

a. Una onda eléctrica y otra magnética
b. Una onda magnética y otra ionizante
c. Una onda magnética y otra pulsante
d. No se desplaza en línea recta, sino ondulante

19. Según la distribución clásica en anatomía, en cuántas regiones se divide la superficie del abdomen:

a. 9   b. 10   c. 8   d. 12

20. La cantidad de radiación que se origina en la fuente de radiación y se localiza entre ésta y un potencial absorbente se denomina dosis...

a. de exposición
b. absorbida
c. equivalente
d. efectivas

21. Si el TER en su actuación profesional lesiona a propósito a un paciente, incurre en responsabilidad:

a. Civil contractual
b. Penal por delito doloso
c. Penal por delito culposo
d. Civil extra contractual

22. De qué depende la cantidad de energía de cada fotón:

a. Del impacto de los electrones
b. De la distancia del ánodo y el cátodo
c. Del espectro visible
d. De la frecuencia de la onda

23. Efectos biológicos que no tienen dosis umbral y son siempre graves una vez producidos:

a. No estocásticos
b. Estocásticos
c. Deterministas
d. No probabilísticos

24. El ruido cuántico o moteado de la imagen:

a. Aumenta la resolución espacial
b. Aumenta la resolución en contraste
c. Disminuye la resolución en contraste
d. No afecta a la resolución en contraste

25. Cómo se clasifica la dosis que recibe un TER captada por su dosímetro personal a nivel pectoral:

a. Poblacional, heterogénea, interna
b. Médica, heterogénea, externa
c. Profesional, homogénea, interna
d. Médica, homogénea, externa

26. La radiación secundaria que se escapa por la carcasa del tubo de Rx es radiación:

a. Dispersa
b. Difusa
c. De fuga
d. Útil

27. Factor de ampliación para las radiografías realizadas a 1,80 m de distancia foco–película/chasis:

a. 1.05   b. 0.5   c. 1.0   d. 1.11

28. Para realizar las mediciones en la dosimetría de área se utilizan:

a. Detectores de cámaras de ionización
b. Contadores proporcionales de radiación
c. Detectores de rayos en dispersión
d. Ninguna respuesta es correcta

29. Medida de protección radiológica que debe adoptar la trabajadora expuesta gestante:

a. Permanecer detrás de la mampara mientras se efectúa el disparo
b. Llevar el dosímetro sobre el abdomen
c. No permanecer en la sala mientras se realiza una exploración, a menos que sea imprescindible, en cuyo caso deberá usar un delantal plomado
d. Las tres son correctas

30. En TC 'anchura de ventana' es:

a. La escala de grises
b. La escala de blancos
c. La escala de negros
d. El negro del aire

31. Consideración más importante que debe tener el TER / TSID en el cuidado de pacientes inconscientes:

a. Hacer la radiografía de tórax en AP, no en PA
b. Tomar el pulso cada 5 minutos
c. Tomar la tensión arterial cada 5 minutos
d. Mantener permeables las vías aéreas

32. NO es un objetivo de un PACS:

a. Creación de imágenes médicas
b. Captura de imágenes médicas
c. Gestión de imágenes médicas
d. Transmisión de imágenes médicas

33. Fenómeno más importante en la radiología médica como consecuencia de su probabilidad de aparición:

a. Compton
b. Fotoeléctrico
c. Refracción
d. Aceleración cuántica

34. Si el procedimiento va a resultar doloroso o molesto (sondaje, punción, etc.) el TER / TSID:

a. No dirá que es doloroso o molesto, ya que aumentaría la ansiedad en el paciente
b. Debe explicarlo de forma escueta
c. Explicará el procedimiento, diciendo que sentirá molestias o algo de dolor, de forma pausada y favoreciendo el entendimiento por parte del paciente
d. No debe explicar nada. Es función del médico

35. En ecografía, sobre la ecogenicidad, es FALSO:

a. Las lesiones pueden ser hiperecogénicas, hipoecogénicas, isoecogénicas o anecogénicas
b. Se compara con la de los tejidos adyacentes
c. Puede ser homogénea o heterogénea
d. Las lesiones más fáciles de detectar son las isoecogénicas

36. Partícula fundamental de la que esta compuesta la radiación electromagnética y que solo se manifiesta en la interacción de la radiación electromagnética con la materia:

a. fotón
b. electrón
c. neutrón
d. protón

37. NO es una variable a tener en cuenta para analizar las condiciones de exposición en la relación entre kv y mAs

a. El espesor a atravesar
b. La pantalla intensificadora
c. La distancia foco-película
d. La luz de la habitación

38. Cuando un TER / TSID planifica un TC de Tórax estándar, cuales son el rango de inicio y de fin:

a. Desde las clavículas hasta la última costilla
b. Desde los vértices pulmonares hasta los senos costofrénicos
c. Desde la bifurcación de los bronquios principales hasta el final de la silueta cardiaca
d. Desde aurícula derecha hasta el diafragma

39. Sobre colangiografía transhepática percutánea es FALSO:

a. Es una técnica con capacidad diagnóstica
b. Es una técnica con capacidad terapéutica
c. El contraste se inyecta directamente en los canalículos biliares
d. Se realiza bajo anestesia general

40. El tipo de imagen obtenida por el TER / TSID en radiología depende:

a. Del principio físico utilizado
b. Del aparato utilizado
c. Del monitor
d. De las tres cosas

41. En radiología, capacidad para apreciar dos objetos separados y distinguirlos visualmente uno del otro:

a. nitidez
b. densidad
c. luminiscencia
d. dehiscencia

42. Al realizar un TC con contraste IV, la fase venosa es aproximadamente a los:

a. 30 seg
b. 5 seg
c. 70 seg
d. 20 seg

43. Qué región abdominal queda inmediatamente por debajo de la región umbilical:

a. Hipocondrio derecho
b. Hipogastrio
c. Epigastrio
d. Fosa iliaca izquierda

44. Para obtener una imagen radiológica digital, la placa fotográfica se sustituye por un detector...

a. electrónico que genera la imagen radiológica por medios informáticos
b. electrónico que genera la imagen radiológica por medios electrónicos
c. informático que genera la imagen radiológica por medios electrónicos
d. informático que genera la imagen radiológica por medios informáticos

45. Cuál de las siguientes actuaciones, por parte del TER / TSID ayudará a tranquilizar al paciente antes de que se someta a un examen radiológico:

a. Preguntarle su estado de salud
b. Explicarle lo que se le ha visto en la radiografía
c. Hablarle sobre los peligros de las radiaciones ionizantes
d. Explicarle lo que se le va a realizar

46. La uretrografía NO esta indicada para valorar:

a. estenosis
b. divertículos
c. problemas de intersexo
d. cuerpos cavernosos

47. En un TC el tiempo de rotación del tubo-detectores se sincroniza con:

a. La velocidad de desplazamiento de la mesa de exploración en mm/s
b. El número de disparos realizados por el tubo de rayos X
c. Con el kV utilizado a mayor tiempo de rotación más kV
d. Con el mAs utilizado, a más tiempo de rotación menos mAs

48. Plano 'anatómico frontal' o:

a. Sagital
b. Coronal
c. Axial
d. Transversal

49. Qué exploración está indicada si tenemos sospecha de que hay reflujo vesical:

a. Urografía IV
b. Cistografía
c. Urograma minutado
d. Nefrotomografía

50. Parte del corazón que podemos valorar si realizamos un estudio baritado en posición OAD de tórax:

a. Aurícula derecha
b. Ventrículo derecho
c. Aurícula izquierda
d. Ventrículo izquierdo

51. A qué es debida la formación de la imagen:

a. A la diferente absorción de los fotones por parte del organismo
b. A la igual absorción de los fotones por parte del organismo
c. A la dispersión asociada de fotones por parte del organismo
d. A la interposición de fotones al salir del tubo de RX

52. Es conveniente hacer una radiografía de Tórax en bipedestación para...

a. evitar que el diafragma se mueva a su posición más baja
b. prevenir la ingurgitación de los vasos pulmonares
c. conseguir que el pulmón se expanda más a lo ancho que a lo largo
d. evitar el movimiento de bamboleo del corazón

53. La vesícula biliar recibe su contenido (bilis) a través de:

a. Conducto cístico
b. Conducto de Wharton
c. Conducto duodenal
d. Conducto de Jacoob

54. Zona del hueso que durante la etapa de desarrollo permite el crecimiento:

a. Diáfisis
b. Epífisis
c. Metáfisis
d. Articulación

55. El artefacto en espejo en ecografía...

a. Siempre se relaciona con lesiones nodulares

b. Se relaciona con las variaciones de la velocidad en los distintos tejidos

c. Se relaciona con rebote en interfases especulares

d. Es muy poco frecuente

56. Sobre el Tendón Rotuliano, es FALSO:

a. Es la prolongación del ligamento cuadricipital

b. Se inserta en la tuberosidad anterior de la tibia

c. Se encuentra inmediatamente anterior a la grasa de hoffa

d. Cuando se contrae, la rodilla se dobla

57. En pediatría el utensilio *pigg-o-stat*, se usa para inmovilizar:

a. en exploraciones abdominales

b. en exploraciones torácicas

c. en exploraciones de los miembros inferiores

d. en cualquier tipo de exploración radiológica convencional

58. En qué hueso se encuentra la apófisis coracoides:

a. Clavícula

b. Escápula

c. Fémur

d. Cúbito

59. Cuál es la razón principal para realizar una proyección de abdomen en decúbito lateral con rayo horizontal:

a. Es protocolario en los estudios abdominales

b. Por comodidad del paciente

c. Para demostrar la presencia de aire libre y niveles líquidos

d. Por movilidad del paciente

60. En la proyección de Chausse III (3) la cabeza del paciente debe girarse aproximadamente:

a. 45º hacia el lado contrario al que queremos examinar

b. 15º hacia el lado contrario al que queremos examinar

c. 15º hacia el lado a examinar

d. 45º hacia el lado a examinar

61. Para visualizar los agujeros de conjunción derechos en una placa de columna cervical, el TER / TSID debe colocar al paciente en:

a. Oblicua anterior izquierda

b. AP y Lateral

c. Oblicua posterior derecha

d. Oblicua posterior izquierda

62. La penetración y la absorción son:

a. Conceptos contrapuestos

b. Directamente proporcionales

c. Iguales ante una misma energía fotónica

d. Son ciertas B y C

63. En una radiografía PA de tórax los hilios pulmonares representan la densidad:

a. Aire   b. Calcio

c. Grasa   d. Agua

64. La utilización en mamografía de baja tensión es debido:

a. A que necesitamos una escala de bajo contraste

b. A una menor radiación en el paciente

c. A un aumento del tiempo de exposición

d. A que necesitamos una escala de alto contraste

65. Qué indicaciones tiene la dacriocistografía:

a. Estenosis del conducto lacrimal

b. Tumores en conducto de Falopio

c. Sialolitos orbitario

d. Son ciertas A y B

66. En una radiografía AP de columna lumbar para delinear los espacios intervertebrales, hay que reducir la lordosis lumbar mediante:

a. Rotación externa de las piernas

b. Rotación externa de las piernas

c. Extensión de piernas y rodillas

d. Flexión de caderas y rodillas

67. Los medios de contraste basados en gadolinio extracelular:

a. Pueden tener una estructura lineal o macrocíclica

b. Se asocian con diferentes quelantes orgánicos para que se eliminen más rápidamente del organismo

c. Se unen a proteínas

d. Atraviesan la barrera hematoencefálica intacta

68. Método de cateterismo más utilizado en las exploraciones vasculares de radiología convencional para introducir el medio de contraste:

a. Inyección capilar

b. Infusión intravenosa

c. Técnica de Seldinger

d. Técnica de Roentgen

69. La colangiopancreatografia retrograda endoscópica CPRE es la técnica empleada para visualizar:

a. Venas pancreáticas y arterias hepáticas

b. Vía pancreática y biliar

c. Estómago e intestino delgado

d. Vesícula biliar y arteria hepática

70. La absorción de los RX es directamente proporcional a:

a. la densidad

b. el espesor

c. el cm. cuadrado

d. el número plutónico

71. Con cuál de estos huesos no se articula el astrágalo:

a. Escafoides   b. Metatarsiano

c. Calcáneo   d. Peroné

<72. Cual de estas indicaciones NO es aconsejable para la realización de la urografía intravenosa:

a. Dolor lumbar inexplicado

b. Infección urinaria recurrente

c. Para evidenciar el punto exacto de una posible fistula uretral

d. Cólico renal

73. La escala de unidades hounsfield (UH) va:

a. Desde -50 a +50

b. Desde -700 a +700

c. Desde -1000 a +1000

d. Desde -100 a +100

74. Según el plano lateral de la visión de un cráneo, qué línea de referencia NO pertenece a ese plano lateral:

a. Línea glabelomeatal

b. Línea acantiomeatal

c. Línea interpupilar

d. Línea infraorbitomeatal

75. Respecto a la RM, es FALSO:

a. El imán principal es el elemento principal del equipo de RM

b. El shim son las herramientas empleadas para la homogeneización del campo magnético

c. Las bobinas de gradiente son responsables del campo magnético estático

d. El sistema de radiofrecuencia se encarga de la generación, transmisión y recepción de los pulsos de radiofrecuencia

76. Cuando a un TER / TSID le solicitan una proyección de Rhese, qué zona anatómica debe observarse en la radiografía:

a. Hendidura etmoidal

b. Agujero óptico

c. Conducto auditivo

d. Agujero infraorbitario

77. El ruido característico de las secuencias de R.M. es debido a:

a. El gran campo magnético

b. La precesión de los spines

c. Al T.R. (Tiempo de Repetición)

d. A la conexión-desconexión de los gradientes

78. Qué da lugar a la radiación característica:

a. La desexcitación

b. La oxidación

c. La oclusión

d. La fusión

79. Cuál de los siguientes huesos no forma la bóveda craneal:

a. Esfenoidal

b. Frontal

c. Parietal

d. Vómer

80. En R.M. las Secuencias (spin-eco) S.E. ponderadas en T1 implican:

a. TR corto; TE largo
b. TR corto; TE corto
c. TR largo; TE largo
d. TR largo; TE corto

81. La Espectroscopia con R.M se realiza sólo con imanes:

a. superconductivos
b. resistivos
c. flotantes
d. capacitivos

82. En el abdomen la densidad agua esta representada por:

a. Flebolitos
b. Hígado
c. Pulmones
d. Calcificaciones renales

83. La proyección de Stenver en radiología simple sirve para:

a. Agujero óptico
b. Conducto auditivo interno
c. Hendidura esfenoidal
d. Agujero rasgado posterior

84. Cómo se manifiesta una reacción leve (o menores) tras la administración de un contraste yodado:

a. Náuseas y vómitos
b. Sensación de calor y cefalea
c. Urticaria limitada, prurito, estornudos
d. Todas son verdaderas

85. Si se produce un shock cardiovascular tras la administración de un medio de contraste yodado   fármaco más esencial:

a. Adrenalina
b. Antihistamínicos
c. Corticoides
d. Todas las respuestas son correctas

86. Respecto a la RM de cráneo, es FALSO:

a. Vamos a utilizar secuencias en los tres planos
b. El protocolo básico incluye estudio de difusión
c. Nunca vamos a usar secuencias T2 EG o T2*
d. Incluiremos secuencias T1 tras la administración de contraste en patología inflamatoria o tumoral

87. NO es una porción del intestino delgado:

a. Yeyuno
b. Sigma
c. Íleon
d. Duodeno

88. Qué método se utiliza para hacer estudios ANGIO-RM.:

a. P.C. (*Phase Contrast*)
b. T.O.F. (*Time Of Flight*)
c. Angiografía por contraste de magnitud
d. Los tres

89. La secuencia de STIR en RM esta indicada para:

a. Para valorar edema, inflamación, derrame articular
b. Para ver las concatenaciones
c. Ninguna de las dos
d. Ambas son verdaderas

90. Para evitar los artefactos de volumen parcial al realizar un TC de silla turca:

a. Se utilizarán cortes de 5 mm o 6 mm
b. El grosor de corte no influye para evitar estos artefactos
c. Se utilizarán cortes muy finos
d. Estos artefactos no se pueden evitar

91. Cuando los RX interaccionan con el organismo, tienen importancia dos interacciones, el Efecto fotoeléctrico y:

a. El fotográfico
b. La dispersión Compton
c. La absorción Compton
d. La ionización

92. En R.M. con las sustancias paramagnéticas que se utilizan:

a. No cambian la intensidad de la señal de los tejidos donde están localizadas
b. Acortan tanto el T1 como el T2 de los tejidos
c. Acortan sólo el T2 de los tejidos
d. Acortan sólo el T1 de los tejidos

93. Con qué tipo de onda actúa el transductor como emisor y receptor de los ultrasonidos:

a. pulsátil
b. continua
c. circular
d. lineal

94. Se solicita realizar una biopsia guiada por TC, en qué patología está contraindicada realizar esta técnica de TC:

a. Lesiones osteolíticas vertebrales
b. Tumores ováricos
c. El estudio de extensión de lesiones malignas
d. Tumores de naturaleza desconocida

95. Para demostrar todo el ángulo esplénico del colon en un estudio baritado de intestino grueso, posición en la que colocaremos al paciente:

a. OAD
b. API
c. OAI
d. Decúbito supino

96. Los siguientes términos se refieren a artefactos que se pueden producir en ecografía, EXCEPTO uno:

a. Concatenación
b. Cola de cometa
c. Reverberación
d. Anisotropía

97. En una exploración ecográfica para estudio ginecológico, se debe tener la vejiga de la paciente a máxima repleción...

a. Porque se debe visualizar bien las paredes de la vejiga, sobre todo su parte posterior
b. Porque comprime todo el sistema ginecológico, viendo una estructuración mucho más uniforme
c. Porque la utilizaremos de ventana ecográfica y así tendremos una mejor información al tener una mejor señal de retorno
d. Porque se debe visualizar bien las paredes de la vejiga, sobre todo su parte anterior

98. Un tórax en espiración forzada se solicita habitualmente cuando se sospecha:

a. Quilotórax
b. Hidrotórax
c. Neumotórax
d. Hematotórax

99. Desde el punto de vista de la radiación que recibe el paciente, el efecto fotoeléctrico es...

a. beneficioso para la obtención de la imagen
b. necesario junto al efecto Compton para obtener la imagen
c. preciso para que se produzca emisión iónica
d. indeseable

100. En cuanto a la estructura metodológica de un trabajo científico, el cronograma de actividades se lleva a cabo en la fase:

a. De recogidas de datos
b. De análisis e interpretación de los resultados
c. Preliminar
d. De planificación

R1. La anchura de corte de una imagen obtenida con TC viene determinada por:

a. La mancha focal utilizada del tubo de rayos X
b. La apertura de los colimadores
c. El tamaño del campo de visión
d. La matriz utilizada

R2. En RM, para seleccionar el plano corte transversal se debe activar la:

a. Bobina homogeneizadora
b. Bobina de gradiante X
c. Antena
d. Bobina de gradiente Z

R3. El uso de contraste por vía intravenosa en ecografía:

a. Consiste en microburbujas de gas
b. Solo deben utilizarse si existen antecedentes de alergia a contraste intravenosos
c. Presentan yodo en su composición
d. Todas son verdaderas

Paciente X, que ingresa por urgencias, con cefaleas e inestabilidad que le ha provocado reiteradas caídas con traumatismos diversos, diplópia con perdida de visión del ojo izquierdo, náuseas con vómitos, y que presenta simultáneamente dolores abdominales. En varias ocasiones ha presentado esputos sanguinolentos, con arritmias cardíacas de 2 horas de duración. Se le hospitaliza para estudio en Medicina interna: El oftalmólogo le solicita al paciente X estudio radiológico simple del agujero óptico izquierdo para descartar erosiones.

101. Qué proyección de cráneo deberá realizar el TER/TSD:

a. Stenvers
b. Chausse I
c. Rhese
d. Mahoney

102. Una vez obtenidas las imágenes del agujero óptico del paciente X y verificada su calidad por el TER/TSID, éste debe enviar dichas imágenes al PACs. Que es el PACs:

a. Un lenguaje standard de ordenador
b. Un lenguaje usado por médicos
c. Un sistema de multiprogramación
d. Un sistema de archivo y comunicación de imagen

103. El paciente X una vez ingresado indica que el hombro izquierdo le duele debido a una de sus caídas, se le solicita radiología simple de hombro izquierdo. En la radiografía simple de hombro izquierdo:

a. Dirigir el rayo central entre las dos clavículas
b. Debe incluirse la parte superior de la escápula, la mitad lateral de la clavícula y el húmero proximal
c. Deben mostrarse los tejidos blandos alrededor del hombro junto con la trabeculación ósea
d. Son ciertas B y C

104. Viendo la radiografía de hombro izquierdo del paciente X realizada anteriormente, dónde localizaríamos la corredera bicipital:

a. En el acromion formando parte de la articulación acromioclavicular
b. En la escápula formando parte de la apófisis coracoides
c. En la clavícula formando parte de la articulación acromioclavicular
d. En la epífisis superior del húmero entre las crestas subtroquiteriana y subtroquiniana

105. El neumólogo ausculta al paciente X debido a los esputos sanguinolentos, le solicita radiografía de tórax. Se observa en dicha radiografía el 'Signo de la silueta' o de FELSON, estos signos no se aplica con relación a qué zona anatómica:

a. Al corazón
b. La aorta
c. El diafragma
d. La pleura

106. Ante la duda y debido al estado disneico del paciente X, el neumólogo solicita TC de tórax con contraste IV por sospecha de trombo embolismo pulmonar (TEP). Donde deberá colocar el ROI (*Return on Investment*) el TER/TSID para poder realizar dicha exploración por medio de *Bolus Tracking* (rastreo del bolo):

a. Tronco de la arteria pulmonar
b. Tronco de la aorta ascendente
c. Tronco de la vena pulmonar
d. Se colocan dos ROI, uno en la aorta ascendente y otro en la aorta descendente

107. El neurólogo tras la exploración del paciente X solicita una gama de estudios de RM del cráneo, órbitas, oídos y cervicales, por qué es importante que el TER/TSID haga una buena interpretación de la solicitud de la exploración:

a. Porque la exploración por resonancia magnética suele estar limitada a una zona anatómica y requiere secuencias específicas según la patología a estudiar de cada zona
b. No es necesario leer la solicitud de la exploración porque los estudios van a estar siempre protocolizados
c. Todos los equipos de resonancia magnética realizan los mismos protocolos, leeremos la solicitud por curiosidad
d. Para saber si nuestro paciente va a requerir anestesia

108. El cardiólogo intuye tras la exploración que el paciente X puede tener placas de calcio en las arterias coronarias, por lo que solicita un cardioTC. Qué protocolo de TC de corazón en concreto para ver calcio en arterias elegirá el TER / TSID, una vez comentado con el Radiólogo:

a. Angio de arterias coronarias con contraste IV
b. Score Calcio sin contraste IV
c. Score Ateromatic sin contraste IV
d. Angio de venas coronarias con contraste IV

109. El cirujano tras valoración del paciente X solicita RM de abdomen. El TER/TSID tras realizar varias secuencias de dicho estudio observa que la imagen sale con artefactos. En cuanto a los artefactos que aparecen en las imágenes obtenidas mediante RM, es FALSO:

a. En medicina, el término artefacto hace referencia a toda variación no originada por el órgano cuya actividad se desea registrar
b. Los artefactos son todas aquellas imágenes indeseables que aparecen en algunos estudios y degradan la calidad del resultado
c. Pueden simular una patología e inducir errores en el diagnóstico
d. Los objetos metálicos ferromagnéticos introducidos en el túnel del aparato de RM pueden producir artefactos en las imágenes, pero no tienen importancia

110. El médico de aparato digestivo necesita realizar un estudio esófago – gastro – duodenal (EGD), ya que en su exploración al paciente X ha encontrado que puede padecer una hernia de hiato. Cómo se vería esta hernia de hiato en el estudio EGD:

a. Todo o parte del estómago por encima de la línea del diafragma
b. Se vería como una saculación que emerge de la pared de esófago
c. Se vería el estómago y el esófago con divertículos
d. Se vería la unión gastroiliocecal por encima de la línea del diafragma

CASO II:

Paciente Y, que es encontrado por un familiar en su domicilio tendido en el suelo inconsciente y con heridas en la cabeza sangrantes. El familiar indica al 061 que no sabe cuánto tiempo lleva tendido en el suelo. El paciente es llevado a urgencias activando el 061 el código ICTUS:

111. El ICTUS cerebral es un proceso frecuente, que...

a. Tiene una gravedad importante siendo la 3ª causa de muerte en el mundo y la 1ª causa de mortalidad en mujeres en nuestro país

b. Tiene poca gravedad es la 13ª causa de mortalidad en mujeres en nuestro país

c. Tiene una gravedad relativa siendo la 13ª causa de muerte en el mundo

d. No tiene apenas gravedad si es tratado a tiempo

112. El médico de urgencias tras revaluar al paciente Y, solicita a radiología la realización de un TC de cráneo por posible código ICTUS. El TER/TSID inicialmente, qué tipo de TC de cráneo debe realizar:

a. TC de cráneo con contraste IV

b. TC de cráneo sin contraste

c. TC de troncos supraaorticos

d. TC de polígono de Willis

113. Una vez hecho el TC inicial de cráneo al paciente Y, el radiólogo indica al TER/TSID que el paciente padece de un ICTUS isquémico y que prosiga con el estudio del código ICTUS, qué debe hacer a continuación:

a. TC de cráneo con contraste IV de gadolinio

b. TC de cuello

c. TC de tórax

d. Ninguna de las tres

114. Si el radiólogo hubiera indicado al TER/TSID que el ICTUS era hemorrágico tras visualizar el TC craneal inicial, cual habría sido la actuación a seguir por parte del equipo de radiología:

a. Repetir el TC de cráneo

b. Enviar al paciente Y a urgencias para su atención y tratamiento inmediato

c. Activar el código de parada

d. Ninguna de las tres

115. El ICTUS se origina por una alteración circulatoria cerebral que da lugar a un trastorno transitorio o definitivo de la función de una o varias partes del encéfalo. Según la naturaleza de la lesión se clasifican en:

a. Isquemia talámica y hemorragia subtalámica

b. Isquemia cerebral y hemorragia cerebral

c. Isquemia ventricular y hemorragia ventricular

d. Isquemia cerebelosa y hemorragia bulbar

116. Qué es necesario haber hecho en el estudio de TC de cráneo del paciente Y, tras saber que fue encontrado tendido en el suelo con heridas sangrantes en la cabeza:

a. Haber enviado también al PACs el TC con la ventana de LUNG

b. Haber enviado también al PACs el TC con voxel ampliado

c. Haber enviado también al PACs el TC con ventana de BONE

d. Haber enviado también al PACs con píxel ampliado

117. Cómo se le suele nombrar también al ICTUS cerebral:

a. ADC

b. ACA

c. ACD

d. ACV

118. El estudio de AngioRm de troncos supraorticos (TSA) es un técnica de elección bastante útil en caso de Ictus isquémico:

a. No es necesario para Ictus

b. Si, puede determinar a que nivel vascular se produjo el infarto

c. Depende del cada caso

d. Es preferible hacerle radiografías convencionales de cráneo

119. El paciente Y tiene un ICTUS isquémico y se recomienda realizar también un TC de Perfusión craneal. En qué casos:

a. Siempre que la técnica de TC de perfusión este disponible en el centro hospitalario

b. Siempre que no haya contraindicaciones con la administración de contrastes yodados

c. En casos donde el tiempo del ICTUS sea desconocido y se considere el tratamiento fibrinolitico IV

d. Todas son ciertas

120. Si realizamos al paciente Y una AngioTC de troncos supra-aórticos (TSA) y cerebral y, un TC de Perfusión craneal. Qué es FALSO:

a. La AngioTC de troncos supra-aórticos (TSA) y cerebral debe realizarse con un rango que ocupe como mínimo desde cayado de la aorta hasta algo por encima del Polígono de Willis

b. La perfusión craneal se realiza con técnica de adquisición en modo CINE (cortes rápidos seriados)

c. La perfusión craneal se realiza sin necesidad de administrar contrastes IV

d. La AngioTC de TSA y cerebral la velocidad de entrada del contraste IV es alta

121. La magnificación de la imagen radiográfica depende:

a. de la distancia objeto – película/chasis
b. de la distancia foco – película/chasis
c. De ninguna de las dos cosas
d. De ambas

122. Para conseguir que el tamaño de la imagen sea lo más parecido al tamaño real se coloca el objeto:

a. lo más lejano a la película y se utiliza la mayor distancia foco – película/chasis
b. lo más cercano a la película/chasis y se utiliza la mayor distancia foco – película/chasis
c. lo más cercano a la película y se utiliza la menor distancia foco – película/chasis
d. lo más lejano a la película y se utiliza la menor distancia foco – película/chasis

123. Para evitar cualquier tipo de distorsión en la imagen de RX, la zona de interés se debe colocar:

a. Paralela y cerca de la película/chasis, y retirada del centro del haz de RX
b. Paralela y cerca de la película/chasis, y en el centro del haz de RX
c. Paralela y lejos de la película/chasis, y en el centro del haz de RX
d. Perpendicular y lejos de la película/chasis, y en el centro del haz de RX

124. Respecto a la ampliación de la imagen de RX, es FALSO

a. La ampliación es mayor si el objeto está alejado de la película/chasis radiográfico
b. La ampliación es menor si el objeto está alejado de la película/chasis radiográfico
c. La ampliación es mayor si la distancia foco – película/chasis radiográfico es corta
d. La ampliación es menor si el objeto está cercano a la película/chasis radiográfico

125. Variación de lugar que experimentan las imágenes al desplazar el objeto o desplazar el foco:

a. Distorsión
b. Efecto de borde
c. Paralelaje
d. Ninguna de las tres

126. En la imagen obtenida por RX el límite o borde entre dos estructuras anatómicas contiguas de diferente densidad se llama:

a. Efecto borde
b. Fase
c. Paralelaje
d. Interfase

127. Distorsión de la imagen de RX que está en relación con la distancia del objeto al rayo central:

a. Distorsión de tamaño
b. Distorsión de posición
c. Distorsión de forma
d. Ninguna de las tres

128. De todos los tipos de borrosidad de la imagen de RX, la que más destaca es:

a. La borrosidad cinética
b. La borrosidad por absorción
c. La borrosidad geométrica
d. La borrosidad asincrónica

129. Con respecto a la Ley del inverso del cuadrado de la distancia:

a. La intensidad de un haz de RX es inversamente proporcional al cuadrado de la distancia al foco
b. La distancia de un haz de RX es inversamente proporcional al cuadrado de la distancia al foco
c. La intensidad de un haz de RX es paralelamente proporcional al cuadrado de la distancia al foco
d. Ninguna de las tres

130. La borrosidad por absorción en la imagen médica, es debida a que los RX...

a. se absorben por igual en el centro que en los bordes de ciertos órganos o procesos patológicos
b. no tiene la penetración idónea en los tejidos
c. no se absorben por igual en el centro que en los bordes de ciertos órganos o procesos patológicos
d. rebotan por igual en el centro que en los bordes de ciertos órganos

131. Ante los síntomas por los que acude a urgencias el paciente Z, qué podemos intuir que le ocurre:

a. Infarto cerebral agudo
b. Edema pulmonar
c. Trombo embolismo pulmonar
d. Infarto agudo de miocardio (IAM)

132. El médico de urgencias le solicita al paciente Z, PA y L de tórax. Por qué el TER/TSID coloca una distancia foco–película/chasis de 1,80 m:

a. Para disminuir la nitidez y la ampliación
b. Para disminuir la ampliación y aumentar la nitidez
c. Para disminuir la ampliación y disminuir el contraste
d. Para aumentar el contraste y disminuir la ampliación

133. Mientras centramos al paciente Z para la radiografía de tórax, queremos aprovechar al máximo el efecto anódico del tubo de RX, para obtener un imagen más uniforme. Dónde se pondría el cátodo:

a. Hacia la parte torácica de mayor espesor
b. Hacia la parte torácica de menor espesor
c. El efecto anódico no tiene resolución en la radiografía de tórax
d. Si ponemos la parrilla potter-bucky el efecto anódico no tiene importancia

134. En la radiografía PA de tórax realizada al paciente Z, uno de los criterios para saber si una radiografía de tórax está bien realizada es que:

a. Veamos ausencia de rotación de las clavículas
b. Se encuentre bien inspirada, si contamos 5 arcos costales posteriores por encima del diafragma
c. Se encuentre bien penetrada, y que los cuerpos vertebrales dorsales bajos se vean más densos a través de la silueta cardíaca
d. Ninguna es correcta

135. En la proyección PA de tórax del paciente Z, cuántas costillas posteriores se deben visualizar por encima del diafragma para considerarla bien inspirada:

a. 12
b. 9
c. 6
d. 5

Paciente H de 54 años que acude a su médico de familia al detectarse en auto exploración un bultoma en la mama izquierda. El médico de familia le solicita una mamografía y la deriva a la Unidad de mama de su hospital de referencia:

136. El paciente Z ha sido ingresado en cardiología. Se le solicita ecocardiografía. En dicha ecografía se visualiza un regurgitamiento en la válvula mitral, cómo se le puede llamar también a la válvula mitral:

a. Válvula bicúspide aortica
b. Válvula auriculo ventricular izquierda
c. Válvula tricúspide
d. Válvula Aorto auricular

137. El cardiólogo ha solicitado para el paciente Z, un CardioTc por infarto agudo de miocardio (IAM), previo a un cateterismo cardíaco. Qué anatomía le interesa ver al cardiólogo en este caso concreto:

a. Vena coronaria izquierda y derecha
b. Arteria basilar izquierda y derecha
c. Arterias coronarias
d. Venas Basilar izquierda y derecha

138. En la realización del CardioTC del paciente Z, qué debe tener en cuenta el TER / TSID:

a. Que el paciente sea bien instruido el las apneas
b. Que exista buena señal cardíaca, para el Gating cardíaco
c. Que la velocidad de entrada del contraste IV sea alta
d. Todas son ciertas

139. El cardiólogo considera insuficiente el estudio de CardioTc y solicita esta vez CardioRm al paciente Z. En la R.M. Cardiaca una de las series que se utilizan son las secuencias SE (spin-eco) o (IR) inversión recuperación potenciadas en T1, este tipo de secuencias también se denomina:

a. Sangre blanca   b. Sangre negra
c. Flujo rápido   d. Todas son ciertas

140. En la realización de la CardioRm al paciente Z, el TER/TSID planifica los planos de sangre blanca, sangre negra, eje largo izquierdo, eje corto, 4 cámaras y tracto de salida del ventrículo izquierdo. Qué planos se utilizan habitualmente para las secuencias de sangre negra:

a. Axial o transversal   b. Sagital
c. Coronal   d. Los tres

141. En mamografía la compresión de la mama es necesaria por lo siguiente, EXCEPTO:

a. Reduce el movimiento, disminuyendo así la borrosidad
b. Consigue un espesor más homogéneo
c. Disminuye la posibilidad de solapamiento de las estructuras
d. Consigue menor grosor y por tanto mayor radiación dispersa y mayor dosis de radiación

142. Sobre la realización de la mamografía, es FALSO:

a. Es de utilidad recoger información sobre exploraciones mamográficas previas
b. No es adecuado anotar la sintomatología de la paciente relacionada con la mama
c. Es necesario conocer si la paciente está embarazada
d. Puede ser útil informar a la paciente sobre la necesidad de compresión de la mama y que puede ser molesto

143. La ecografía de mama tiene una indicación especial en:

a. Estudio de microcalcificaciones
b. Diferenciación entre tumor solido y quiste
c. Distinción entre benignidad y malignidad
d. Todas son falsas

144. La estructura de la mama en una paciente joven contiene:

a. Mayor proporción de tejido graso
b. Mayor proporción de tejido glandular
c. Mayor proporción de tejido adiposo
d. Los tejidos que forman la mama están en proporciones similares

145. En la proyección cráneo–caudal de la mamografía:

a. El pezón debe quedar centrado
b. Hay que desplazar el pezón hacia la derecha del centro de la placa o chasis
c. El pezón no es importante
d. Hay que desplazar el pezón hacia la izquierda del centro de la placa o chasis

146. Con respecto a la mamografía:

a. No hay diferencia entre la tecnología utilizada en la mamografía digital y en la radiología convencional digital
b. En los estudios realizados con tomosíntesis se obtiene una imagen de alta resolución tridimensional
c. Es preferible que la sala donde se sitúe el mamógrafo sea de uso compartido
d. La cabina de mandos no precisa ninguna barrera de protección radiológica para el personal TER/TSID

147. Una vez realizada la mamografía, el radiólogo necesita realizar una galactografía a la paciente H. La galactografía pretende identificar:

a. un fibroadenoma
b. una masa intraductal
c. la existencia de microcalcificaciones
d. Ninguna es correcta

148. Sobre la galactografía, es FALSO:

a. Es un procedimiento indicado en el estudio de la secreción mamaria unilateral
b. Es un procedimiento en el que se utilizan agujas de gran calibre para la canalización del ducto de estudio
c. Es un procedimiento diagnóstico intervencionista que consiste en inyectar material de contraste en un ducto y el posterior estudio mamográfico
d. Es un procedimiento en el que se pueden realizar técnicas de biopsia y localización prequirúrgica tras la detección de lesiones con la galactografía

149. El oncólogo solicita a la paciente H, un TC de extensión de tórax y abdomen. Se observa en dicho TC una imagen que tiene un centro medido por ROI (Return on Investment) con un valor de +1.000 en unidades hounsfield (UH). A qué tejido corresponde dicho valor:

a. Aire   b. Agua
c. Hueso   d. Sustancia blanca

150. Con todos los resultados de las distintas pruebas, el cirujano solicita que se realice RM de mamas a la paciente H. Normalmente en que posición debemos colocarla para realizar dicha exploración de RM:

a. Decúbito supino
b. Decúbito lateral derecho
c. Decúbito lateral izquierdo
d. Decúbito prono

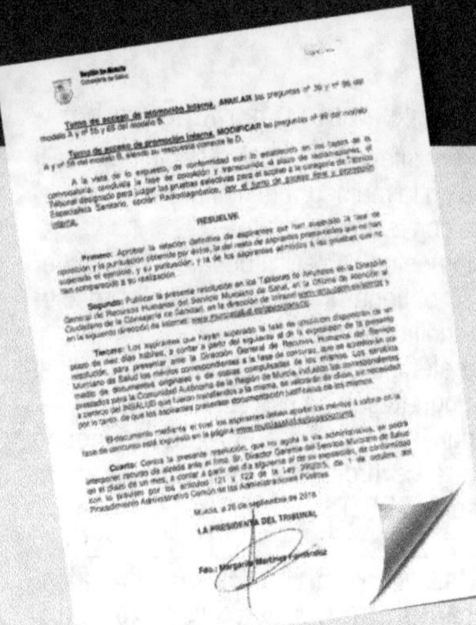

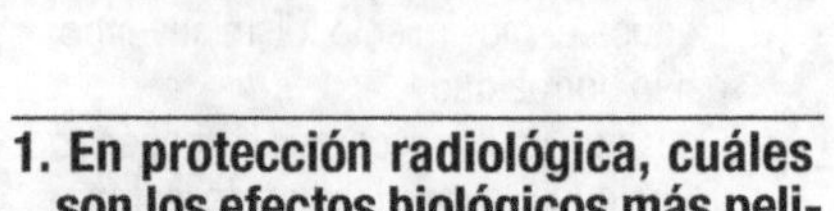

EXAMEN:

1 DE JULIO DE 2018

CLAVE DE RESPUESTAS

1 C	26 B*	51 B	76 A
2 B	27 D	52 D	77 A
3 B	28 D	53 B	78 B
4 A	29 B	54 C	79 D
5 D	30 C	55 B	80 B
6 B	31 B	56 A	81 B
7 C	32 B	57 B	82 D
8 D*	33 B	58 C	83 A
9 D	34 D	59 C	84 D
10 C	35 D	60 B	85 D
11 C	36 D	61 D	86 B
12 B	37 C	62 C	87 D
13 C	38 C	63 D	88 A
14 C	39 D	64 C	89 D
15 A	40 B	65 C	90 D
16 D	41 D	66 A	91 A
17 B*	42 C	67 D	92 B
18 B	43 C	68 A	93 B
19 B	44 A	69 D	94 B
20 D	45 B	70 B	95 C
21 A	46 B	71 B	96 C
22 D	47 B	72 C	97 A
23 C	48 D	73 B	98 B
24 A	49 C	74 B	99 B
25 A	50 D	75 A	100 C

*TRES PREGUNTAS ANULADAS

1. En protección radiológica, cuáles son los efectos biológicos más peligrosos para el paciente:

a. Deterministas
b. No probabilísticos
c. Probabilísticos
d. No estocásticos

2. En un tubo de Rx con intensificador de imagen, dónde se coloca el tubo para irradiar lo menos posible a los trabajadores profesionalmente expuestos:

a. Arriba
b. Abajo
c. Es indiferente
d. Lo importante es que el tubo esté pegado lo máximo al paciente

3. La colocación de una sonda de nefrostomía percutánea, en un principio se realizaba:

a. Con control ecográfico
b. Con control fluoroscópico
c. Con control de TC
d. Sin utilizar contraste

4. Si utilizamos un ánodo de molibdeno en un tubo de rayos X de un mamógrafo, el filtro añadido debe de ser de:

a. Molibdeno   b. Berilio
c. Wolframio   d. Renio

5. Es un órgano de apoyo y asistencia inmediata al Director Gerente del Servicio Murciano de Salud:

a. Dirección General de Asistencia Sanitaria
b. Dirección General de Recursos Humanos
c. Gabinete Presidencial
d. Secretaria General Técnica

6. Cuál es el modelo de antecedentes histórico más antiguo del tubo de rayos X:

a. El tubo de Coolidge
b. El tubo de Crooques
c. El tubo de Bucky
d. El tubo de Snoux

7. Cuál es la función de los detectores en un equipo de TC:

a. Producir la radiación necesaria para la exploración
b. Realizar una transformación analógica-digital de la radiación
c. Medir la radiación transmitida después de la absorción de los Rx
d. Regular la intensidad del haz de Rx

8. [ANULADA] La compresión que se utiliza en mamografía tiene por objeto:

a. Igualar la diferencia de grosor anteroposterior
b. Reducir el grosor de la mama
c. Que la mama tenga una densidad más homogénea
d. Las tres son correctas

9. En mamografía:

a. Se utiliza Ánodo Molibdeno o Rodio-Paladio en el tubo
b. Comprensión de la mama de 4 a 13 kg
c. DFP 58-60 cm
d. Las tres son correctas

10. Respecto a las condiciones bajo las cuales se puede realizar una angiografía ventricular derecha o izquierda, cuál es INCORRECTA:

a. Transposición de los grandes vasos
b. Estenosis de la válvula pulmonar
c. Defecto del tabique auricular
d. Tetralogía de Fallot

11. Si una fuente de radiación X emite 2R a la distancia de un metro, qué cantidad de radiación recibirá una persona a 5 metros de distancia:

a. 0,5 R   b. 0,25 R
c. 0,08 R   d. 0,002 R

12. Según la Ley Básica de Radiosensibilidad Celular, desarrollada por Bergonie y Tribondeau, la célula es más sensible a la radiación:

a. Cuanto menos sea su actividad mitótica
b. Cuanto mayor porvenir carioquinético tenga
c. Cuanto mayor diferenciada tenga su morfología y función
d. Si se trata de un hematíe

13. En qué exploración vemos el riñón y su actividad funcional:

a. En una cistografía retrograda
b. Rx Abdomen
c. En una urografía intravenosa
d. Angiografía

14. Válvula que separa la Aurícula Izquierda y el Ventrículo Izquierdo:

a. Válvula Tricúspide
b. Válvula Aórtica
c. Válvula Mitral
d. Válvula Pulmonar

15. NO es un derecho individual ejercido colectivamente:

a. Libre asociación profesional
b. Libertad sindical
c. Reunión
d. Al ejercicio de la huelga

16. Cuando decimos *'la distancia es un factor de protección frente a la radiación ionizante'*, a qué ley o norma física hacemos mención:

a. Ley de Grotthus-Draper
b. Ley de Bergonié-Tribondeau
c. Ley de Lamber o del coseno de la distancia
d. Ley del inverso al cuadrado de la distancia

17. [ANULADA] Cuál de estas estructuras no pertenecen a las vías urinarias:

a. Vejiga
b. Riñones
c. Uretra
d. Todas las anteriores

18. Ventaja de una hoja de refuerzos:

a. Aumenta la resolución en la película radiográfica
b. Disminuye la dosis de radiación para el paciente
c. Si aumenta el grano de la hoja de refuerzo, aumenta la resolución
d. Un fotón emite 50 fotones de luz

19. Qué tipo de movimiento produce generalmente la borrosidad cinética:

a. Del/ de la operador/a
b. Del/ de la paciente
c. Del foco
d. De la película

20. Qué material forra el interior del armazón de protección o carcasa del tubo de rayos X:

a. Silicio
b. Plástico
c. Agua
d. Plomo

21. De acuerdo con Real Decreto legislativo 5/2015, de 30 de octubre por el que se aprueba el texto refundido de la Ley del Estatuto Básico del Empleado Público, es falta muy grave:

a. El incumplimiento de las normas sobre incompatibilidades cuando ello dé lugar a una situación de incompatibilidad
b. Las acciones u omisiones dirigidas a evadir los sistemas de control horario
c. La grave desconsideración con los superiores, compañeros, subordinados o usuarios
d. El incumplimiento injustificado de la jornada de trabajo que, acumulado, suponga más de 20 horas al mes

22. La energía 'de enlace' o 'de ligadura' es la energía...

a. que hay que administrar a un núcleo para que pierda un neutrón
b. que desprende el átomo al ganar un electrón
c. de unión entre los constituyentes del núcleo
d. necesaria para arrancar un electrón del átomo

23. En los estudios vasculares, la arteria que se utiliza más frecuentemente para hacer la punción percutánea es la arteria femoral; sin embargo, hay ocasiones en que no podemos usar dicha arteria. Cuál es la arteria auxiliar que se utiliza para hacer punción:

a. Aorta abdominal
b. Ilíaca
c. Axilar
d. Poplítea

24. Qué unidad de dosis cuantitativa de radiación X expresa exclusivamente exposición:

a. Roentgen (R)
b. Gray (Gy)
c. Rad (rad)
d. Sievert (Sv)

25. La frecuencia de precesión o frecuencia de Larmor es:

a. Directamente proporcional al valor del campo magnético
b. Inversamente proporcional al valor del campo magnético
c. Depende de la intensidad del pulso de RF
d. Varía con el tipo de secuencia

26. [ANULADA] Cómo se expresa la dosis de radiación X:

a. Kv
b. mAs
c. cmea
d. Kv pico

27. En la menopausia la estructura mamaria presenta:

a. Mucho tejido glandular
b. Mucho tejido adiposo
c. Atrofilas de las glándulas mamarias
d. Son ciertas B y C

28. En las secuencias Eco Gradiente, el tiempo necesario para adquirir las imágenes es menor. Por qué:

a. Utiliza TR más cortos
b. El ángulo de excitación es menor de 90º
c. Utiliza TE más cortos
d. A y B son correctas

29. La maniobra de ABER es empleada en el estudio de:

a. Estudios dinámicos del codo
b. Artrografía por resonancia magnética
c. Cuantificación cardíaca en TC
d. Estudio de la inestabilidad femoroacetabular

30. Qué unidad de energía se emplea cuando se trata del átomo o partículas en movimiento (radiación corpuscular):

a. Julio (j)
b. Ergio (erg)
c. Electronvoltio (ev)
d. Newton (N)

31. La Ley 14/1986, de 25 de abril, General de Sanidad, contempla que son titulares del derecho a la protección de la salud y a la atención sanitaria:

a. Todos los ciudadanos españoles
b. Los ciudadanos españoles y los ciudadanos extranjeros que tengan establecida su residencia en el territorio nacional
c. Los ciudadanos extranjeros no tienen derecho en ningún caso a la asistencia sanitaria
d. Los extranjeros no residentes en España, así como los españoles fuera del territorio nacional, tendrán garantizado tal derecho siempre

32. En las litiasis renales, qué tipo de artefacto podemos visualizar en ecografía:

a. Cola de cometa
b. Sombra acústica
c. Refuerzo acústico posterior
d. Imagen en espejo

33. En cuanto a las rejillas antidifusoras:

a. Disminuyen la densidad de grises, por tanto, disminuyen el contraste de la imagen
b. Mejoran la calidad de imagen porque elimina la radiación dispersa, por tanto, el contraste es mucho mejor
c. No influyen en el contraste de la imagen
d. Disminuyen el contraste radiológico

34. Cuál de los siguientes órganos es retroperitoneal:

a. Bazo
b. Vesícula
c. Colon transverso
d. Páncreas

35. De qué arteria es rama la arteria gastroduodenal:

a. Esplénica
b. Mesentérica Superior
c. Gástrica Izquierda
d. Hepática

36. Respecto al dosímetro de termoluminiscencia, es FALSO:

a. El calor restaura el cristal (borra su contenido) y lo prepara para otra exposición
b. Es reutilizable
c. La energía radiante absorbida se almacena y no se libera hasta que los cristales no se calientan a la temperatura adecuada de lectura
d. No suele responder proporcionalmente a la dosis de radiación recibida por el operador o técnico en imagen

37. Con la proyección de Waters, qué estructuras anatómicas queremos ver:

a. Arcos cigomáticos
b. Senos frontales y maxilares
c. Senos frontales, maxilares y etmoidales
d. Hueso frontal y temporal

38. En qué aparatos de rayos X se emplean más corrientemente ánodos fijos:

a. TC
b. Aparatos de rayos X de exploración del sistema locomotor
c. Aparatos portátiles
d. Radiología telemandada

39. En la galactografía podemos evidenciar:

a. Un fibroadenoma
b. Un quiste mamario
c. La existencia de microcalcificaciones
d. Una masa intraductal

40. En un aparato de Rx, cuando se aumenta los Kv, qué ocurre:

a. Aumenta la cantidad de fotones
b. Aumenta la velocidad de los fotones y su penetración en el tejido
c. Aumenta la radiación dispersa
d. Disminuye la velocidad de los fotones y su penetración en el tejido

41. La Ley de Prevención en su artículo 23 establece la documentación que el empresario debe elaborar y conservar a disposición de la autoridad laboral. Indique la FALSA:

a. La relación de accidentes de trabajo y enfermedades profesionales que hayan causado al trabajador una incapacidad laboral superior a un día de trabajo
b. La evaluación de los riesgos para la seguridad y la salud en el trabajo
c. El Plan de prevención de riesgos laborales
d. La planificación de la actividad laboral, así como la formativa

42. Cuántos fotones son necesarios para ennegrecer una película de una hoja de emulsión:

a. 2   b. 4   c. 3   d. 6

43. Cuando se inserta el catéter a través de la aguja en una arteria y se hace avanzar por los vasos principales, el procedimiento es controlado por:

a. Rayo X
b. Un monitor de televisión
c. Un fluoroscopio
d. TAC

44. Dosis promedio de radiación en gónadas que reciben los individuos de una población:

a. Dosis genéticamente significativa
b. Dosis equivalente comprometida
c. Dosis interna integrada
d. Dosis efectiva total

45. NO es un criterio de evaluación del estudio del intestino delgado con contraste:

a. Todo el intestino delgado debe estar incluido en la radiografía
b. Las radiografías no necesitan indicador de tiempo
c. El paciente no debe estar rotado
d. La exploración finaliza cuando se observa el contraste en el ciego

46. Un tubo de Rx produce una tasa de exposición de 12 R/min a 1 metro de distancia. Si se colocan 2 capas hemirreductoras, cuál será la cantidad de radiación:

a. 1 R/min   b. 3 R/min
c. 6 R/min   d. 8 R/min

47. Proyección menos apropiada para poner de manifiesto la ascitis:

a. Rx AP de abdomen
b. Rx PA tórax en bipedestación
c. Rx AP abdomen en bipedestación
d. Rx AP pelvis

48. Respecto al gradiente de selección de corte, es FALSO:

a. Selecciona el nivel de corte para cada imagen
b. Puede aplicarse en cualquier plano de espacio
c. Determina el grosor de corte
d. Se aplica tras el gradiente de codificación de fase

49. Un nicho ulceroso gástrico es:

a. Un defecto de repleción
b. Una zona de estenosis
c. Una imagen que sobresale de la pared gástrica
d. Una imagen que define polipoidea

50. El aceite que recubre la ampolla de un tubo de rayos X...

a. Disipa el calor que se genera en el ánodo
b. Permite la salida del haz de radiación directa
c. Contribuye al aislamiento eléctrico del tubo de rayos X
d. Disipa el calor y aislar eléctricamente

51. Grosor (en mm de Pb o equivalentes a éstos) más habitual y operativo para prendas o ropas protectoras usadas en radiología:

a. 0,1-0,25
b. 0,25-0,50
c. 1-2
d. 3-5

52. Los estándares que aseguran que todos los fabricantes y tipos de equipos sean capaces de comunicar y trasmitir las imágenes digitales y la información son:

a. PACS
b. HL7
c. DICOM
d. B y C son correctas

53. Da lugar a borrosidad del punto focal alta:

a. Punto focal efectivo pequeño
b. Distancia foco-imagen pequeña
c. Distancia objeto-imagen pequeña
d. Ninguna de las tres influye en la borrosidad del punto focal

54. En el tubo de rayos X la radiación se origina en:

a. El cátodo
b. El filamento
c. El anticátodo
d. El polo negativo

55. La Ley 41/2002, de 14 de noviembre, básica reguladora de la autonomía del paciente, establece que una persona mayor de edad capaz y libre podrá manifestar anticipadamente su voluntad, con objeto de que esta se cumpla en el momento en cuyas circunstancias no sea capaz de expresar- los personalmente sobre los cuidados del tratamiento de su salud o una vez llegado el fallecimiento, sobre el destino de su cuerpo o de los órganos del mismo, mediante el documento:

a. Voluntades anticipadas
b. Instrucciones previas
c. Instrucciones preliminares
d. Testamento

56. Las salas de radiología intervencionista son catalogadas como:

a. Área de alto riesgo
b. Área de riesgo medio
c. Área de bajo riesgo
d. Área de técnicas limpias/contaminadas o potencialmente contaminadas

57. La angioplastia transluminal percutánea es un procedimiento:

a. Para tratar hemorragias
b. Para dilatar o recanalizar áreas estenósticas u ocluidas
c. Disolver trombos
d. Tapar malformaciones ateriovenosas

58. El Sv es una unidad de:

a. Dosis absorbida
b. Exposición
c. Dosis equivalente
d. Tasa de dosis absorbida

59. La etapa de Gravídico corresponde a:

a. La infancia
b. La lactancia
c. La gestación
d. La menopausia

60. Un haz de rayos X es atenuado por la materia siguiendo una ley:

a. Lineal
b. Exponencial
c. Rítmica
d. Ondulatoria/corpuscular

61. Qué compuesto poseen las bases de las películas radiográficas:

a. Nitrato de celulosa
b. Triacetato de celulosa
c. Gelatina
d. Poliéster

62. Cuál no es una ventaja de la compresión en mamografía:

a. Exposición uniforme del receptor de imagen
b. Menor borrosidad del punto focal
c. Dispersión aumentada
d. Absorción reducida

63. Un PACS es:

a. Un lenguaje estándar informático
b. Un lenguaje usado intra-hospitalario
c. Un sistema de intercambio de imágenes
d. Un sistema de archivo y comunicación de imágenes

64. Criterio de protección radiológica según la afirmación: '*las dosis de radiación deben ser tan bajas como razonablemente sea posible*':

a. Hormesis
b. ACLARA
c. ALARA
d. RAD-REM

65. Al realizar una placa AP en decúbito supino del estómago en un paciente que ha bebido contraste, dónde encontraremos aire:

a. En el fundus
b. No hay burbuja de aire
c. En el cuerpo del estómago
d. En el duodeno

66. Cuántas horas tarda un paciente en eliminar el 50% del contraste hidrosoluble por vía intravenosa:

a. 1-2
b. 2-3
c. 4-6
d. 8-10

67. El haz que emite el tubo de rayos X debe de tener forma:

a. Cúbica
b. Triangular
c. Cilíndrica
d. Cónica

68. En el interior de un tubo de Rayos X, los electrones son acelerados mediante una diferencia de potencial elevada y colisiona con un blanco (ánodo). Qué tanto por cierto de los electrones se transforman en Rx:

a. 1%   b. 5%   c. 21%   d. 98%

69. Para evitar el artefacto de movimiento respiratorio:

a. Secuencia en apnea
b. Secuencia *single shot*
c. Mecanismos de sincronización respiratorios
d. Las tres son correctas

70. Cómo se denomina el catéter dirigido hacia la arteria pulmonar para diagnosticar el fallo ventricular derecho o izquierdo:

a. Vía arterial periférica
b. Swan-Ganz
c. Pigtail
d. Ninguna de las tres

71. La musculatura tiene una densidad radiológica:

a. Aire
b. Agua
c. Hueso
d. Metal

72. La exposición a un tubo de Rx que funciona a 70 kvp, 200 más es de 4 mGya 90 cm, cuál será su exposición a 180 cm:

a. 3 mGy
b. 2 mGy
c. 1 mGy
d. 0,5 mGy

73. La orientación anatómica para realizar un plano sagital de las órbitas es:

a. Cortes paralelos a la línea sagital media, centrados en la órbita
b. Cortes paralelos al nervio óptico de la órbita a realizar
c. Cortes perpendiculares al nervio óptico a la órbita a realizar
d. Cortes sagitales al plano sagital medio

74. Los planos más importantes en el estudio del corazón por RM son:

a. Sagital, coronal y axial
b. Eje largo, eje corto y cuatro cámaras
c. Medial, lateral y anterior-posterior
d. Sagital septum coronal valvular y axial apical

75. Cuál de estas radiaciones electromagnéticas es ionizante:

a. Gamma
b. Infrarroja
c. De radiofrecuencia
d. De microondas

76. Dónde se encuentra el atlas en el esqueleto maduro:

a. C1
b. C2
c. C7
d. Hueso temporal

77. Las secuencias que se emplean para la cuantificación de flujo en RM cardio son:

a. Secuencias en contraste de phase (PC)
b. Secuencias de Eco balanceo
c. Secuencias de inversión-recuperación
d. Secuencias de realce tardío

78. En cuanto a las instrucciones de respiración en la realización de una radiografía simple de abdomen:

a. La respiración debe suspenderse en inspiración forzada
b. La respiración debe suspenderse en espiración forzada
c. Debe mantenerse una respiración tranquila durante la exposición
d. No es necesario suspender la respiración

79. Qué tipo de soportes en unidades de radiológicas son más utilizados en Radiología Intervencionista:

a. De techo
b. De columna
c. Portátiles
d. En C o en L

80. Se denomina radiación secundaria a:

a. La radiación que escapa al blindaje
b. La radiación de fuga más la radiación dispersa
c. La radiación que se produce por las dispersiones Compton entre el haz directo y el paciente
d. La radiación dispersa

81. La información sujeta a las obligaciones de transparencia será publicada en:

a. El Diario Oficial de la Unión Europea
b. La sede electrónica, portales o páginas web de la entidad obligada
c. El Boletín Oficial del Estado
d. El Boletín Oficial de la Región de Murcia

82. Respecto a la velocidad en un receptor de pantalla de grano fino:

a. Es el más sensible
b. Es el de mayor velocidad o más rápido
c. Requiere de menos tiempo de exposición para obtener un buen resultado en la imagen
d. Requiere de más cantidad de radiación para obtener una imagen de calidad

83. La posición prono en urografía descendente NO está indicada para:

a. Rellenar los cálices superiores
b. Rellenar los cálices inferiores
c. Rellenar los uréteres cuando existe hidronefrosis
d. Explorar la región uretropélvica

84. Los PACS en radiología digital:

a. Son sistemas de gestión e información que integran los equipos de adquisición de imágenes
b. Sirven para almacenamiento, visualización, impresión y transmisión de las mismas
c. Sirven para conseguir que el conjunto de exploraciones realizadas a un paciente, incluyendo exámenes previos, estén disponibles para el profesional médico
d. Para las tres cosas

85. Cuando un cromosoma o cromátida sufre una rotura con pérdida de un fragmento por acción de la radiación ionizante (u otro mutágeno) se llama:

a. Inversión
b. Traslocación
c. Adhesividad
d. Deleción

86. En una imagen P. A. de tórax, qué parte del corazón NO se ve:

a. Aurícula Derecha
b. Aurícula Izquierda
c. Ventrículo Derecho
d. Ventrículo Izquierdo

87. Cuando utilizamos el término angiografía, nos estamos refiriendo a:

a. Arteriografía
b. Flebografía
c. Linfografía
d. Las tres cosas

88. La acción directa de la radiación ionizante sobre macromóleculas (ADN, ARN, proteínas...) de la célula puede causar su muerte o es responsable generalmente de efectos:

a. Estocásticos y tardíos
b. Deterministas
c. Precoces
d. Incipientes

89. La proyección abdominal empleada para detectar aire libre abdominal en un paciente con imposibilidad para levantarse:

a. Proyección PA en bipedestación
b. Protección A-P en decúbito supino
c. Proyección lateral con rayo horizontal y el paciente en decúbito lateral derecho
d. Proyección lateral con rayo horizontal y el paciente en decúbito lateral izquierdo

90. En qué consiste la técnica de 'Eklund' en mamografía:

a. En no comprimir la mama para no provocar dolor
b. En hacer una proyección cráneo-caudal y latero-medial de ambas mamas en mujeres de más de 45 años
c. En la utilización de la compresión en mujeres sin prótesis mamarias
d. En desplazar la prótesis hacia el dorso de la mama, dejándola, para evaluar el tejido anterior

91. Qué pauta considera que puede disminuir la borrosidad cinética en radiología convencional:

a. Dar una información apropiada al paciente
b. Empleando pantallas de grano fino
c. Usando en la técnica un mayor tiempo de exposición
d. Utilizando una distancia grande entre objeto-película

92. En el SI, unidad de dosis absorbida:

a. Sievert
b. Gray
c. Curio
d. Ninguna de las tres

93. Qué estudio estaremos realizando si utilizamos la técnica de Welin:

a. Urografía
b. Enema con doble contraste
c. Cistouretrografía
d. Histerosalpingografía

94. En un estudio de EGD para ver el fundus con contraste, en qué posición debemos poner al paciente:

a. AntiTrendelenburg
b. Trendelenburg
c. Decúbito supino
d. Oblicua posterior derecha

95. Qué porciones de intestino grueso son retroperitoneales:

a. Todo el intestino grueso es retroperitoneal
b. Ciego, colon transverso y sigma
c. Colon ascendente y descendente
d. Colon ascendente, transverso y descendente

96. Una exploración de enteroclisis se termina correctamente cuando:

a. No queda bario en el píloro
b. Se observa bario en el recto
c. El bario ha llegado al ciego
d. El bario se observa en el ángulo de Treitz

97. La dosis que recibe los/as operadores/as de aparatos de rayos X, en qué unidad o unidades se mide habitualmente:

a. En Sv (o submúltiplos) o en REM
b. En Gy o R
c. En Bq o mCi
d. En R o rad

98. Sobre la posición de Cleopatra en mamografía:

a. Sirve para demostrar la cara lateral de la mama, excluyendo la cola
b. Sólo es útil si existe una cantidad significativa de tejido mamario en la región de la cola
c. Siempre es útil alguna rotación del torso
d. No requiere ninguna habilidad por parte del técnico

99. A qué se debe la arteriosclerosis:

a. A una insuficiencia renal crónica
b. Al depósito de material graso sobre la pared arterial interna
c. A una trombosis profunda que afecta sobre todo a las extremidades inferiores
d. Al depósito de material mineral sobre la pared arterial externa

100. Según el artículo 88 del RD 5/2015, de 30 de octubre por el que se aprueba el texto refundido de la Ley del Estatuto Básico del Empleado Público, los funcionarios de carrera que, en virtud de los procesos de transferencia o por los procedimientos de provisión de puestos de trabajo, obtengan destino en una Administración Pública distinta, serán declarados en la situación de:

a. Servicio bajo otro orden jurídico
b. Servicio especiales
c. Servicios en otras Administraciones Públicas
d. Excedencia por servicio en el sector Público

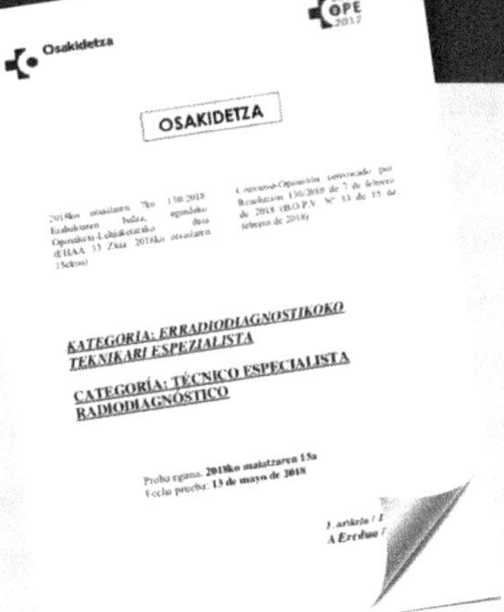

EXAMEN:

15 DE JUNIO DE 2018

CLAVE DE RESPUESTAS

1 C	29 D	57 D	85 D
2 D	30 C	58 B	86 D
3 D	31 D	59 C	87 B
4 A	32 A	60 C	88 C
5 C	33 D	61 C	89 B
6 B	34 C	62 D	90 A
7 D	35 C	63 B	91 A
8 D	36 B	64 B	92 A
9 C	37 A	65 B	93 C*
10 A	38 C	66 D	94 D*
11 C	39 B	67 B	95 A
12 C	40 B	68 D	96 C
13 C	41 D	69 D	97 C
14 D	42 B	70 C	98 B
15 A	43 B	71 C	99 A
16 B	44 B	72 B	100 A
17 A	45 B	73 D	101 B
18 D	46 D	74 D	102 C
19 B	47 D	75 B	103 D
20 D	48 D	76 C	104 D
21 B	49 A	77 B	105 D
22 C	50 D	78 D	106 A
23 B	51 A	79 A	107 D
24 A	52 D	80 D	108 D
25 C	53 B	81 D	109 B
26 C	54 A	82 C	110 C
27 B	55 C	83 D	
28 A	56 D	84 A	

*DOS PREGUNTAS ANULADAS

1. En TC, cómo se puede solucionar el volumen parcial:

a. Aumentando el kV
b. Calibrando los detectores
c. Disminuyendo el grosor de corte
d. Reconstruyendo la imagen con filtros suaves

2. El ánodo de un TC, qué capacidad mínima de disipación calorífica ha de tener:

a. 100.000 unidades térmicas
b. 150.000 unidades térmicas
c. 200.000 unidades térmicas
d. 500.000 unidades térmicas

3. En un TC de órbita es conveniente realizar reconstrucciones en los planos:

a. Axial y coronal según el plano de la órbita
b. Axial y coronal oblicuo según el plano del nervio óptico
c. Coronal y sagital según el plano de la órbita
d. Coronal y sagital oblicuo según el plano del nervio óptico

4. En un TC de cuello, la angulación del tubo será:

a. Paralela al paladar duro
b. Paralela al disco C-2/C-3
c. Paralela al plano del disco C-3/C-4
d. Paralela al plano de la base del cráneo

5. El protocolo de TC de tórax realizado de rutina debe de abarcar desde:

a. Ápices pulmonares hasta diafragma
b. Ápices pulmonares hasta bases pulmonares
c. Ápices pulmonares hasta glándulas suprarrenales
d. Ápices pulmonares hasta seno costofrénico izquierdo

6. En TC, la resolución espacial está limitada por:

a. El Pitch
b. El tamaño del píxel
c. La velocidad de la mesa
d. La colimación pre-paciente

7. En TC, la morfología del vóxel anisotrópico tiene:

a. Forma cúbica en el tamaño de 'z' es igual al de 'x' e 'y'
b. Forma esférica en el tamaño de 'z' es igual al de 'x' e 'y'
c. Forma de prisma regular cúbico en el tamaño de 'z' es igual al de 'x' e 'y'
d. Forma de prisma regular recto en el tamaño de 'z' es distinto al de 'x' e 'y'

8. En TC, la función de transferencia de modulación nos proporciona información sobre:

a. La homogeneidad de imagen
b. El algoritmo de reconstrucción de imagen
c. La resolución de bajo contraste en función del número TC
d. La calidad de la imagen en función de la resolución espacial

9. El '*American College of Radiology*' consideró la resonancia magnética como una técnica estándar en el campo del diagnóstico clínico en:

a. 1979   b. 1981   c. 1983   d. 1986

10. En RM, qué materiales son aquellos que son débilmente repelidos hacia las regiones de menor campo magnético:

a. Diamagnéticos
b. Paramagnéticos
c. Ferromagnéticos
d. Alfa-ferromagnéticos

11. En RM, cuando los protones se desplazan del estado de baja energía al de alta energía, lo hacen por un doble movimiento de precesión llamado:

a. T2   b. T2*
c. Nutación   d. *Free Induction Decay*

12. En RM, cuanto más corto sea el T1 de un tejido:

a. Más isointenso se visualizará
b. Más hipointenso se visualizará
c. Más hiperintenso se visualizará
d. Menos hiperintenso se visualizará

13. En RM el T1 de un tejido se define como el tiempo necesario para que:

a. La magnetización longitudinal pierda el 63% de su valor inicial

b. La magnetización longitudinal pierda el 67% de su valor inicial

c. La magnetización longitudinal recupere el 63% de su valor inicial

d. La magnetización longitudinal recupere el 67% de su valor inicial

14. En RM, la inhomogeneidad del campo magnético se mide en:

a. Tesla (T)

b. Gauss (G)

c. Megahercios (MHz)

d. Partes por millón (PPM)

15. En RM, qué fuerza nos encontramos en la línea 5 g:

a. 0,5 mT

b. 1,0 mT

c. 1,5 mT

d. 5,0 mT

16. En RM, los datos de la periferia del espacio K determinan:

a. El contraste de la imagen

b. La resolución de la imagen

c. La resolución y el contraste de la imagen

d. El contraste, la resolución y la estructura de la imagen

17. En RM, los parámetros de tiempo de recuperación (TR) y tiempo de eco (TE) para un T1 en una secuencia espín-eco (SE) clásica para equipos de 1,5 t son:

a. TR: 300-700 ms, TE: 10-25 ms

b. TR: 300-700 ms, TE: 80-100 ms

c. TR: 700-1.200 ms, TE: 10-25 ms

d. TR: 1200-3.000 ms, TE: 80-100 ms

18. En rm podemos evitar confundir un proceso patológico con el artefacto por fenómeno del ángulo mágico usando:

a. bandas de saturación

b. gradientes apantallados

c. pulsos selectivos de excitación

d. secuencias con un tiempo de eco alto

19. En RM, el plano de adquisición para una secuencia axial t1 en un estudio rutina de cerebro es paralelo a la línea:

a. subcallosa

b. bicomisural

c. mesencefálica

d. del tronco del encéfalo

20. En RM, el plano de adquisición para una secuencia coronal oblicua en un estudio rutina de hombro es paralelo a la dirección del tendón:

a. bicipital

b. subescapular

c. infraespinoso

d. supraespinoso

21. En qué año se presentó la rejilla de Potter-Bucky:

a. 1913   b. 1921   c. 1946   d. 1950

22. Número atómico del tungsteno:

a. 53   b. 56   c. 74   d. 82

23. En una fuente de radiación electromagnética no puntual, a partir de qué distancia puede aplicarse la ley de la inversa del cuadrado:

a. A distancias mayores de tres veces la dimensión mayor de la fuente

b. A distancias mayores de siete veces la dimensión mayor de la fuente

c. A distancias mayores de doscientas veces la dimensión mayor de la fuente

d. A distancias mayores de quinientas doce veces la dimensión mayor de la fuente

24. La calidad del haz de rayos x la determina:

a. El kVp   b. El mA

c. El mAs   d. El tiempo

25. El efecto talón produce un punto focal efectivo...

a. más grande e intensidad de radiación menor en la parte del ánodo del haz de rayos X

b. más grande e intensidad de radiación mayor en la parte del ánodo del haz de rayos X

c. más pequeño e intensidad de radiación menor en la parte del ánodo del haz de rayos X

d. más pequeño e intensidad de radiación mayor en la parte del ánodo del haz de rayos X

26. La eficiencia de producción de rayos X:

a. Aumenta al incrementar los mA

b. Disminuye al incrementar los mA

c. Aumenta al incrementar los kVp

d. Disminuye al incrementar los kVp

27. El espectro de emisión de rayos X característicos para el tungsteno contiene 15 energías de rayos X diferentes, cuántos hay en la K:

a. 3   b. 5   c. 9   d. 15

28. En el rango diagnóstico, radiográficamente, un aumento del 15% en kVp equivale a:

a. Duplicar el valor de mAs

b. Triplicar el valor de mAs

c. Cuadruplicar el valor de mAs

d. Quintuplicar el valor de mAs

29. La probabilidad de la dispersión Compton es:

a. Proporcional a la energía del rayo X y dependiente del número atómico

b. Proporcional a la energía del rayo X e independiente del número atómico

c. Inversamente proporcional a la energía del rayo X y dependiente del número atómico

d. Inversamente proporcional a la energía del rayo X e independiente del número atómico

30. La probabilidad del efecto fotoeléctrico es:

a. Proporcional a la energía del rayo X elevada al cubo

b. Proporcional a la energía del rayo X elevada al cuadrado

c. Inversamente proporcional a la energía del rayo X elevada al cubo

d. Inversamente proporcional a la energía del rayo X elevada al cuadrado

31. El contraste de la película radiográfica está relacionado con:

a. El gradiente del talón de la curva característica

b. El gradiente del hombro de la curva característica

c. La pendiente del hombro de la curva característica

d. La pendiente de la porción recta de la curva característica

32. La borrosidad del punto focal es:

a. Menor en el lado del ánodo y mayor en el lado del cátodo de la imagen

b. Menor en el lado del cátodo y mayor en el lado del ánodo de la imagen

c. Igual en el lado del ánodo y mayor en el lado del cátodo de la imagen

d. Igual en el lado del cátodo y mayor en el lado del ánodo de la imagen

33. Cuál de los siguientes índices de rejilla conlleva una mayor dosis sobre el paciente:

a. 8:1   b. 10:1   c. 12:1   d. 14:1

34. Las pantallas intensificadoras radiográficas de tierras raras tienen como principal ventaja:

a. La latitud

b. La nitidez

c. La velocidad

d. La acutancia

35. En una radiografía, para producir un cambio perceptible en la densidad óptica debe cambiarse alrededor del:

a. 10% el valor de los mAs

b. 20% el valor de los mAs

c. 30% el valor de los mAs

d. 40% el valor de los mAs

36. En una radiografía, el kVp varía con el grosor de la parte anatómica en:

a. 1 kVp/cm

b. 2 kVp/cm

c. 3 kVp/cm

d. 5 kVp/cm

37. Cuál de los siguientes es un proceso directo de radiología digital por el cual los rayos X se convierten en señal electrónica:

a. El del Selenio Amorfo

b. El del Fósforo fotoestimulable

c. El del Yoduro de Cesio/Silicio Amorfo

d. El del Silicio Amorfo/Yoduro de Cesio

38. La resolución espacial en todas las modalidades de imagen digitales está limitada por:

a. El kVp
b. El filtrado
c. El tamaño del píxel
d. El tamaño de la matriz

39. En las imágenes digitales, independientemente de la dosis, se conserva:

a. La latitud
b. La resolución en contraste
c. La eficiencia de detección cuántica
d. La eficiencia de cuantificación espacial

40. La unidad fotométrica básica es el lumen y se calibra según la máxima respuesta...

a. fotópica del ojo a 505 nm
b. fotópica del ojo a 555 nm
c. escotópica del ojo a 505 nm
d. escotópica del ojo a 555 nm

41. En una imagen digital de rayos x, la información acerca del paciente, el tipo de exploración y el lugar de la exploración se almacena en:

a. En el HIS
b. En el RIS
c. En e-Osabide
d. En la Cabecera

42. La transferencia lineal de energía de los rayos x de diagnóstico es aproximadamente de:

a. 0,5 keV/µm
b. 3 keV/µm
c. 40 keV/µm
d. 150 keV/µm

43. Características de las respuestas a la radiación deterministas:

a. Relación dosis-respuesta lineal
b. Relación dosis-respuesta no lineal
c. Relación dosis-respuesta sin umbral
d. La incidencia de la respuesta aumenta con la dosis de radiación

44. El cable de exposición de una unidad de rayos x portátil debería medir al menos:

a. 1 m   b. 2 m   c. 3 m   d. 5 m

45. Rem equivale a:

a. 0,1 Sv
b. 0,01 Sv
c. 0,001 Sv
d. 0,0001 Sv

46. En ecografía, la presión de amplitud se mide en:

a. Julios
b. Vatios
c. Hertzios
d. Pascales

47. En ecografía, zona donde lo ultrasonidos divergen y adoptan una forma en cono:

a. Zona de Bell
b. Zona de Hertz
c. Zona de Fresnel
d. Zona de Fraunhofer

48. En ecografía Doppler color, por convención, el color rojo se usa para representar:

a. el flujo arterial
b. el flujo venoso
c. el flujo que se aleja del transductor
d. el flujo que se acerca al transductor

49. En ecografía, cuando la estructura en evaluación tiene mayor ecogenicidad que la estructura en la que está incluida hablamos de imagen:

a. hiperecoica
b. anecogénica
c. isoecogénica
d. hipoecogénica

50. En ecografía, cuál de los siguientes es un antefacto de la modalidad de escala de grises:

a. Flash   b. Aliasing
c. Blooming   d. Ring-down

51. La incidencia de cáncer de mama es mayor en el cuadrante:

a. superoexterno de la mama
b. superointerno de la mama
c. inferoexterno de la mama
d. inferointerno de la mama

52. En mamografía, los rayos X de la capa I producidos por una diana de tungsteno y filtro de aluminio de 0,5 mm funcionando a 30 kVp, ¿tienen valor diagnóstico en la imagen de la mamográfica?

a. Sí, ya que sus 29 keV de energía penetran bien en la mama
b. No, ya que sus 29 keV de energía son demasiado bajos y son todos absorbidos
c. Sí, ya que sus 12 keV de energía penetran bien en la mama
d. No, ya que sus 12 keV de energía son demasiado bajos y son todos absorbidos

53. Los tubos de rayos X diseñados para mamografía tienen una ventana de salida de:

a. Rodio   b. Berilio
c. Aluminio   d. Molibdeno

54. En mamografía, la compresión:

a. Mejora la resolución espacial y la resolución en contraste
b. Mejora la resolución espacial pero aumenta la dosis a la paciente
c. Mejora la resolución espacial y disminuye la resolución en contraste
d. Mejora la resolución en contraste pero aumenta la dosis a la paciente

55. La rejilla celular de alta transmisión se utiliza en:

a. Portátiles   b. Telemandos
c. Mamógrafos   d. Angiógrafos

56. En mamografía, la punción-aspiración con aguja fina se realiza con una aguja intramuscular de:

a. 5 a 7 gauges
b. 8 a 10 gauges
c. 12 a 14 gauges
d. 21 a 23 gauges

57. Es una característica del sulfato de bario:

a. Se absorbe en intestino delgado
b. Se metaboliza en intestino grueso
c. Se solidifica rápidamente en bulbo
d. Es inerte en la luz del tubo digestivo

58. La altura de la bolsa del enema regula la presión del contraste y debe situarse aproximadamente a cuántos cm. sobre el plano de la mesa:

a. 25-35   b. 60-75
c. 100-120   d. 130-160

59. El contraste intravenoso utilizado en ecografía es:

a. Yodo   b. Gadolinio
c. Microburbujas   d. Sulfato de bario

60. Los medios de contraste yodados tienen una vida media de:

a. 30 min   b. 60 min
c. 120 min   d. 240 min

61. La eliminación completa del gadolinio del organismo se produce en:

a. 2 horas tras su administración
b. 4 horas tras su administración
c. 6 horas tras su administración
d. 8 horas tras su administración

62. Las reacciones adversas agudas no renales son aquellas que ocurren en el plazo de cuántos minutos ras la administración del contraste:

a. 3   b. 5   c. 15   d. 60

63. La nefropatía inducida por contraste se define como un deterioro de la función renal con:

a. Un aumento de la creatinina sérica, con respecto a los valores basales, de más del 15%
b. Un aumento de la creatinina sérica, con respecto a los valores basales, de más del 25%
c. Una disminución de la creatinina sérica, con respecto a los valores basales, de más del 15%
d. Una disminución de la creatinina sérica, con respecto a los valores basales, de más del 25%

64. La citación para la realización de una histerosalpingografía debe realizarse entre qué días del ciclomestrual:

a. 3º y 6º
b. 7º y 12º
c. 13º y 18º
d. 19º y 21º

65. En odontología, cuál es el término de aquello que se acerca al plano sagital medio:

a. Distal
b. Mesial
c. Palatino
d. Vestibular

66. Cúal de las siguientes técnicas es una zonografía:

a. Cistografía
b. Dacriografía
c. Uretrocistografía
d. Ortopantomografía

67. En densitometría, según la clasificación de la osteoporosis de la OMS, hablaremos de osteopenia cuando la puntuación T esté entre:

a. 0 y 1 desviaciones estándar
b. -1 y -2'5 desviaciones estándar
c. -3 y -5'5 desviaciones estándar
d. -7 y -10 desviaciones estándar

68. En una densitometría de columna lumbar, la imagen debe incluir:

a. Desde la lumbar 1 y costillas a la lumbar 3 e ilíaco
b. Desde la lumbar 1 y costillas a la lumbar 5 e ilíaco
c. Desde la dorsal 10 y costillas a la lumbar 3 e ilíaco
d. Desde la dorsal 12 y costillas a la lumbar 5 e ilíaco

69. En una densitometría, la puntuación Z sirve para el diagnóstico de osteoporosis en:

a. Mujeres posmenopáusicas y hombres mayores de 40 años
b. Mujeres posmenopáusicas y hombres mayores de 50 años
c. Niños (hasta 10 años), mujeres premenopáusicas y hombres menores de 50 años
d. Niños y adolescentes (hasta 20 años), mujeres premenopáusicas y hombres menores de 50 años

70. Definimos una posición oblicua en la que la parte anterior derecha del paciente toca con el soporte de la imagen como:

a. OPD
b. OPI
c. OAD
d. OAI

71. La telemetría de cráneo se realiza con el tubo a una distancia estándar de cuántos centímetros:

a. 100   b. 115   c. 180   d. 300

72. En la proyección Grashey de hombro, el área diana será:

a. La coracoides
b. La interlínea glenohumeral
c. El margen anterior de la cabeza humeral
d. Bilateral: el punto medio entre ambas acromioclaviculares

73. El codo es una articulación compleja, compuesta por:

a. 2 huesos y 2 articulaciones
b. 2 huesos y 3 articulaciones
c. 3 huesos y 2 articulaciones
d. 3 huesos y 3 articulaciones

74. Los coxales están formados por la unión de:

a. Ilion e isquion
b. Isquion y sacro
c. Pubis, sacro y cóccix
d. Ilion, isquion y pubis

75. La proyección radiológica de pelvis *inlet* es:

a. Anteroposterior
b. Craneocaudal
c. Caudocraneal
d. Posterolateral

76. Qué angulación tienen las articulaciones sacroilíacas:

a. Angulación simple, siguiendo el eje del sacro
b. Angulación simple, siguiendo el eje de la 5ª vértebra lumbar
c. Angulación doble, una siguiendo el eje del sacro y la otra hacia posteromedial
d. Angulación doble, una siguiendo el eje del sacro y la otra siguiendo la 5ª vértebra lumbar

77. La línea áspera está en:

a. El húmero
b. El fémur
c. El peroné
d. El calcáneo

78. La proyección lateral de rodilla debe realizarse:

a. En abducción de 10º
b. En abducción de 20º
c. En flexión de 5º a 10º
d. En flexión de 20º a 30º

79. Qué proyección se utiliza para el estudio de las fracturas de la base del cráneo:

a. Hirtz
b. Towne
c. Waters
d. Mahoney

80. Qué proyección se utiliza para la localización de cuerpos extraños orbitários:

a. Hirtz
b. Towne
c. Waters
d. Mahoney

81. Cuántas curvaturas fisiológicas presenta en el plano sagital la columna vertebral:

a. 1   b. 2   c. 3   d. 4

82. La gestión de los residuos sanitarios en la Comunidad Autónoma de Euskadi se regula en:

a. Ley 25/1964
b. Decreto 313/1996
c. Decreto 21/2015
d. Real Decreto 815/2001

83. Cuál es la medida más importante para reducir los riesgos de transmisión de microorganismos de una persona a otra o desde una localización a otra en el mismo paciente:

a. El uso de guantes
b. Los productos fungicidas
c. Los productos espermicidas
d. El lavado de manos frecuente

84. El hecho de utilizar guantes para reducir los riesgos de transmisión de microorganismos, ¿reemplaza la necesidad del lavado de manos?

a. No
b. Sí, en caso de sangre
c. Sí, en caso de piel intacta
d. Sí, en caso de excreciones

85. Las precauciones estándar de aislamiento del HICPAC (*Hospital Infection Control Practices Advisory Committee*) se aplicarán a:

a. Sudor
b. Sangre
c. Membranas mucosas
d. Son correctas B y C

86. En el área quirúrgica, con respecto a la mascarilla, hay que cambiarla:

a. Cada 2 horas
b. Cada 3 horas si son de tela
c. Cada 3 horas si son de papel
d. Cada 3 horas o antes si se humedece

87. El daño cromosómico inducido por la radiación se analiza durante:

a. La Profase
b. La Metafase
c. La Anafase
d. La Telofase

88. La transferencia lineal de energía (LET, del inglés *Linear Energy Transfer*) de los rayos X de diagnóstico es aproximadamente de:

a. 1 kiloelectronvoltios de energía transferida por micrómetro de longitud en tejido blando
b. 2 kiloelectronvoltios de energía transferida por micrómetro de longitud en tejido blando
c. 3 kiloelectronvoltios de energía transferida por micrómetro de longitud en tejido blando
d. 4 kiloelectronvoltios de energía transferida por micrómetro de longitud en tejido blando

89. Cuál de estas características de la respuesta a la radiación es estocástica:

a. Relación dosis-respuesta no lineal

b. Relación dosis-respuesta sin umbral

c. Relación dosis-respuesta con umbral

d. La intensidad de la respuesta aumenta con la dosis de radiación

90. Molécula más radiosensible:

a. El ácido desoxirribonucleico

b. La médula ósea

c. Los ovarios

d. La córnea

91. Qué trimestre de gestación es el período más radiosensible:

a. El primer trimestre

b. El segundo trimestre

c. El tercer trimestre

d. El primer y segundo trimestre

92. Qué plazo dio el *II plan de normalización del uso del euskera en Osakidetza* para rotular en euskera y castellano los rótulos variables que estuvieran solamente en castellano:

a. Un año desde la aprobación del Plan

b. Dos años desde la aprobación del Plan

c. Tres años desde la aprobación del Plan

d. Seis meses desde la aprobación del Plan

93. [ANULADA] Cuál es una nueva acción corporativa que compone la estrategia de seguridad del paciente:

a. Cirugía segura

b. Sistema de notificación y aprendizaje en seguridad del paciente

c. Conciliación de la medicación

d. Identificación inequívoca de los pacientes

94. [ANULADA] Cuántos años durará el período establecido para que rija el vigente plan de salud:

a. 4   b. 5   c. 6   d. 8

95. El *Plan de cuidados paliativos de Euskadi* se aprobó para el periodo:

a. 2016-2020

b. 2016-2018

c. 2016-2021

d. 2015-2020

96. El tratamiento de los datos de carácter personal:

a. NO exige el consentimiento inequívoco del afectado

b. Exige el consentimiento cuando los datos de carácter personal se recojan para el ejercicio de las funciones propias de las Administraciones Públicas

c. Exige el consentimiento inequívoco salvo que se refieran a las partes de un contrato de una relación negocial y sean necesarios para su mantenimiento

d. Ninguna de las anteriores respuestas es correcta

97. En un documento de voluntades anticipadas las instrucciones sobre el tratamiento:

a. Deben referirse a enfermedades graves o muy graves

b. Deben referirse a enfermedades ya padecidas

c. Pueden referirse a enfermedades futuras

d. Ninguna opción de las anteriores es correcta

98. Osakidetza es un ente:

a. privado

b. público

c. político

d. privatizado

99. Qué ha de tenerse en cuenta a la hora de determinar un área de salud:

a. La situación socio-sanitaria

b. La población

c. Los establecimientos sanitarios públicos y privados existentes

d. Los profesionales sanitarios existentes

100. La '*Alianza mundial para la seguridad del paciente/La cirugía segura salva vidas*' fue puesta en marcha:

a. Por la Organización Mundial de la Salud

b. Por el Ministerio de Sanidad español

c. Por la Comisión Europea

d. Por el Departamento de Salud del Gobierno Vasco

101. El inion se encuentra en el hueso...

a. frontal

b. occipital

c. de la mandíbula

d. temporal izquierdo

102. El gonion se encuentra en el hueso...

a. frontal

b. occipital

c. de la mandíbula

d. temporal derecho

103. Cuál de los siguientes es un dosímetro personal activo:

a. Películas fotográficas

b. Dosímetros fotoluminiscentes

c. Dosímetros de trazas

d. Detectores de semiconductor

104. Es un principio general de protección radiológica de la comisión internacional de protección radiológica:

a. Distancia

b. Tiempo

c. Blindaje

d. Limitación

105. Un delantal de protección radiológica de los usados en un servicio de rayos X médico viene a absorber aproximadamente qué porcentaje de la radiación que recibe:

a. 22%

b. 47%

c. 68%

d. 96%

106. Según la directiva 2013/59/euratom, límite de dosis en cristalino en un año para trabajadores profesionalmente expuestos:

a. 20 mSv

b. 50 mSv

c. 100 mSv

d. 150 mSv

107. Cuál de las siguientes categorías en una instalación de radiodiagnóstico corresponde a una zona vigilada:

a. Acceso prohibido

b. Permanencia limitada

c. Permanencia reglamentada

d. Ninguna de las tres

108. En qué documento se especifican las competencias y funciones de los técnicos especialistas de radiodiagnóstico, de formación profesional de segundo grado, rama sanitaria:

a. Real Decreto de 14 de junio de 1973

b. Orden de 14 de junio de 1973

c. Real Decreto de 14 de junio de 1984

d. Orden de 14 de junio de 1984

109. En qué documento se recoge la delegación de funciones:

a. Ley 44/1984 de 21 de noviembre de ordenación de las profesiones sanitarias

b. Ley 44/2003 de 21 de noviembre de ordenación de las profesiones sanitarias

c. Real Decreto de 14 de junio de 1973 de ordenación de las profesiones sanitarias

d. Real Decreto de 14 de junio de 1984 de ordenación de las profesiones sanitarias

110. Según la declaración sobre derechos y deberes de las personas en el sistema sanitario de Euskadi NO está reconocido a la persona usuaria de Osakidetza en las relaciones asistenciales el derecho a:

a. ser tratada con respeto

b. ser tratada con corrección

c. negarse total y absolutamente a recibir un tratamiento concreto

d. obtener las prestaciones sanitarias que correspondan

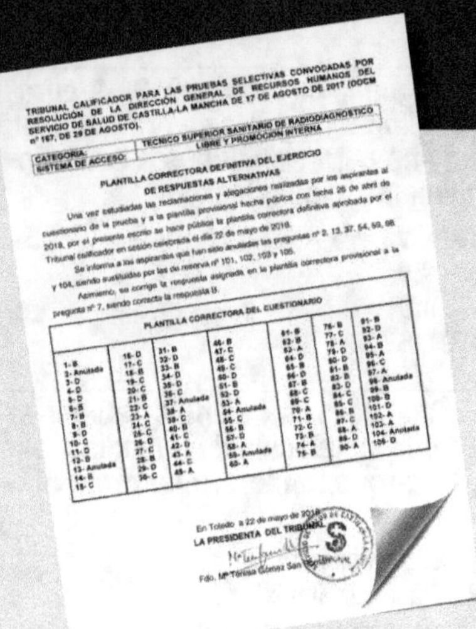

EXAMEN:

21 DE ABRIL DE 2018

CLAVE DE RESPUESTAS

1 B	28 B	55 C	82 B
2 B*	29 D	56 B	83 D
3 D	30 C	57 D	84 C
4 D	31 B	58 A	85 C
5 D	32 D	59 A*	86 B
6 B	33 B	60 A	87 C
7 B	34 D	61 B	88 A
8 B	35 D	62 B	89 D
9 D	36 C	63 A	90 A
10 C	37 C*	64 D	91 B
11 D	38 A	65 B	92 D
12 B	39 C	66 D	93 A
13 *	40 B	67 B	94 B
14 B	41 C	68 C	95 A
15 C	42 D	69 C	96 C
16 D	43 A	70 A	97 A
17 C	44 C	71 B	98 *
18 B	45 A	72 C	99 B
19 C	46 B	73 B	100 B
20 C	47 C	74 A	101 D
21 B	48 C	75 B	102 A
22 C	49 C	76 B	103 A
23 A	50 D	77 C	104 D*
24 C	51 B	78 A	105 D
25 C	52 D	79 D	
26 D	53 A	80 D	
27 C	54 C*	81 B	

*SIETE PREGUNTAS ANULADAS

1. La imagen radiológica se forma:

a. Gracias a los fotones que son absorbidos por el paciente depositando la dosis en éste

b. Debido a la diferente probabilidad de interacción de los fotones de rayos X según la densidad y composición de los tejidos que atraviesan

c. Por la dependencia del efecto Compton con el número atómico

d. Por la radiación de frenado, generada por los electrones en el paciente, que alcanza el detector de imagen

2. [ANULADA] La resolución espacial es uno de los parámetros que nos indica la calidad de imagen de un equipo. Si trabajamos con un equipo con intensificador de imagen:

a. La resolución espacial es independiente del tamaño de campo

b. Al aumentar la magnificación se aumenta la resolución espacial y se mantiene constante la dosis por área

c. Al aumentar la magnificación aumentamos la resolución espacial y la dosis que recibirá el paciente

d. Al aumentar la magnificación aumentamos el contraste manteniendo igual la resolución espacial

3. En las técnicas de bajo kilovoltaje se usan kilovoltajes bajos...

a. por tratarse de tejidos muy radiosensibles (como la mama)

b. para que llegue más señal al detector al predominar el efecto fotoeléctrico

c. para disminuir el ruido de la imagen

d. para que predomine el efecto fotoeléctrico y así aumentar el contraste

4. Cuando los electrones procedentes del cátodo inciden en el ánodo:

a. Se produce rayos X monoenergéticos

b. Rebotan y regresan al ánodo, produciéndose de esta forma los rayos X

c. Se produce un aumento del número de electrones por la interacción con los átomos del ánodo

d. Se generan tres efectos físicos: generación de calor, radiación característica y radiación de frenado

5. Respecto a la formación de imágenes por rayos X, es FALSO:

a. En la absorción fotoeléctrica se absorbe por completo el fotón incidente y se incrementa el contraste en la imagen

b. En la dispersión Compton se producen fotones de menor energía que salen dispersados en diferentes direcciones

c. La creación de pares es un tipo de interacción que no se produce en Radiodiagnóstico ya que se requieren altas energías, por encima de 1,02 MeV

d. Cuanto mayor sea la densidad de material atravesado, mayor número de interacciones y por tanto mayor número de fotones llegan a la imagen

6. El efecto fotoeléctrico supone:

a. La dispersión de fotones

b. La absorción de fotones por el medio

c. La materialización de energía

d. Es independiente del material

7. La energía del haz de rayos X:

a. Está determinada por la diferencia del potencial en el generador

b. Depende de la diferencia de potencial en el generador, de la filtración inherente y de la filtración añadida

c. Es siempre 80 kV

d. Depende de diferencia de potencial en el generador y de la corriente de filamento

8. Los efectos genéticos de las radiaciones ionizantes:

a. No son estocásticos

b. Son estocásticos

c. Se manifiestan a partir de un umbral alto de dosis

d. Se manifiestan a partir de un umbral bajo de dosis

9. Un equipo de rayos X tiene una tasa de dosis a un metro de 10 mSv/h:

a. La tasa de dosis a 2 metros es aproximadamente 5 mSv/h

b. La tasa de dosis no depende de la distancia

c. La tasa de dosis a 0,5 metros es aprox. 15 mSv/h

d. La tasa de dosis a 2 metros es aprox. 2,5 mSv/h

10. En relación a los estudios de casos y controles:

a. Son un procedimiento epidemiológico descriptivo prospectivo

b. Son poco utilizados por su larga duración y elevado coste

c. La medida que permite cuantificar la asociación entre la causa y efecto se llama 'odds ratio'

d. No son útiles para las enfermedades raras

11. Qué tendón NO está en el compartimento medial del tobillo:

a. Tendón tibial posterior

b. Tendón flexor común de los dedos

c. Tendón flexor largo del primer dedo

d. Tendón tibial anterior

12. Cuál de los siguientes términos NO define una característica radiográfica de una fractura:

a. Impactación

b. Sustitución

c. Acabalgamiento

d. Recurvatum

13. [ANULADA] En una radiografía oblicua anterior derecha de columna cervical se visualizan:

a. Los agujeros de conjunción derechos e izquierdos

b. Los mismos agujeros de conjunción que en la proyección oblicua posterior izquierda

c. Los agujeros de conjunción derechos

d. Los agujeros de conjunción solo se identifican en proyección transoral

14. El ángulo de Böhler permite evaluar:

a. Las fracturas supracondíleas de húmero

b. Las fracturas de calcáneo

c. La displasia de cadera en el adulto

d. El hallux valgus

15. Cuál de las siguientes acciones debe ser evitada por aumentar la irradiación en el estudio radiológico de una deformidad de columna:

a. Obtener radiografías de 30 x 90 cm en proyección lateral

b. Obtener radiografías de 30 x 90 cm en proyección posteroanterior

c. Obtener radiografías de 30 x 90 cm en proyección anteroposterior

d. Utilizar el pico de velocidad de crecimiento como medida de la maduración esquelética

16. Cuál es el valor normal del ángulo alfa acetabular en la valoración ecográfica de la displasia del desarrollo de la cadera:

a. Menos de 25°

b. Entre 25 y 40°

c. Más de 40°

d. Más de 60°

17. Qué núcleo de osificación del pie aparece más tarde:

a. Astragalo   b. Calcáneo

c. Escafoides   d. Cuboides

18. Según la nomenclatura internacional empleada en nuestro país, si nos referimos a la pieza dentaria 43 estamos hablando del:

a. Primer molar de hemimaxilar derecho

b. Canino de hemimandíbula derecha

c. Primer premolar de hemimandíbula izquierda

d. Incisivo lateral de hemimaxilar superior izquierdo

19. El manguito rotador del hombro:

a. Está formado por los músculos supraespinoso, infraespinoso y redondo mayor

b. La RM es el único método de imagen que permite la valoración precisa del manguito

c. El fenómeno del ángulo mágico es un artefacto de señal donde el tendón presenta un ángulo de 55° en relación al campo magnético

d. La radiografía simple y la ecografía no superan a la RM en la valoración de calcificaciones en el tendón

20. Métodos para las proyecciones axiales de rótula:

a. Proyección inferosuperior: flexión de la rodilla a 90° en decúbito prono

b. Método de Settegast: flexión de la rodilla a 45° en decúbito supino

c. Método de Hughston: flexión de la rodilla a 45° en decúbito prono

d. No se deben realizar ambos lados con fines comparativos

21. Qué estudio estará indicado en un paciente con un tumor primario y una sospecha de compresión medular para planificar el tratamiento:

a. TC

b. RM

c. Radiografía simple

d. Gammagrafía

22. Qué efecto es muy importante a la hora de construir los tubos de rayos X para los mamógrafos:

a. Edison   b. Cuper

c. Talón   d. Filtro

23. En mamografía, sobre la resolución espacial de un sistema, es FALSO:

a. Está directamente relacionada con el tamaño del foco

b. Está directamente relacionada con la distancia desde el punto focal al objeto

c. Está inversamente relacionada con la distancia del objeto al detector

d. Si la resolución espacial es reducida se provocan malas definiciones geométricas o borrosidades

24. La proyección mamográfica OML:

a. Incluye la región axilar hasta el pliegue supramamario

b. El término oblicuo se refiere a la posición del paciente, no al plano de compresión

c. La LPP (línea posterior del pezón) debe estar a 1 cm de la LPP de la proyección CC

d. El pezón ha de proyectarse perpendicularmente al haz de rayos para diferenciarlo de una masa subareolar

25. Respecto a la densidad radiográfica de la mama, ES FALSO:

a. La única manera de determinar la densidad radiológica y el patrón parenquimatoso es la mamografía

b. La capacidad de la mamografía para detectar pequeños cánceres está reducida en la mama densa

c. La ganancia o pérdida de peso no influye en el cambio de la densidad mamográfica

d. El tejido de mayor atenuación de la mama son las estructuras fibrosas

26. La Resonancia Magnética (RM) de mama:

a. Se recomienda RM de mama como método de cribado en mujeres con riesgo bajo o intermedio para cáncer de mama

b. Dada la baja tasa de falsos positivos para el diagnóstico de cáncer de mama se recomienda realizar RM sin correlacionar con mamografía o ecografía

c. Es una prueba sencilla e inocua que no requiere administración de gadolinio

d. La RM es el método más sensible para el diagnóstico de cáncer invasivo y para la detección de focos adicionales

27. Respecto a la biopsia de mama:

a. La biopsia percutánea guiada por imagen tiene una correlación con la biopsia quirúrgica de 70%

b. La biopsia percutánea es más barata pero no evita la cirugía en lesiones benignas

c. Los marcadores histopatológicos ER, PR, HER 2, Ki 67 son los factores predictivos más relevantes y decisivos para planificar el tratamiento del cáncer de mama

d. Todas las repuestas son correctas

28. En Medicina Nuclear, es FALSO:

a. La imagen en Medicina Nuclear se produce por la detección de la radiación emitida por los radiofármacos administrados previamente al paciente

b. Dado que las gammacámaras son equipos que no emiten la radiación, solo la detectan, el paciente no recibe dosis en una prueba de Medicina Nuclear.

c. Una vez administrado el radiofármaco al paciente, la actividad radiactiva va disminuyendo tanto por decaimiento radiactivo como por eliminación fisiológica

d. Los estudios diagnósticos en medicina nuclear facilitan información funcional o metabólica de los pacientes

29. La TC-perfusión cerebral:

a. Es una técnica en desuso
b. La inyección de contraste debe realizarse por vía arterial
c. No puede obtenerse de forma simultánea con una angio-TC
d. Permite realizar una aproximación a la extensión de la penumbra isquémica

30. Respecto a la TC craneal sin contraste, indique la FALSA:

a. Tiene elevada sensibilidad en la detección de hemorragia intracraneal
b. Permite diferenciar con precisión un ictus isquémico de uno hemorrágico
c. No debe realizarse de forma inmediata en pacientes con papiledema
d. La TC debe repetirse de forma inmediata si se produce un deterioro neurológico inesperado

31. La porción horizontal del hueso etmoides también se denomina:

a. Escama
b. Lámina cribosa
c. Porción escamosa
d. Porción timpánica

32. Sobre la médula espinal:

a. El cono medular en posición anatómica está a nivel de S1
b. La cola de caballo está formada por los nervios torácicos y lumbares
c. En un corte axial: la sustancia gris medular está en la periferia y la sustancia blanca en posición central
d. Ninguna de las tres

33. Respecto a las vértebras, es FALSO:

a. A excepción del atlas y axis tienen como elementos comunes el cuerpo, apófisis espinosa, apófisis transversas y articulares, dos láminas y dos pedículos
b. El agujero transverso es una particularidad de las vértebras dorsales
c. Los pedículos de las vértebras superior e inferior forman parte de los márgenes óseos del foramen de conjunción
d. Los nervios raquídeos emergen de la medula espinal y pasan por los agujeros de conjunción

34. En un corte axial del cerebro qué estructura limita con el brazo anterior de la capsula interna:

a. Tálamo
b. Cabeza del núcleo caudado
c. Núcleo lenticular
d. Son correctas B y C

35. Cuál de las siguientes estructuras es supratentorial:

a. Pedúnculo cerebeloso medio
b. Protuberancia
c. Cuarto ventrículo
d. Hipocampo

36. Indique la FALSA:

a. El VII y VIII par pasan por el conducto auditivo interno
b. Los pares IX, X y XI salen del cráneo por el agujero rasgado posterior
c. La carótida externa recorre el interior del seno cavernoso
d. El quiasma óptico se sitúa por encima de la hipófisis

37. [ANULADA] Para la realización de la pielografía directa anterógrada es necesario:

a. Inyección intravenosa de contraste
b. Sondaje vesical
c. Catéter colocado en el uréter por cistoscopia
d. Sondaje uretral

38. Respecto a la UIV (urografía intravenosa):

a. Es la técnica de imagen adecuada para valorar el sistema colector renal
b. Aporta valiosa información del parénquima renal
c. Todas las estenosis de uréteres son patológicas, por lo que el relleno incompleto de algunas partes del uréter siempre es anormal
d. Debe incluir desde cúpulas diafragmáticas hasta pubis

39. La porción del tubo digestivo más radiosensible es:

a. El esofago
b. El estómago
c. El intestino delgado
d. El colon

40. Respecto a la RX simple de abdomen indique la FALSA:

a. En los flancos se puede ver la grasa properitoneal
b. El luminograma colónico se reconoce por la presencia de válvulas conniventes
c. El ciego a veces se reconoce por la acumulación de heces representado por un punteado gaseoso irregular
d. El borramiento de la línea de los psoas indica patología retroperitoneal

41. Respecto al estudio digestivo superior, indique la FALSA:

a. El esofagograma se realiza con contraste baritado de forma rutinaria
b. Ante la sospecha de rotura o perforación esofágica se debe realizar con contraste hidrosoluble yodado
c. Ante la sospecha de fistula esofagobronquial se hará siempre con contraste hidrosoluble
d. El contraste hidrosoluble yodado puede provocar edema agudo de pulmón

42. Los siguientes artefactos ecográficos son de ayuda para el diagnóstico, EXCEPTO uno de ellos que puede ser causa de error:

a. El refuerzo acústico posterior
b. La sombra acústica posterior
c. La estela posterior ecogénica en cola de cometa o artefacto en V
d. El artefacto de reverberación

43. Respecto a la colangiopancreatografía por RM, es FALSO:

a. Se basa en secuencias potenciadas en T1
b. Se suelen utilizar secuencias eco del espín rápidas (SSFSE o HASTE) con tiempos de eco muy largos
c. Es una técnica indicada para el diagnóstico de coledocolitiasis
d. No es necesaria la administración de medios de contraste el estudio de los contrastes

44. Cuál es la secuencia más interesante para superparamagnéticos (SPIO, USPIO):

a. T1 SE
b. T1 EG
c. T2* EG
d. T2 SE

45. En las colecciones intraabdominales:

a. El drenaje percutáneo es la primera opción invasiva
b. Solo se realiza drenaje si han fallado las técnicas quirúrgicas
c. Se suelen utilizar tubos de drenaje de gran calibre
d. A las 48 horas de colocación del drenaje éste debe de retirarse

46. La angioplastia transluminal percutánea consiste en:

a. Lisis de un trombo con agentes fibrinolíticos
b. Aumento del diámetro arterial estenosado mediante el inflado de un catéter balón
c. Oclusión de un vaso mediante un material que provoca la interrupción mecánica del flujo
d. Eliminación de las placas de ateromatosis mediante catéteres con sistemas mecánicos

47. Respecto a los procedimientos sobre la vía biliar:

a. Las estenosis posquirúrgicas deben ser tratadas mediante la colocación de prótesis metálicas, ya que suelen recurrir
b. El drenaje externo-interno es aquel cuyo extremo distal se aloja en el confluente biliar
c. El tratamiento percutáneo transhepático está especialmente indicado en pacientes con lesiones en el confluente biliar
d. En pacientes con colangitis, dada la gravedad de cuadro, no es imprescindible que los parámetros de coagulación estén en rango normal

48. NO es una línea estratégica del Plan Dignifica del Sescam:

a. La Asistencia Sanitaria Integral
b. Comunicación e información
c. Mejora del transporte sanitario
d. Servicios generales, espacios y confort

49. Cuál NO es una red de expertos del Sescam:

a. Red de Expertos en Cuidados Paliativos
b. Red de Expertos en Imagen Medica Radiológica
c. Red de Expertos en Cirugía segura
d. Red de Expertos en Urgencias

50. Cuál de estos indicadores NO es un indicador de resultado:

a. Efectividad diagnóstica
b. Satisfacción de pacientes y clientes
c. Coste por exploración
d. Error de identificación de pacientes

51. Cociente entre el número de defunciones ocurridas durante un período determinado y la población media de ese período:

a. Tasa de mortalidad infantil
b. Tasa bruta de mortalidad
c. Incidencia de mortalidad total
d. Prevalencia de mortalidad

52. Cuál de las siguientes funciones NO es esencial de la salud pública:

a. Vigilancia de la Salud Pública, investigación, control de riesgos y daños en la salud publica
b. Evaluación y promoción del acceso equitativo a los servicios de salud necesarios
c. Desarrollo de políticas y capacidad institucional de planificación y gestión en materia de salud publica
d. Control y tratamiento de las patologías crónicas

53. Según la Ley 5/2010, de 24 de junio, sobre derechos y deberes en materia de salud de Castilla-La Mancha, es FALSO:

a. En el caso de personas mayores de 16 años o menores emancipados, en ningún supuesto se informará a los padres o tutores sobre su salud
b. La renuncia al derecho a ser informado deberá formularse por escrito y se incorporará a la historia clínica
c. El titular del derecho a la información es el paciente
d. La administración sanitaria promoverá la difusión entre la población de los planes, programas y actuaciones sanitarias a través de los medios o instrumentos necesarios que garanticen que la información es recibida por todas las personas

55. Cuál de estos sistemas es imprescindible en una base de datos radiológica:

a. HIS y RIS
b. RIS y PACS
c. PACS, HIS Y RIS
d. Cualquiera de ellos

56. El artefacto de desplazamiento químico (*Chemical Shift*) en Resonancia Magnética:

a. Está provocado por el funcionamiento patológico del organismo
b. Se produce en el eje x ó del gradiente de codificación de frecuencia
c. Cuanto menor sea la intensidad del campo magnético más claro es el artefacto en la imagen
d. Está provocado por un fallo en la técnica empleada y no está en relación con la física molecular de los tejidos

57. Cómo se consigue aumentar la relación señal/ruido en una imagen de Resonancia Magnética:

a. Aumentando el TE
b. Disminuyendo el FOV
c. Disminuyendo el grosor de corte
d. Aumentando el número de adquisiciones /excitaciones (NEX)

58. Cómo se puede disminuir el TA (Tiempo de Adquisición) de una imagen de RM sin que su resolución se vea afectada:

a. Utilizando un FOV rectangular
b. Aumentando el TR
c. Aumentado el número de adquisiciones o excitaciones
d. Aumentando el TE

60. Qué tipo de reconstrucción en TC (Tomografía Computarizada) no es una reconstrucción tridimensional:

a. Representación multiplanar
b. Proyección de máxima intensidad de proyección (MIP)
c. Proyección de minima intensidad de proyección (MinIP)
d. Representación volumétrica (Volume rendering)

61. Cuál es el número de TC aproximado para el musculo:

a. 0   b. 50   c. -100   d. 500

62. Cuál es la relación entre la matriz, el píxel y el FOV:

a. Cuando aumenta el FOV (campo de visión), el tamaño del píxel es menor
b. Cuando aumenta el tamaño de la matriz, el tamaño del píxel es menor
c. El tamaño del píxel es independiente del tamaño de la matriz
d. El tamaño del píxel es independiente del campo de visión (FOV)

63. En una exploración de Resonancia Magnética pediátrica, el nivel establecido de SAR para prevenir lesiones por quemadura debe ser inferior a:

a. 0,4 W/kg de media sobre el total del cuerpo
b. 2 W/kg de media sobre el total del cuerpo
c. 4 W/kg en un gramo de cualquier tejido
d. El SAR es independiente del campo magnético

64. Referente a los efectos que provocan los medios de contraste yodados en mujeres embarazadas y durante la lactancia, es FALSA:

a. Los contrastes yodados atraviesan la barrera placentaria, por lo que el tiempo medio de permanencia del medio de contraste en el feto es largo
b. La depresión de la glándula tiroidea es el efecto adverso más importante de los contrastes yodados sobre el feto
c. Si la madre tiene una alteración de la función renal es probable que la exposición fetal al yodo sea mayor
d. Tras la administración del contraste yodado, la madre deberá interrumpir la lactancia al menos 24h siguientes, debido a la alta probabilidad de toxicidad directa o reacción alérgica en el bebé

65. Respecto a la nefropatía inducida por contrastes yodados:

a. El factor de riesgo más importante es la hipertensión arterial
b. La medida más efectiva para la prevención es la hidratación del paciente
c. La administración intraarterial es menos nefrotóxica que la endovenosa
d. La dosis alta de contraste no aumenta el riesgo de nefrotoxicidad

66. Capacidad de un equipo de Rayos X de producir una salida constante de radiación para diferentes combinaciones de mA y tiempo de exposición:

a. Reproducibilidad de la exposición
b. Reproducibilidad del rendimiento
c. Valor constancia
d. Linealidad de la exposición

67. La ley 15/1980 de 22 de abril relativa a la legislación nuclear en España hace referencia a:

a. Reglamento sobre instalaciones nucleares
b. Creación del C.S.N
c. Reglamento sobre protección sanitaria contra radiaciones ionizantes
d. R.D sobre instalación y utilización de RX con fines de diagnóstico médico

68. En el efecto Compton, el fotón disperso resultante posee:

a. mayor frecuencia que el fotón incidente
b. menor longitud de onda que el fotón incidente
c. mayor longitud de onda que el fotón incidente
d. Son correctas A y B

69. Según el RD 1976/1999, la suma de las distancias entre los bordes respectivos de los campos luminoso y de Rayos X en cada una de las direcciones principales debe ser:

a. Menor o igual al 1% de la distancia desde el foco al campo luminoso
b. Menor o igual al 2% de la distancia desde el foco al campo luminoso
c. Menor o igual al 3% de la distancia desde el foco al campo luminoso
d. Menor o igual al 4% de la distancia desde el foco al campo luminoso

70. En la modalidad de radiología digital directa con detector plano, el haz de Rayos X interactúa directamente con un elemento de captura de:

a. Selenio amorfo
b. Bromuro de bario
c. Silicio amorfo
d. Yoduro de sodio

71. En un sistema digital de imágenes, a mayor frecuencia espacial:

a. Menor resolución espacial
b. Mayor resolución espacial
c. Menor es la resolución de contraste
d. Mayor es la resolución de contraste

72. Número de tonalidades de grises que un sistema de imágenes digital puede reproducir:

a. Latitud
b. Densidad óptica
c. Rango dinámico
d. Resolución espacial

73. Cuál de los siguientes sistemas de imágenes médicas digitales posee un mayor rango dinámico:

a. Radiografía digital
b. Mamografía digital
c. Tomografía computarizada
d. Resonancia magnética

74. En la radiología digital, gráfica que muestra la frecuencia de aparición de una determinada característica del objeto:

a. Histograma
b. Pictograma
c. Curva de densidad
d. Curva característica

75. Respecto a la calidad de imagen en TC. Indique la FALSA:

a. La resolución espacial de una imagen de TC está limitada por el tamaño del píxel
b. El tamaño del píxel es un parámetro fijo que no varía con el cambio del FOV ni con el tamaño de la matriz
c. Un tamaño menor del detector da como resultado una resolución espacial mejor
d. La resolución espacial en TC se expresa en MTF (Función de Transferencia de Modulación)

76. En la radiología computarizada, proceso por el que se obtiene la imagen radiológica a partir de la imagen latente:

a. Termoluminiscencia
b. Luminiscencia fotoestimulable
c. Absorción fotoeléctrica
d. Conversión fotoeléctrica

77. Componente que corrige la distorsión y la disminución de intensidad del láser de lectura de un registro de imagen en radiografía computarizada:

a. Fotomultiplicador
b. Fotodetector
c. Óptica de modelado del haz
d. Optica de obtención del haz

78. Dispositivo existente dentro del generador que transforma la corriente alterna en corriente continua:

a. Rectificador
b. Condensador
c. Autotransformador
d. Compensador de linea

79. Cuál de los siguientes tipos de radiaciones ionizantes no tiene su origen en el núcleo del átomo:

a. Radiación Alfa
b. Rayos Gamma
c. Radiación Beta
d. Rayos X

80. Magnitud que expresa la cantidad de energía de radiación absorbida por unidad de masa:

a. Sievert
b. Rem
c. Roentgen
d. Gray

81. Tiempo que necesita el generador de un equipo de radioscopia para encender el tubo de Rayos X y alcanzar los valores seleccionados de KV y mA:

a. Tiempo de respuesta
b. Tiempo de interrogación
c. Tiempo de exposición
d. Tiempo de reproducción

82. Longitud de onda de los Rayos X que son de utilidad en el diagnóstico por imagen :

a. Entre 10 y 0,005 nm
b. Entre 0,6 y 0,006 nm
c. Entre 10 y 5 nm
d. Entre 5 y 1 nm

83. En la proyección lateral de antebrazo, son criterios de evaluación los siguientes, EXCEPTO:

a. Debe incluir la muñeca y el humero distal
b. La superposición del radio y el cubito en su extremo distal
c. La superposición de la cabeza radial sobre la apófisis coronoide
d. No deben superponerse el epicondilo y la epitroclea humeral

84. Principal factor de control de la densidad óptica radiográfica:

a. mA
b. kVp
c. mAs
d. Distancia foco-receptor

85. NO es un factor de control de la distorsión de la imagen radiográfica:

a. Distancia objeto-receptor
b. Alineación del rayo central
c. Colimación
d. Distancia foco-receptor

86. La función `log10 x lo/lt` **es:**

a. El coeficiente de atenuación de la capa hemirreductora
b. La densidad óptica de la imagen radiográfica
c. La carga electrostática del haz de Rayos X
d. La tasa de semidesintegración

87. En la imagen radiográfica, cociente entre la distancia del receptor de imagen a la fuente y la distancia entre la fuente y el objeto:

a. Borrosidad del punto focal
b. Grado de distorsión
c. Factor de magnificación
d. Ninguna es cierta

88. Al emplear una rejilla radiográfica de índice elevado:

a. Se incrementa la dosis de radiación necesaria sobre el paciente
b. Se disminuye la dosis de radiación necesaria sobre el paciente
c. No influye en la dosis de radiación necesaria para el paciente
d. Aumenta la radiación dispersa que alcanza el receptor

89. Con qué energías fotónicas predomina el efecto Compton:

a. Menos de 50 keV
b. Entre 50 y 70 keV
c. Entre 71 y 99 keV
d. A partir de 100 keV

90. Como norma general, en las exploraciones con equipos radioquirúrgicos el tubo de Rayos X debe situarse:

a. En la parte inferior, para reducir la dosis al personal que realiza la intervención
b. En la parte superior, para disminuir la radiación dispersa
c. En la parte inferior, para permitir mayor maniobrabilidad al cirujano
d. Ninguna es correcta

91. NO es un método de reducción de dosis al personal expuesto en procedimientos radioquirúrgicos:

a. Reducir la distancia entre el paciente y el intensificador de imagen
b. Rotar el tubo alrededor del paciente para realizar proyecciones desde diferentes ángulos
c. Uso de fluoroscopia pulsada
d. Minimizar el uso de las lupas (zoom)

92. Para realizar en una RM cardiaca un estudio de flujo aórtico con secuencia de contraste de fase, el plano cardiaco sobre el que hay que planificar la línea perpendicular al flujo es:

a. Sagital a 2 cm de la válvula pulmonar
b. Tracto de salida del ventrículo izquierdo
c. Coronal a 2 cm de válvula aórtica
d. Son ciertas B y C

93. Si en un estudio de RM cráneo realizamos un coronal FLAIR, un coronal IR de cortes finos, un coronal T2 con cortes finos, siendo los coronales perpendiculares al hipocampo y abarcando toda la extensión del cuerpo calloso estaremos siguiendo el 'Protocolo:

a. de Epilepsia
b. de macroadenoma de hipófisis
c. de Esclerosis múltiple
d. de CAIS

94. En RM de abdomen cuáles son las secuencias de desplazamiento químico empleadas en el estudio de las glándulas suprarrenales:

a. T2 TSE
b. T1 en fase y fuera de fase
c. T2 STIR
d. No se emplean ese tipo de secuencias en el estudio de las suprarrenales

95. Existe una gran variedad de sondas en cuanto a forma, tamaño y frecuencia de los haces de ultrasonidos que emiten:

a. Las sondas de mayor frecuencia proporcionan mayor definición, pero menor profundidad usándose para el estudio ecográfico de las estructuras superficiales
b. Las sondas de menor frecuencia tienen menor definición y facilitan el estudio de tejidos superficiales
c. Las sondas de mayor frecuencia proporcionan mayor definición y facilitan el estudio de tejidos más profundos
d. Ninguna es correcta

96. Un tubo de RX utilizado en radiología digital debe poseer una capacidad térmica:

a. Inferior a 1 MUC (Mega unidad de calor)
b. 0,1 MUC
c. Superior a 1 MUC
d. Ninguna es correcta

97. En radiología digital, es FALSO:

a. El sistema tiene 256 niveles de grises, 0 corresponde a blanco y 256 a negro
b. El sistema de la placa es de fósforo fotoestimulable reutilizable
c. Se adquiere mediante un proceso llamado de conversión analógico digital
d. La conversión analógico digital ocurre cuando la placa expuesta es barrida con láser y el patrón de luz es convertido en información digital

99. La señalización de un trébol amarillo sobre fondo blanco indica que nos encontramos en una zona:

a. Controlada
b. De permanencia limitada
c. Vigilada
d. De libre acceso

100. En materia de medidas de prevención en pediatría:

a. Se debe de usar un mAs más alto con respecto al Kv con el fin de evitar la radiación de baja intensidad
b. El tiempo de exposición debe ser bajo para prevenir el movimiento (repetición de exploraciones)
c. La colimación ha de ser amplia, ya que un pequeño movimiento del niño puede ocasionar que el área de estudio quede fuera de campo (repetición de exploración)
d. Son ciertas B y C

101. Cuál de las siguientes conversiones de medida de radiación del sistema tradicional al S.I. es correcta:

a. 1 rad = 0.01 Sv
b. 1 rem = 0.01 Gy
c. 1 rad = 10 mSv
d. 1 mSv = 0.1 rem

102. La utilización de dosímetros individuales es obligatorio para los trabajadores profesionalmente expuestos a radiaciones ionizantes con categoría:

a. A   b. B   c. C   d. D

103. Qué contraste está contraindicado por riesgo de Fibrosis sistémica nefrogénica en pacientes con insuficiencia renal grave:

a. Gadodiamida   b. Loperamida
c. Gadobutrol   d. Ácido gadotérico

105. 'Telerradiología' es:

a. La radiografía convencional
b. Radiografía digital
c. Fluoroscopia digital
d. Transmisión remota y la visualización de imágenes a grandes distancias

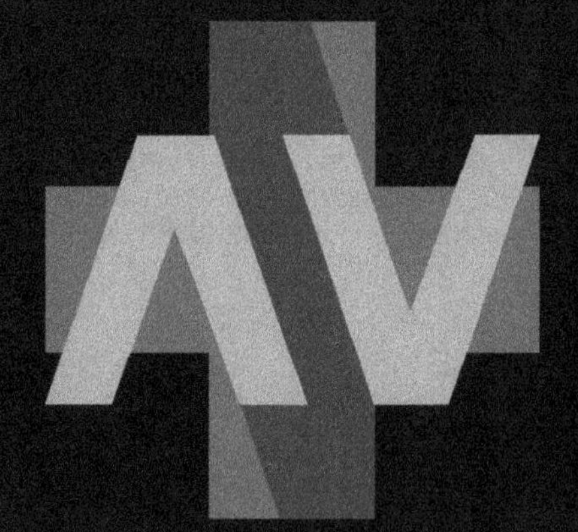

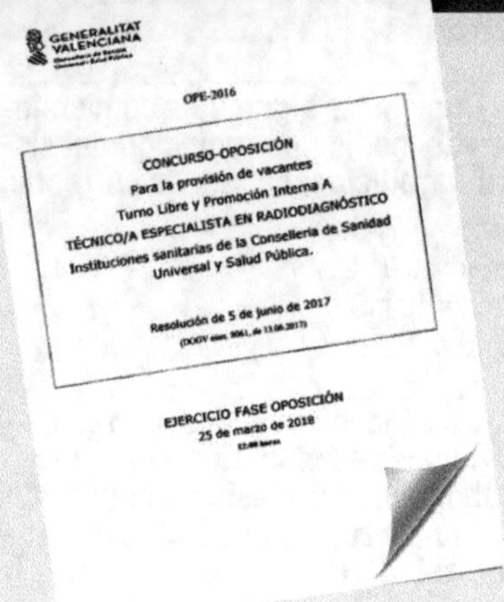

Fecha de celebración del examen
25 DE MARZO DE 2018

CLAVE DE RESPUESTAS

[…]	31 D	52 D
11 D	32 C	53 C
12 C	33 B	54 C
13 A	34 B	55 B
14 B	35 A	56 A
15 C	36 B	57 B
16 A	37 B	58 B
17 D	38 D	59 C
18 A	39 D	60 B
19 C	40 C	61 D
20 A	41 A	62 C
21 C	42 C	63 B
22 C	43 B	64 D
23 B	44 C	65 B
24 A	45 D	66 D
25 A	46 D	67 A
26 A	47 C	68 C
27 B	48 B	69 A
28 A	49 C	70 *
29 A	50 B	
30 C	51 *	

*Dos preguntas anuladas

[Preguntas 1 a 10 no específicas]

11. Sobre el fenómeno de la relajación nuclear, es FALSO:

a. Después de la excitación, al finalizar el pulso de radiofrecuencia, los núcleos individuales de hidrógeno vuelven a su posición de equilibrio

b. Los núcleos de hidrógeno, al decaer de nuevo al estado paralelo, emiten fotones de energía de radiofrecuencia

c. Durante este proceso, conocido como 'relajación nuclear', el vector de magnetización recupera su valor de equilibrio

d. Las diferentes frecuencias de relajación están en función de la estructura molecular específica, independientemente del estado en el que se encuentre la materia y de su temperatura

12. Sobre las propiedades magnéticas del núcleo de hidrógeno, es FALSO:

a. El núcleo de hidrógeno, formado por un único protón, tiene espín S = 1/2 y además el hidrógeno forma parte de las moléculas de agua

b. En ausencia de campo magnético externo, el momento magnético del protón está orientado en una dirección cualquiera del espacio

c. Cuando el protón es colocado en el seno de un campo magnético, el vector no puede alinearse con él

d. Un protón que se encuentre en el estado de energía más bajo (paralelo) puede sufrir una transición y pasar al estado de energía más alto (antiparalelo)

13. Sobre la frecuencia de precesión (Ley de Larmor):

a. La frecuencia de precesión es directamente proporcional a la intensidad del campo magnético generado por el imán externo

b. El núcleo de hidrógeno precesa a una velocidad constante, independientemente del campo magnético al que se ve sometido

c. Si el momento magnético surge del movimiento de un electrón, el momento magnético es inversamente proporcional

d. Las tres son correctas

14. Sobre la generación y formación de la imagen con un equipo de TC, es FALSO:

a. La imagen que obtiene la TC es una imagen en dos dimensiones de un objeto que tiene tres dimensiones (paciente)

b. Para poder formar una imagen utilizando la matriz que se ha seleccionado, es necesario conocer la atenuación que sufren los rayos X al pasar por cada píxel

c. La matriz del TC tendrá una tercera dimensión que será el grosor del corte

d. En la imagen cada vóxel representara realmente un volumen del paciente

15. Sobre los artefactos debidos a razones técnicas que se producen en la TC, es FALSO:

a. El *aliasing* se produce cuando en un corte, un detector pasa de medir un fotón muy atenuado a medir un fotón de atenuación normal o baja

b. La falta de linealidad se produce cuando la medición obtenida por uno o dos detectores no es proporcional a una secuencia creciente de espesores del objeto

c. El artefacto por falta de estabilidad se produce cuando disminuye la sensibilidad de un detector o grupos de ellos, y aparecen en la imagen una secuencia de arcos

d. Los artefactos por reconstrucción multiplanar, son artefactos que se ven en 'escalera"

16. Sobre la cistografía, es FALSO:

a. Es una exploración radiológica seriada para estudiar la vejiga urinaria con contraste yodado hidrosoluble intravenoso

b. Es una exploración radiológica seriada para estudiar la vejiga urinaria con contraste yodado introducido de forma retrógrada a través de una sonda vesical

c. A veces la vejiga se estudia por vía anterógrada como parte de una urografía

d. Este estudio se realiza en mesas telecomandadas con escopia

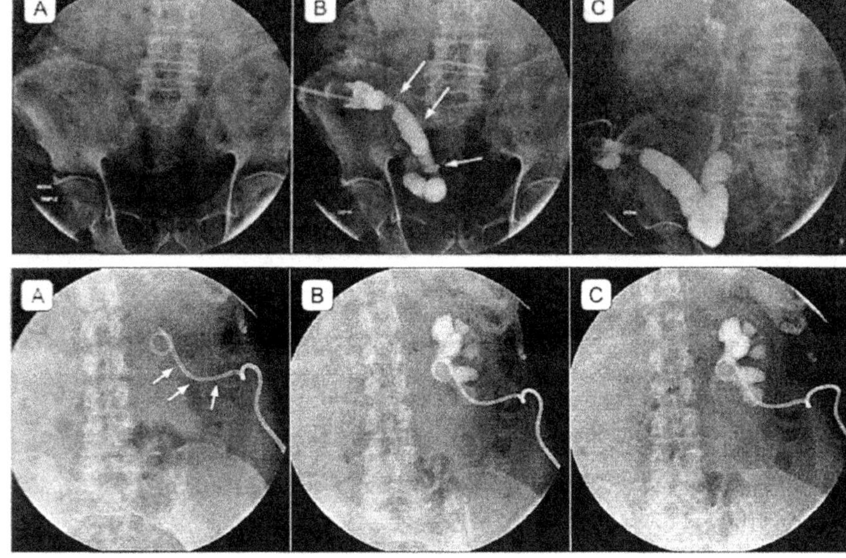

17. Forma correcta para designar este estudio:

a. Yeyunografía
b. Enema opaco
c. Nefrostomía
d. Ileografía

18. Forma correcta para designar este estudio:

a. Pielografía por nefrostomia
b. Pancreatectografía retrógrada
c. Pielografia por uretrostomía
d. Inserción de catéter 'doble Jota'

19. Sobre la colocación y centraje/del paciente en la absorciometria con rayos X de doble energia axial ejecutada con mesa estable en el estudio de densidad mineral ósea del antebrazo, es FALSO:

a. Se estudia el antebrazo no dominante
b. El paciente se coloca sentado al lado de la mesa de exploración con el antebrazo apoyado y con la mano en pronación
c. La imagen no debe inciuir el carpo
d. La ROI se sitúa en la extremidad distal del radio con la linea de referencia en la apófisis estiloides cubital

20. Entre las diferentes maneras de obtener hoy en día la imagen mamográfica NO está:

a. Mamografía convencional analógica o indirecta
b. Mamografía digital indirecta
c. Mamografía digital directa
d. Tomosíntesis

21. Los artefactos en ecografía se clasifican según el principio físico alterado. Cuál NO pertenece a la reflexión desde una superficie paralela al transductor:

a. Artefacto en cola de cometa
b. Artefacto de reverberación
c. Sombra acústica
d. Artefacto 'Ring–down'

22. Cuando realizamos radiografías ortogonales en mamografía, realizamos una serie de proyecciones determinadas para:

a. localizar una lesión, objeto o catéter y se realizan siempre dos radiografías oblicuas no paralelas
b. localizar una lesión, objeto o catéter y se realizan siempre tres radiografías oblicuas no paralelas
c. localizar una lesión, objeto o catéter y se realizan siempre dos radiografías, una cráneo-ocaudal y otra lateral estricta
d. Mediante radiografías ortogonales no podemos localizar nunca una lesión, objeto o catéter

23. En la densitometria ósea (DMG) el T–score se define cómparando el valor de DMO del paciente con el de:

a. la población sana de la misma raza, sexo y edad
b. adultos jóvenes de la misma raza y sexo
c. mujeres post–menopáusicas y varones de 50 o más años
d. mujeres pre-menopáusicas y varones de menos de 50 años

24. Sobre la nefrostomía percutánea:

a. La punción percutánea se realiza bajo control ecográfico, y la comprobación y acceso a pelvis renal mediante catéter se realiza con contraste yodado hidrosoluble bajo control radiológico
b. La punción percutánea se realiza bajo control radiológico con contraste yodado hidrosoluble y la comprobación y acceso a pelvis renal mediante catéter se realiza bajo control ecográfico
c. La punción percutánea se realiza bajo control ecogra'fico y la comprobación y acceso al sistema pielocalicial mediante catéter se realiza bajo control ecográfico
d. Las nefrostomias percutáneas se reaiizan por endoscopia a través del acceso percutánea de la vena renal

25. Sobre la técnica de la colocación de endoprótesis de vías biliares:

a. El técnico debe de visualizar mediante escópia en todo momento la punta del endoscopic y la guía a nivel de la vía biliar
b. Las prótesis de vía biliar se colocan todas mediante ecografía y solo en las prótesis pancreáticas se utiliza la escopia
c. La presencia del técnico, en las técnicas de colocación de prótesis en vía biliar solo es necesaria cuando una vez canalizado el colédoco mediante ecografía se quiere comprobar con contraste que no existe litiasis
d. La presencia del técnico no es necesaria en estas técnicas ya que las prótesis colocadas en vía biliar no son recubiertas por lo que no son radiopacas

26. En el Sistema Internacional, unidad de dosis absorbida:

a. Gray
b. Sievert
c. Red
d. Rem

27. Sobre el esofagograma, estudio de deglución o videofluoroscopia:

a. Se realiza con el objetivo de valorar la deglución en el estudio laringeo y la función y anatomia del esófago
b. Consta de tres fases: fase oral, fase faringea, fase esofágica
c. Las referencias anatómicas son: laringe, esfínter cricolaringeo, Imprenta del botón aórtica y unión esofagogástrica
d. Debe realizarse con el paciente en decúbito supino y se realizarán imágenes oblicuas seriadas

28. Sobre el efecto talón, es FALSO:

a. Consiste en una falta de homogeneidad en el campo de rayos X en la dirección cátodo-ánodo
b. El efecto talón es una consecuencia del ángulo anódico conferido al ánodo
c. El haz de rayos X es más intenso en el campo en el lado del cátodo que en el lado del ánodo
d. El efecto talón es debido a que la interacción entre los electrones y los átomos de tungsteno pueden producirse a una cierta profundidad del blanco

29. Sobre la terminología empleada en los estudios dentales:

a. Mesial: es aquello que se acerca al plano sagitai medio de la arcada dental
b. Palatino: es la cara del diente que mira hacia el paladar. ´Este término se utiliza para la arcada inferior
c. Vestibular: es la cara del diente que mira hacia las fauces de la boca
d. Lingual: es aquella cara del diente que mira hacia el interior, hacia la lengua. Este término se utiliza para la arcada superior

30. En la histerosalpingografía pueden ser necesarias proyecciones adicionales a las de rutina en caso de problemas de opacificación:

a. Proyecciones oblicuas para desplegar el trayecto tubárico y en caso de no opacíficarse trompas y ovarios.
b. Proyecciones oblicuas para desplegar los ovarios
c. En decúbito lateral o prono, en caso de no opacificarse una o ambas trompas, y proyecciones oblicuas para desplegar el trayecto tubárico
d. En decúbito lateral o prono en caso de no opacificarse ambos ovarios

31. Sobre la interacción de las radiaciones ionizantes con la materia viva:

a. La interacción tiene un carácter probabiiístico
b. Los efectos biologicos derivan del daño que éstas producen en la estructura química de las células
c. Las alteraciones finales no son diferentes de aquéllas producidas por otras causas, como otros agentes físicos, químicos o biológicos
d. Todas son ciertas

32. Señale la respuesta falsa sobre los tipos de efectos radioinducidos como consecuencia de la interacción de las radiaciones ionizantes con la materia viva, es FALSO:

a. Si como consecuencia de la radiación la celula no muere, sino que sufre una modificación en la molécula de ADN, podran producirse los denominados efectos estocásticos
b. Los efectos estocásticos tienen lugar incluso tras exposiciones a dosis o tasas de dosis bajas de radiación
c. Los efectos estocásticos son heredables si la celula que ha sido modificada tras la radiación es una célula somática
d. La probabilidad de que se produzcan los efectos estocásticos, pero no su gravedad, aumenta al aumentar la dosis de radiación

33. Sobre la medida de la dosis en haz directo en radiodiagnóstico, es FALSO:

a. Las magnitudes producto–dosis–área (PDA) y dosis absorbida en aire en la superficie de entrada del paciente (DSE) son directamente medibles
b. La magnitud PDA se define como la integral de la dosis absorbida en superñcie del paciente sobre un área, A, perpendicular al haz de rayos X, incluyendo la retrodispersión del paciente
c. La medida del PDA se realiza utilizando una cámara de ionización de placas cuadradas plano–paralelas
d. La cámara de ionización que se utiliza para la medida del PDA suele ser transparente a la luz visible de forma que deje pasar el haz de luz que se utiliza para fijar el tamaño de campo

34. El estandar DICOM presenta una serie de funcionalidades, cuál no es una de ellas:

a. Transmisión y almacenamiento de objetos completos (imágenes, trazados de onda y documentos)
b. Proceso de generación de la imagen
c. Gestión de flujos de tareas
d. Verificación de la calidad y consistencia de la imagen tanto para visualización como para impresión

35. El artefacto de reverberación que se produce en el estudio ecográfico:

a. Se produce cuando hay dos superficies altamente reflectantes paralelas a la superficie del transductor
b. Se produce cuando un objeto altamente reflectante, localizado dentro del plano de la imagen se representa sobre una estructura adyacente
c. Se reconoce como la presencia de ecos que ensucian una estructura que debe ser anecogénica, disminuyendo el contraste de la imagen
d. Las tres son ciertas

36. Sobre el efecto fotoeléctrico:

a. Esta interacción se lleva a cabo entre un fotón incidente y un electrón de las capas mas externas del átomo
b. El fotón incidente al interaccionar con un electrón de las capas mas internas del átomo no se dispersa, sino que es absorbido totalmente por el átomo
c. Una interacción fotoeléctrica no podrá acontecer al menos que el rayo incidente presente una energía igual o inferior a la energía de unión del fotoelectrón
d. El fotoelectrón, tras la ionización, sufrirá distintas interacciones con otros átomos e irá ganando energía paulatinamente

37. Es la responsable de la visión escotópica:

a. Los conos colocados en la periferia de la retina
b. Los bastones colocados en la periferia de la retina
c. El iris
d. La mácula densa

38. Sobre el punto focal y el principio de foco efectivo, es FALSO:

a. Se llama punto focal al área de la diana 0 blanco donde inciden los electrones
b. En radiología son necesarios puntos focales pequeños para mejorar la resolución geométrica de las imágenes
c. Casi todos los tubos de rayos X diagnósticos tienen dos puntos focales: fino y grueso
d. Modificando el ángulo de la superficie del ánodo aumentamos el tamaño del foco efectivo

39. Sobre la impedancia acústica en ecografía, es FALSO:

a. La impedancia acústica se define como el cociente entre presión acústica y la velocidad resultante de la partícula
b. A efectos prácticos, la impedancia acústica será igual al producto de la densidad del medio y su velocidad de transmisión
c. Cuando una onda sonora pasa de un tejido a otro, el comportamiento que tiene depende de la diferencia de impedancias entre dichos tejidos
d. La impedancia acústica refleja la velocidad de propagación de la onda por el medio que se define como coeficiente de velocidad de reflexión

40. En la radiografía lateral de codo, es FALSO:

a. El codo debe estar en flexión de 90º y se centra sobre la articulación del codo
b. La epitróclea y el epicóndilo deben estar superpuestos
c. La cabeza del radio se superpone parcialmente con la apófisis estiloides
d. La tuberosidad bicipital del radio sobresale por la parte anterior del radio

41. En la radiografía lateral de la articulación temporomandibular (ATM) se visualizan los cóndilos mandibulares y su relación...

a. ...con la fosa glenoidea en boca cerrada y con la eminencia temporal en boca abierta
b. ...con la fosa etmoidal en boca cerrada y con la eminencia temporal en boca abierta
c. ...con la eminencia temporal en boca cerrada y con la fosa glenoidea en boca abierta
d. ...con la fosa etmoidal en boca cerrada y con la fosa glenoidea en boca abierta

42. Sobre la proyección de pelvis outlet, es FALSO:

a. Se coloca y se centra al paciente igual que en la proyección anteroposterior de pelvis
b. Se angula el tubo de rayos X 20°–35° en hombres y 30°–45° en mujeres caudocraneal
c. Esta proyección permite valorar la parte superior y anterior del anillo pélvico
d. El motivo de que la angulación sea diferente en hombres que en mujeres es debido a la diferente morfología de la pelvis en ambos sexos

43. Sobre la anatomía de la muñeca, es FALSO:

a. La muñeca está formada por el extremo distal de cúbito V radio, los huesos del carpo y la base de los metacarpianos
b. La fila proximal del carpo está formada de cubital a radial por los huesos escafoides semilunar y pisiforme
c. La fila distal del carpo está formada por el trapecio, el trapezoide el hueso grande y el ganchoso
d. El radio y el cubito están unidos por la articulación radiocubital distal

44. Sobre la proyección oblicua de cada articulación sacroilíaca, es FALSO:

a. Con esta proyección se ve con más definición el espacio articular
b. El paciente se sitúa en decúbito supino y rota el cuerpo al lado contrario al que se vaya a radiografiar, el lado de interés queda arriba
c. El haz se centra unos 5 cm a proximal a la espina isquiática anterosuperior del lado apoyado
d. Se colima de forma que quede incluida desde la cresta ilíaca hasta la cabeza del fémur

45. Sobre la proyección anteroposterior de rodilla:

a. La proyección anteroposterior permite visualizar y comparar los compartimentos femorotibiales
b. Centraje; el haz de rayos X es perpendicular a la rodilla, centrado entre uno y dos centímetros por debajo del polo inferior de la rótula
c. Para una correcta visualización del espacio articular hay que inclinar el tubo de rayos X 5° en dirección craneal si el paciente es obeso o en dirección caudal si el paciente es muy delgado
d. Las tres son correctas

46. Sobre la proyección anteroposterior de fémur, es FALSO:

a. El paciente se coloca en decúbito supino con extensión completa de la extremidad y rotación interna del tobillo de 5°–15°
b. Centraje: el rayo es perpendicular en la mitad de la diáfisis femoral
c. La articulación de la rodilla debe incluirse totalmente con los cóndilos simétricos y la rótula levemente desplazada hacia la línea media
d. Colimación: límite superior por debajo de la línea iliopubiana y límite inferior 5 cm por encima del polo inferior de la rótula

47. De la radiografía de abdomen portátil en decúbito lateral con rayo horizontal, es FALSO:

a. No adquirir la imagen de inmediato, puesto que el gas y el líquido intraperitoneal necesitan al menos de 10 minutos para reposicionarse dentro de la cavidad abdominal
b. El centro del chasis se ubica a la altura de las crestas ilíacas
c. La adquisición debe realizarse al final de la inspiración, tal como se realiza para la radiografia de abdomen portátil en decúbito supina
d. Colocar las rodillas en semiflexión, lo que ayudará tanto en la relajación de la musculatura abdominal como en la estabilización de la posición del paciente

48. Sobre la naturaleza de los rayos X, es FALSO:

a. Son radiaciones electromagnéticas cuya longitud de onda va desde 1 nm hasta 0,001 nm
b. Cuanto menor es su longitud de onda, mayores son sus energías y menor poder de penetración en la materia
c. Los de mayor longitud de onda, cercanos a la banda ultravioleta del espectro electromagnético, se conocen como rayos X blandos
d. Los haces de rayos X formados por una mezcla de muchas longitudes de onda diferentes se conocen como rayos X 'blancos" para diferenciarlos de los haces de rayos X monocromatucos

49. Sobre la legislación aplicable y líneas de responsabilidad en protección radiológica en exposiciones médicas, es FALSO:

a. El trabajo de la Comisión Europea en el ámbito de la protección radiológica se rige por el Tratado Euratom y por las directivas adoptadas por el Consejo de su aplicación
b. Como caracteristica del Euratom cabe destacar su facultad reglamentaria, lo que constituye un fuero de normativa legal y técnica
c. El responsable legal es el Consejo de Seguridad Nuclear
d. En el Real Decreto 1132/1990, de 14 de septiembre se establecen las medidas fundamentales de protección radiológica de las personas sometidas a exámenes y tratamientos médicos

50. En la proyección radiológica de Waters el paciente se coloca en bipedestación...

a. con el cuello extendido, apoyando el mentón sobre el Bucky mural, la línea orbitomeatal tiene que formar un ángulo de 5° con la placa
b. con el cuello parcialmente extendido y la línea orbitomeática en un ángulo de 37°-50° con la placa
c. con la boca abierta y con la frente y nariz apoyadas. El plano sagital medio debe ser paralelo a la placa
d. apoyando la frente sobre el Bucky mural, la línea orbitomeatal tiene que formar un ángulo de 10° con la placa

51. [ANULADA] Sobre la proyección anteroposterior del raquis sacrococcígeo, es FALSO:

a. Permite valorar el sacro, las articulaciones sacroilíacas y la unión lumbosacra
b. Se dirige el rayo central con una angulación de 15° caudal al punto medio de una línea imaginaria entre la sínfisis del pubis y la espina ilíaca anterosuperior
c. El rayo central debe pasar perpendicular al plano del sacro, lo que puede establecerse a partir de la radiografía lateral
d. Al paciente se le coloca en decúbito supino sobre la mesa, con las piernas extendidas y con un apoyo inferiormente en las rodillas

52. Sobre las proyecciones oblicuas anteroposterior y posteroanterior de columna lumbar, es FALSO:

a. Estas proyecciones demuestran las estructuras del arco neural anterior, el llamado 'perrito escocés'
b. En las proyecciones oblicuas anteroposteriores (posiciones OPD — OPI) se rota el cuerpo del paciente 45° alternativamente, con esta proyección se estudian las articulaciones cigoapofisarias más próximas al receptor de imagen
c. En las proyecciones oblicuas posteroanterior (posiciones OAD — OAI) se rota el cuerpo del paciente 45° alternativamente, con esta proyección se estudian las articulaciones cigoapofisarias más alejadas al receptor de imagen
d. En las proyecciones oblicuas posteroanteriores (posiciones OAD — OAI) se dirige el rayo central hacia el reborde costal inferior (L3) 5 cm medialmente a la espina ilíaca anterosuperior del lado elevado

53. Sobre la TC de haz cónico o tomografía volumétrica, es FALSO:

a. Es un equipo exclusivamente diseñado para uso dental
b. Usa un haz colimado de forma cónica en vez del haz en abanico de la TC helicoidal y un detector formado por un intensificador de imagen y un detector de estado sólido
c. Con tres giros del tubo se consiguen los datos necesarios para obtener reconstrucciones multiplanares similares a las obtenidas con una TC helicoidal
d. La radiación es ligeramente menor que en las TC helicoidales y reduce los artefactos metálicos, pero valora peor las partes blandas

54. Sobre las proyecciones radiológicas de hombro:

a. La proyección de hombro anteroposterior se realiza con el brazo pegado al cuerpo en posición anatómica
b. Con la proyección de hombro anteroposterior neutra se obtiene una magnífica visión de perfil del troquíter
c. Con la proyección de hombro anteroposterior con rotación interna se obtiene una magnifica visión de perfil del troquin
d. Con la proyección anteroposterior en posición anatómica se puede valorar el espacio subacromial, pero debido a la orientación de la articulación glenohumeral, la cabeza humeral en su borde lateral se superpondrá sobre la glenoides

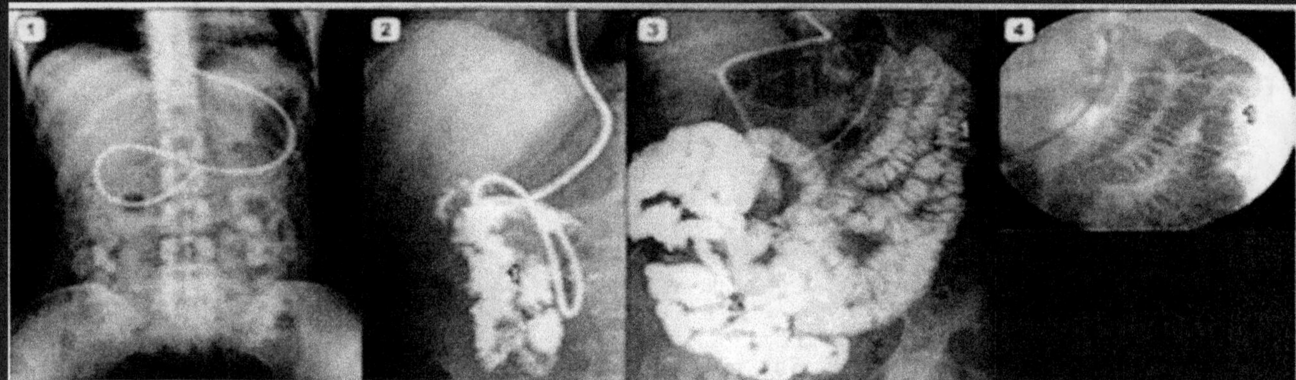

55. Qué nombre recibe este estudio:

a. Tránsito intestinal trans- traqueotomia
b. Enteroclisis
c. Enema doble contraste
d. Enema opaco

56. El extremo distal de la sonda se coloca:

a. con el balón inflado en el ángulo de Treitz, flexión duodeno-yeyunal
b. en el píloro
c. en la curvatura mayor del estómago
d. en la segunda porción del duodeno

57. En este estudio:

a. Es fundamental el estudio del colon
b. El uso de metilcelulosa permite hacer un doble contraste del yeyuno e ileon
c. El uso de bario y aire permite hacer un doble contraste del intestino delgado
d. Es fundamental reconocer el íleon terminal después de que el contraste de bario rellene el colon

58. Cómo se realiza:

a. Cuando se rellena el yeyuno y parte del íleon con contraste de bario se introduce aire
b. Cuando se rellena el yeyuno y parte del íleon con contraste de bario se introduce metilceluiosa
c. Cuando se rellena el duodeno y parte del yeyuno con contraste de bario se introduce aire
d. Cuando se rellena el duodeno y parte del yeyuno con contraste de bario se introduce metilcelulosa

59. Respecto a este estudio:

a. Es la técnica de elección en pacientes intervenidos de laringe
b. El estudio comienza siempre con una radiografía de abdomen en bipedestación
c. El objetivo de este estudio es similar al del tránsito intestinal, pero mejora la valoración de la mucosa del intestino
d. Para realizar el estudio se administra bario hasta que la columna de bario llega a la zona de la articulación sacroilíaca derecha

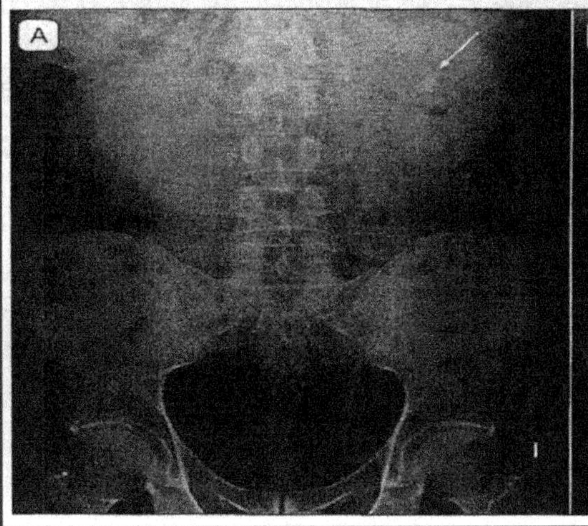
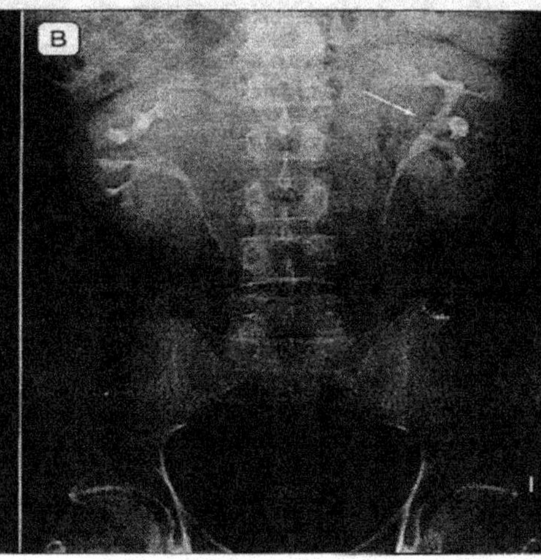

60. Qué nombre recibe este estudio:

a. Cistografía
b. Urografía intravenosa
c. Pielografía retrógrada
d. Uretrocistografia intravenosa

61. Este estudio está...

a. ...indicado ante la sospecha de uroteliomas
b. ...indicado ante la sospecha de litiasis
c. ...contraindicado en pacientes deshidratados y con insuficiencia renal
d. Las tres cosas

62. Señale la FALSA:

a. El estudio siempre comienza con una radiografía simple de abdomen que debe incluir siluetas renales y la pelvis con la sínfisis del pubis
b. El técnico debe de apuntar la hora de inicio de la inyección de contraste
c. El nefrograma se realizará a los 10 minutos de haber administrado el contraste yodado hidrosoluble intravenosa
d. La radiografía posmiccional se realiza con el fin de valorar la mucosa de la vejiga y el residuo posmiccional

63. Señale la FALSA:

a. La radiografía simple de abdomen ha de hacerse antes de inyectar el contraste y siempre después de miccionar
b. Si se detecta en la radiografía simple de abdomen alguna calcificación no conocida a nivel de parénquima renal, se realiza una radiografía oblicua de las siluetas renales. Si la calcificación es en la silueta renal derecha, se realizará oblicua posterior izquierda
c. Se realiza en decúbito supino, aunque a veces pueden hacerse proyecciones en decúbito prono, oblicuas o en bipedestación
d. En el caso de uropatía obstructiva, una radiografia en decúbito prono del abdomen facilita a veces la localización de la obstrucción

64. Señale la FALSA:

a. La radiografía simple de abdomen se realiza para valorar que el paciente ha realizado una limpieza intestinal adecuada y ver la existencia de calcificaciones sugestivas de litiasis urinarias
b. El paciente, 24 o 48 horas antes de la realización de la exploración, debe hacer una dieta rica en proteínas y exenta de fibra, evitando verduras, frutas, hortalizas, legumbres, pan y bollería
c. Se recomienda también algún tipo de laxante, solución evacuante o enema de limpieza
d. Debe beber mucho líquido en las doce horas previas a la realización del estudio, para evitar así la nefrotoxicidad que produce el contraste yodado hidrosoluble

65. Sobre la radiología intervencionista torácica, es FALSO:

a. Incluye múltiples técnicas y procedimientos que se pueden dividir en diagnósticas y terapéuticas vasculares y no vasculares
b. La punción, biopsia torácica percutánea y el drenaje pleural son procedimientos vasculares
c. El tratamiento percutáneo en el síndrome de vena cava superior es un procedimiento terapéutico vascular
d. La arteriografía pulmonar es una técnica para diagnóstico y terapéutica endovascular de las arterias pulmonares

66. Sobre la radiografía de tórax en decúbito lateral con rayo horizontal:

a. El haz de rayos X atraviesa al paciente a lo largo de un plano horizontal y se usa sobre todo para confirmar la presencia de líquido en la cavidad pleural (derrame pleural)
b. Últimamente la ecografía ha sustituido a esta proyección para el diagnóstico de pequeños derrames pleurales
c. También puede usarse para identificar una pequeña cantidad de aire en la cavidad pleural
d. Las tres son ciertas

67. Sobre los medios de contrastes, es FALSO:

a. Los yodados liposolubles no se utilizan en la actualidad debido a que proporcionan imágenes de mala calidad debido a su baja concentración en yodo
b. Permiten establecer diferencias entre estructuras vecinas porque tienen una densidad atómica distinta a las del órgano en el que se introducen
c. Aprovechan las vías de absorción, transporte y eliminación de distintas sustancias fisiológicas para distribuirse por el organismo y producir una imagen médica relevante
d. Pueden ser positivos cuando dan una imagen hiperdensa, con respecto al tejido adyacente, o negativos, cuando proporcionan una imagen de menor densidad

68. Sobre la proyección anteroposterior del primer dedo, es FALSO:

a. La imagen debe incluir el primer dedo completo desde el tercio distal del primer metacarpiano y no debe existir rotación del dedo
b. Debe observarse el espacio articular de las articulaciones interfalángica y metacarpofalángica
c. En caso de que la radiografía se le realice a un niño con cartílago de crecimiento, visualizaremos éste en la porción distal de la falange proximal
d. El rayo central se dirige a nivel de la articulación metacarpofalángica

69. Sobre las técnicas convencionales de radiología torácica ósea:

a. Las regiones costales anteriores se ven mejor en la proyección posteroanterior y las regiones costales posteriores se ven mejor en la proyección anteroposterior
b. La porción lateral de las costillas se explora mejor con una oblicua 45º. Si la lesión es posterolateral la proyección indicada es una oblicua anterior con el lado afecto pegado al registro de imagen
c. La porción lateral de las costillas se explora mejor con una oblicua 45º. Si la lesión es anterolateral la proyección indicada es una oblicua posterior con el lado afecto pegado al registro de imagen
d. Las costillas pueden radiografiarse en apnea o en respiración superficial para borrar los detalles pulmonares y se emplea siempre un kilovoltaje alto, entre 95 -120 kV

70. [ANULADA] Es FALSO que la radiografia de abdomen...

a. ...en decúbito lateral derecho con el rayo horizontal puede sustituir a la proyección en bipedestación y permite ver niveles hidroaéreos
b. ...en bipedestación sirve exclusivamente para visualizar niveles hidroaéreos y neumoperitoneo
c. ...en decúbito supino con rayo vertical debe realizarse siempre que nos soliciten un estudio simple de abdomen
d. ...en decúbito supino con rayo horizontal es una técnica habitual realizada en neonatos, ya que permite proteger mejor las gónadas y se minimiza la dosis al poder abrir la puerta lateral de la incubadora

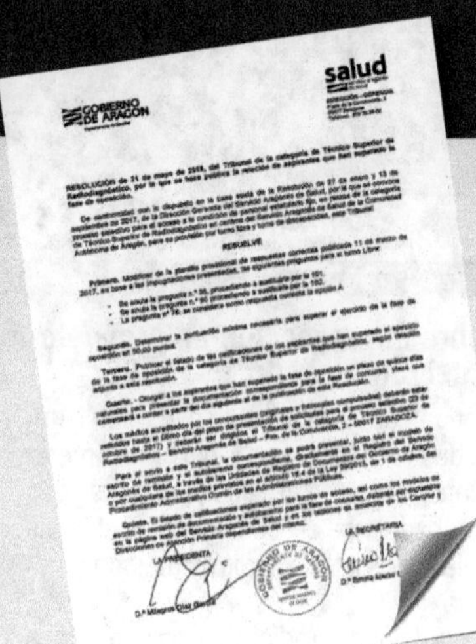

Examen:
11 de marzo de 2018

Clave de Respuestas

[...]	39 D	63 B	87 C
16 A	40 B	64 A	88 A
17 D	41 D	65 D	89 A
18 B	42 C	66 B	90 A
19 A	43 B	67 B	91 A
20 A	44 B	68 C	92 D
21 B	45 D	69 A	93 C
22 B	46 A	70 D	94 D
23 A	47 A	71 A	95 A
24 A	48 A	72 B	96 A
25 D	49 A	73 C	97 B
26 D	50 D	74 C	98 D
27 C	51 A	75 D	99 C
28 B	52 B	76 A	100 D
29 A	53 B	77 C	101 C
30 B	54 A	78 A	102 C
31 A	55 A	79 B	103 D
32 A	56 C	80 C	104 C
33 A	57 D	81 D	105 D
34 D	58 D	82 C	106 A
35 D	59 C	83 D	107 A
36 B*	60 A*	84 C	108 A
37 A	61 B	85 C	109 D
38 D	62 B	86 C	110 A

*Dos preguntas anuladas

[Preguntas 1 a 15 no específicas]

16. El acrónimo RIS corresponde a:
a. Radiological information systems
b. Radiological information ten
c. Radiological information local area
d. Radiological information protocol

17. Qué componente NO forma parte de un sistema de fluoroscopia:
a. Tubo de Rayos X
b. Intensificador de imágenes
c. Ordenador
d. Líquido revelador

18. Dónde desemboca la ampolla hepatopancreática o ampolla de Vater:
a. En el bulbo duodenal
b. En la segunda porción del duodeno
c. En la tercera porción del duodeno
d. En la flexura duodenoyeyunal (ángulo de Treitz)

19. Un trébol de color verde sobre fondo blanco indica que la zona de trabajo es:
a. Controlada
b. Vigilada
c. De permanencia limitada
d. Acceso prohibido

20. La proyección de Schreck se utiliza para mostrar los huesos del...
a. carpo y sobre todo el escafoides
b. tarso y sobre todo el cuboides
c. tarso y sobre todo los cuneiformes
d. carpo y sobre todo el pisiforme

21. La extravasación de contraste yodado intravenoso se da con más frecuencia:
a. Si se inyecta el contraste manualmente
b. Si se emplea una bomba de inyección
c. Si se inyecta el contraste por una vena de la flexura del codo
d. Si se canaliza la vena con cánulas plásticas

22. Según la OMS, los factores relacionados con un aumento de la posibilidad de contraer la infección por el V.I.H. después de una lesión en el trabajo comprenderán los siguientes:, EXCEPTO:
a. Lesión (intramuscular) profunda
b. Sangre invisible en el dispositivo causante de la lesión
c. Empleo del dispositivo causante de la lesión para entrar a un vaso sanguíneo
d. Paciente considerado como foco de infección con alta carga vírica

23. Según la OMS aquellos servicios que cuenten con equipo de rayos X con generador, tubo, mesa horizontal con Bucky y chasis con cartulinas reforzadoras, equipo de columna portatubo con porta chasis y Bucky en la pared; serán clasificados como:
a. Servicio de radiodiagnóstico básico
b. Servicio de radiodiagnóstico general
c. Servicio de radiodiagnóstico especializado
d. Servicio de radiodiagnóstico de alta resolución

24. En qué consiste realizar dosimetría a pacientes en radiodiagnóstico:
a. Toma de peso, edad, grosor del paciente, del rendimiento del tubo y del tipo de exploración
b. Toma del peso, edad y grosor del paciente
c. Toma del rendimiento del tubo y del tipo de exploración
d. Toma de la distancia del foco-película y del kilovoltaje empleado

25. Entre las proyecciones más comunes en la cadera NO está:
a. AP   b. LATERAL
c. PA   d. WATERS

26. El filamento de los tubos de rayos X usados en radiología convencional suele construirse de:

a. Acero
b. Radio toriado
c. Molibdeno
d. Tungsteno toriado

27. Es un medio de contraste radiotransparente:

a. Contraste yodado hidrosoluble
b. Sulfato de bario
c. Aire
d. Lipiodol

28. En radiodiagnóstico, el uso de rejilla antidifusora:

a. Disminuye la dosis de radiación al paciente
b. Mejora el contraste de la imagen
c. Implica el uso de kVp más altos para conseguir mayor penetración
d. Aumenta la radiación dispersa que llega al sistema de imagen

29. En un corte sagital medio de una RM cerebral podemos ver el cuarto ventrículo situado a lo largo del tronco del encéfalo, dicho ventrículo se comunica con el espacio subaracnoideo a través de:

a. Los agujeros de Lushka y Magendie
b. El acueducto de Silvio
c. El agujero de Monro
d. El seno recto

30. El efecto anódico:

a. Da lugar a un gradiente de dosis en la dirección perpendicular al ánodo-catodo
b. Es consecuencia del ángulo anódico
c. Hace que la exposición en el lado del ánodo sea superior en el lado del cátodo
d. Es perjudicial para la imagen en mamografía

31. Cuando un haz de radiación X penetra en un material:

a. Produce una afluencia de partículas que se extiende a cada punto de su trayectoria y a las regiones circundantes
b. Origina un punto que decae monótonamente
c. No hay nunca riesgo para la salud
d. Se puede distinguir a simple vista la imagen obtenida

32. La fluoroscopia digital es...:

a. Un método de digitalización directa
b. Un método de Compthon
c. Un método de grabado indirecto
d. Un método de Thierz

33. La indicación de 'Zona de permanencia limitada' es un trébol:

a. Amarillo sobre fondo blanco
b. Verde sobre fondo blanco
c. Verde sobre campo punteado
d. Verde bordeado de puntas radiales

34. Dónde se inyecta normalmente el contraste en una flebografía:

a. En el muslo de la pierna afectada
b. En el tobillo de la pierna afectada
c. En la planta del pie
d. En el dorso del pie

35. Cuál es FALSA:

a. El fundamento de la imagen fluoroscópica convencional está en la capacidad que tienen los rayos X de causar fluorescencia en un material tipo fósforo
b. Un sistema de imagen de fluoroscopia convencional consta de dos componentes esenciales: el intensificador de imagen y la cadena de televisión con cámara
c. En los equipos de fluoroscopia convencional, los fotones de rayos X que atraviesan el paciente interaccionan con el intensificador de imagen que genera una imagen muy brillante que es recogida típicamente mediante una cámara de televisión o CCD, a través de un sistema de lentes de alta calidad
d. Los equipos con fluoroscopia carecen de sistemas automáticos de control de la intensidad o de brillo.

36. [ANULADA] Cuál de estas proyecciones nos mostrará el esofago relleno de contraste sin superposición del corazón y las vértebras:

a. Antero posterior
b. Oblicua anterior derecha de 35-40°
c. Oblicua anterior izquierda de 35-40°
d. Oblicua posterior derecha de 35-40°

37. En qué se basa un detector de radiación:

a. La energía cedida por la radiación ionizante produce ciertos efectos en él, que pueden convertirse en magnitudes medibles
b. En la emisión de luz únicamente
c. En la disociación de la materia solamente
d. En el color de la carcasa del detector

38. Según el artículo 5 del Decreto 29/1995 de la Diputación General de Aragón, de gestión de los residuos sanitarios en Aragón, a qué Grupo pertenecerán los que deben ser depositados en bolsas de color verde:

a. III   b. IV   c. V   d. II

39. Según el artículo 17 de la Ley 41/2002, de 14 de noviembre básica reguladora de la autonomía del paciente y de derechos y obligaciones en materia de información y documentación clínica los centros sanitarios tienen la obligación de conservar la documentación clínica desde la fecha del alta de cada proceso asistencial:

a. máximo 6 años
b. máximo 5 años
c. mínimo 6 años
d. mínimo 5 años

40. En la anatomía de la RM cerebral el compartimento extraparenquimatoso está dividido en tres espacios por las meninges, cuál NO es uno de ellos:

a. Espacio subaracnoideo
b. Espacio infratentorial
c. Espacio subdural
d. Espacio epidural

41. Según el art. 5 de la Ley 44/2003, de 21 de noviembre, de ordenación de las profesiones sanitarias La relación entre los profesionales sanitarios y las personas atendidas por ellos se rige por los siguientes principios generales, EXCEPTO:

a. Los profesionales tienen el deber de prestar una atención sanitaria técnica y profesional adecuada a las necesidades de salud de las personas que atienden
b. Los profesionales tienen el deber de respetar la personalidad, dignidad e intimidad de las personas a su cuidado
c. Los profesionales y los responsables de los centros sanitarios facilitarán a sus pacientes el ejercicio del derecho a conocer el nombre, la titulación y la especialidad de los profesionales sanitarios que les atienden
d. Los profesionales tienen el derecho de hacer un uso racional de los recursos diagnósticos y terapéuticos a su cargo, tomando en consideración, entre otros, los costes de sus decisiones, y evitando la sobreutilización, la infrautilización y la inadecuada utilización de los mismos

42. Según el Decreto 23/2016, de 9 de febrero, del Gobierno de Aragón, por el que se aprueba la estructura orgánica del Departamento de Sanidad y del Servicio Aragonés de Salud, en su Artículo 4, quién será el responsable de Coordinar e impulsar las medidas relativas a la calidad de la gestión administrativa del Departamento de Sanidad y del Servicio Aragonés de Salud:

a. Dirección general de salud publica
b. Dirección general de Derechos y garantías de usuarios
c. Secretaria general técnica
d. Dirección general de asistencia sanitaria

43. Para la medida del ángulo de anteversión femoral mediante TC se debe realizar:

a. Un localizador AP en rotación externa
b. Un bloque de cortes a la altura del cuello femoral y otro a la altura de los cóndilos femorales
c. Un bloque de cortes a la altura del cuello femoral y otro a la altura de los platillos tibiales
d. Un estudio de caderas en rotación interna y rotación externa

44. En la proyección posteroanterior de cráneo se determina:

a. El dolor occipital que pueda tener el paciente

b. La simetría del cráneo comparando ambos lados

c. La cantidad de humor vítreo del ojo

d. El tamaño de las caries del paciente

45. En una secuencia spin-eco, tiempo que transcurre desde el pulso de excitación de 90° hasta la adquisición de la señal:

a. Tiempo de eco efectivo

b. Tiempo de repetición

c. Tiempo de retardo

d. Tiempo de eco

46. En el estudio de la 'charnela lumbar', hay que tener en cuenta lo siguiente, EXCEPTO:

a. En la proyección de frente, el disco lumbosacro ofrece un aspecto de diedro de 20° abierto por delante

b. El grosor de la pelvis en proyección de perfil

c. La oblicuidad del disco lumbosacro sobre la horizontal

d. La dirección del disco forma un ángulo de 30° a 40° o incluso más con la horizontal

47. Por qué ajustar la colimación es el mejor medio para reducir las dosis al paciente y al personal de operación:

a. Porque se reducen las dosis equivalentes en órganos que quedan cerca del haz primario de radiación y también se reduce la radiación dispersa

b. Porque se aumentan las dosis equivalentes en órganos que quedan cerca del haz primario de radiación y también se reduce la radiación dispersa

c. Porque hace que el cambio de la dirección de la radiación provoque mayor ruido electrónico

d. Ajustar la colimación es una maniobra innecesaria

48. Las medidas generales de protección radiológica están recogidas en el:

a. Reglamento de protección sanitaria contra las radiaciones ionizantes

b. Reglamento de fotones

c. Reglamento de Compthon

d. Reglamento de energía

49. De qué parámetros depende la velocidad de transmisión de los ultrasonidos:

a. Densidad y elasticidad del medio

b. Frecuencia y elasticidad del medio

c. Densidad y frecuencia

d. Longitud de onda y elasticidad del medio

50. Las ondas sónicas se clasifican por su frecuencia en:

a. Infrasonidos (menos de 8 Hz), Sonidos (entre 8 Hz y 18.000) y Ultrasonidos (más de 18.000)

b. Infrasonidos (menos de 16 Hz), Sonidos (entre 16 y 18.000) y Ultrasonidos (más de 18.000)

c. Infrasonidos (menos de 8 Hz), Sonidos (entre 8 y 16.000) y Ultrasonidos (más de 16.000)

d. Infrasonidos (menos de 16 Hz), Sonidos (entre 16 y 16.000) y Ultrasonidos (más de 16.000)

51. Dónde se realiza el centrado si queremos realizar un TC abdominal estándar:

a. En la apófisis xifoides del esternon

b. A nivel de la vértebra lumbar L 5

c. En el ombligo

d. En la barbilla

52. Qué tipo de detector digital de panel piano convierte la señal de rayos X directamente en señal eléctrica:

a. Paneles de silicio

b. Paneles de selenio

c. Paneles de yoduro de cesio

d. No hay paneles planos que conviertan la señal de rayos X directamente en señal eléctrica

53. En un haz de rayos X diagnóstico, la dosis absorbida en aire en la superficie de entrada:

a. Es igual al kerma en aire en la superficie de entrada

b. Tiene en cuenta el factor de retrodispersión

c. Es independiente del tamaño de campo de radiación

d. Es igual a la exposición

54. De dónde procede la hemorragia digestiva baja:

a. Debajo del Angulo de Treitz

b. Encima del Angulo de Treitz

c. Boca

d. Orofaringe

55. Posición ideal del paciente para realizar una ecografía mamaria:

a. Decúbito supino

b. Decúbito prono

c. Decúbito lateral derecho

d. Decúbito lateral izquierdo

56. Existen tres fenómenos físicos en resonancia magnética que pueden causar riesgo para el paciente. Cuál NO es uno de ellos:

a. El campo magnético estático generado por el imán principal

b. Los campos magnéticos variables generados por las bobinas de gradientes

c. El efecto piezoeléctrico

d. La radiofrecuencia

57. Según la OMS aquellos servicios en los cuales se pueden realizar mamografías serán clasificados como 'Servicio de radiodiagnóstico...

a. básico

b. general

c. de alta resolución

d. especializado

58. Para que la Protección Radiológica desarrollada en un Servicio de Radiodiagnóstico alcance el objetivo que pretende habrá que prestar atención a tres aspectos fundamentales. Cuál NO:

a. Diseño de la Instalación Radiactiva

b. Equipos utilizados en el Servicio

c. Rutina de trabajo adecuada del personal profesional

d. Patologia a diagnosticar,

59. En una gonometría, se debe tener en cuenta lo siguiente, EXCEPTO

a. El eje mecánico del fémur que une el centro de la cabeza femoral con las espinas tibiales

b. El eje mecánico de la tibia que une las espinas con el punto medio de la articulación tibiotarsiana

c. En el Genu Varum el eje de la tibia se desplaza hacia fuera

d. En el Genu Varum el eje de la tibia se desplaza hacia dentro

60. [ANULADA] La proyección lateral de cráneo nos permite el estudio de:

a. Hueso frontal

b. El dorso de la silla

c. Los peñascos

d. El fémur

61. Ante un abdomen agudo se practican tres proyecciones de Radiografía simple, cada una tiene un objetivo preciso. Cuál NO es necesaria:

a. Placa simple de tórax de frente en bipedestación

b. Placa simple de tórax de perfil en decúbito dorsal con el rayo horizontal

c. Placa simple de abdomen de frente en bipedestación

d. Placa simple de abdomen de frente en decúbito dorsal

62. Según la Ley 41/2002, de 14 de noviembre, básica reguladora de la autonomía del paciente y de derechos y obligaciones en materia de información y documentación clínica, en su artículo 3, se define 'Documentación Clínica' como:

a. El conjunto de documentos que contienen los datos, valoraciones e informaciones de cualquier índole sobre la situación y la evolución clínica de un paciente a lo largo del proceso asistencial

b. El soporte de cualquier tipo o clase que contiene un conjunto de datos e informaciones de carácter asistencial

c. Todo dato, cualquiera que sea su forma, clase o tipo, que permite adquirir o ampliar conocimientos sobre el estado físico y la salud de una persona, o la forma de preservarla, cuidarla, mejorarla o recuperarla

d. Todo dato, exclusivamente en forma escrita, que permite adquirir o ampliar conocimientos sobre el estado físico y la salud de una persona, o la forma de preservarla, cuidarla, mejorarla o recuperarla

63. Con cuál de las siguientes exploraciones recibe el paciente, en promedio, una mayor dosis de radiación:

a. TC de tórax

b. TC de abdomen y pelvis

c. TC de cráneo

d. Enema opaco

64. Antes de iniciar su actividad, el personal profesionalmente expuesto deberá de ser informado e instruido al nivel adecuado a su responsabilidad y al riesgo de exposición a las radiaciones ionizantes de su puesto de trabajo sobre:

a. Normas generales de protección contra las radiaciones y precauciones que deben adoptarse en régimen normal de trabajo y en caso de accidente

b. Sólo normas específicas de la unidad a la que se pertenece

c. Sólo modo de actuación en caso de accidente

d. Las tres anteriores son falsas

65. Según la Ley 41/2002, de 14 de noviembre, básica reguladora de la autonomía del paciente y de derechos y obligaciones en materia de información y documentación clínica, en su artículo 17.4. La conservación de la documentación clínica, quién tendrá la responsabilidad de custodia de la historia clínica:

a. El personal medico

b. El personal sanitario

c. El personal de administración y servicios

d. La dirección del centro

66. Efecto estocástico es aquél...

a. ...cuya probabilidad de incidencia y su gravedad dependen de las dosis

b. ...cuya probabilidad de incidencia y no su gravedad depende de la dosis

c. ...cuya probabilidad es mínima

d. ...cuya probabilidad es seguro que ocurra

67. Es una función de la uretra:

a. Almacén de orina

b. Expulsión de orina

c. Trasporte de orina

d. Endocrina

68. En una adquisición helicoidal de TC, para un mismo estudio tendremos que:

a. Cuanto mayor es el pitch mayor será la dosis de radiación

b. Cuanto menor es el pitch menor será la dosis de radiación

c. Cuanto menor es el pitch mayor será la dosis de radiación

d. El factor pitch no afecta a la dosis de radiación

69. Cuál de los siguientes es un parámetro de adquisición en TC helicoidal multicorte y no puede ser modificado a posteriori:

a. Pitch

b. Grosor de corte

c. Campo de visión (FOV)

d. Algoritmo de reconstrucción

70. Qué causa NO puede producir un shock anafilactico en el sistema nervioso central:

a. Ansiedad

b. Convulsiones

c. Coma

d. Prurito

71. Qué tipo de contraste se usa en la urografía intravenosa:

a. Contraste yodado hidrosoluble

b. I 131

c. Gadolinio

d. Tecnecio 99m

72. Prueba que consiste en la punción aspiración con aguja fina:

a. ABBI

b. PAAF

c. BAG

d. FAAP

73. Se debe inmovilizar:

a. A todos los adultos

b. A todos los niños

c. A pacientes no colaboradores en relación con la edad ya sean adultos o niños

d. No se debe inmovilizar a ningún paciente, aunque no colabore

74. Qué proyección muestra mejor las cisuras pulmonares:

a. AP en hiperlordosis

b. Oblicua de tórax

c. Lateral de tórax

d. PA de tórax

75. Según el Real Decreto 1976/1999, de 23 de diciembre, por el que se establecen los criterios de calidad en radiodiagnóstico, durante cuántos años se deberán archivar los informes referidos a dosis impartida, niveles de radiación e investigación clínica:

a. 15   b. 20   c. 25   d. 30

76. La primera hilera de huesos del tarso son:

a. Astragalo por arriba y calcáneo por abajo

b. Cuboides hacia fuera y escafoides hacia dentro

c. Astragalo por arriba y escafoides por abajo

d. Cuboides por arriba y calcáneo por abajo

77. En el proceso de optimización de la protección radiológica (ALARA), es FALSO:

a. Deben tenerse en cuenta factores sociales y económicos

b. La exposición a las radiaciones se mantendrá tan baja como resulte razonablemente posible

c. No se llevan a cabo estudios de riesgo beneficio

d. Se deben restringir las dosis y los riesgos

78. La fractura de Monteggia es:

a. Fractura del cúbito y luxación proximal del radio

b. Fractura del cúbito y luxación distal del radio

c. Fractura del radio y luxación distal del cúbito

d. Fractura del radio y luxación proximal dei cúbito

79. Según artículo 2 del Decreto 29/1995 de la Diputación General de Aragón, de gestión de los residuos sanitarios en la Comunidad Autónoma de Aragón, el material de curas, yesos, ropas y materiales de un solo uso contaminados con sangre, a qué grupo de residuos pertenecerá:

a. I   b. II   c. III   d. IV

80. Cuál NO se muestra en una radiografía simple de abdomen:

a. Los riñones

b. El hígado

c. El páncreas

d. El bazo

81. Según el Decreto 29/1995 de la Diputación General de Aragón, de gestión de los residuos sanitarios en Aragón, cuál será el periodo máximo de tiempo que el almacén central de residuos podrá contener los residuos generados, si dispone de sistema de refrigeración que garantice temperatura inferior a 4 grados centigrados:

a. 24 horas

b. 48 horas

c. 72 horas

d. 1 semana

82. Si al hacer una radiografía aumentamos los kilovoltios y queremos mantener la dosis de radiación tendremos que...

a. aumentar el tiempo de disparo
b. reducir la filtración del tubo
c. disminuir los mAs
d. aumentar los mAs

83. NO es una parte de la estructura del chasis radiológico:

a. Cara anterior
b. Capa de fieltro
c. Pantalla de refuerzo
d. Base térmica

84. El 'haz útil de radiación' se denomina también:

a. Haz extenso   b. Haz delgado
c. Haz primario   d. Haz secundario

85. La radiación de fuga es:

a. La radiación de igual o menor energía que la radiación incidente que se origina al interaccionar esta con un medio y que puede ser emitida en cualquier dirección
b. La radiación que emite calor.
c. Toda la radiación excepto la que forma parte del haz útil que atraviesa la coraza del tubo
d. La radiación que se escapa a través de las rendijas de las puertas,

86. Según la Ley 41/2002, de 14 de noviembre, básica reguladora de la autonomía del paciente y de derechos y obligaciones en materia de información y documentación clínica, en su artículo 3, se define la palabra 'Paciente' como 'La persona que...

a. utiliza todos los servicios básicos y hospitalarios con fines preventivos, diagnósticos, terapéuticos, rehabilitadores o de investigación
b. recibe toda actuación realizada con fines preventivos, diagnósticos, terapéuticos, rehabilitadores o de investigación
c. requiere aşistencia sanitaria y está sometida a cuidados profesionales para el mantenimiento o recuperación de su salud
d. utiliza los servicios sanitarios de educación y promoción de la salud, de prevención de enfermedades y de información sanitaria

87. Según el artículo 71 de la Ley 16/2003, de 28 de mayo, de cohesión y calidad del SNS, qué órgano emitirá las recomendaciones sobre las garantías mínimas de seguridad y calidad para la autorización de la apertura y puesta en funcionamiento de los centros, servicios y establecimientos sanitarios:

a. Consejo de Participación Social del SNS
b. Consejo rector de participación
c. Consejo Interterritorial
d. Consejo rector de recursos de calidad

88. Respecto al tamaño de foco, la imagen será más nítida:

a. Cuanto más pequeño sea el foco
b. Cuanto más grande sea el foco
c. Cuando no tenga foco
d. Cuando el foco sea negro

89. Fórmula del factor de ampliación:

a. fa= dfp/dfo
b. fa-dfo/dfp
c. dfo=fa/dfp
d. dfp=dfo/fa

90. Según el Real Decreto 1976/1999, de 23 de diciembre, por el que se establecen los criterios de calidad en radiodiagnóstico, en la tomografía computerizada el ruido de la imagen no deberá exceder del valor de referencia según los criterios de calidad siendo éste de:

a. 20% del valor de referencia
b. 30% del valor de referencia
c. 40% del valor de referencia
d. 50% del valor de referencia

91. Las pantallas intensificadoras están formadas por:

a. 4 capas
b. 6 capas
c. 8 capas
d. 5 capas

92. Para la inmovilización en pacientes pediátricos puede usarse, lo siguiente, EXCEPTO:

a. Pigg-O-Stat
b. Bolsas de arena
c. Sabanas o toallas
d. Pegamento

93. Las instalaciones que utilizan rayos x con tensiones superiores a 5 kv e inferiores a 200 kv son consideradas como instalaciones con fines de diagnósticos médicos de:

a. 13 categoría
b. 9 categoría
c. 3 categoría
d. 1 categoría

94. En la proyección de frente de Radiografía simple de columna cervical, es FALSO:

a. El estudio se considera satisfactorio desde la tercera vértebra cervical hasta las primeras vértebras dorsales
b. Los cuerpos vertebrales presentan a un lado y a otro, pequeñas prolongaciones: los ganchos (uncus)
c. Se observa la superposición sobre los bordes laterales de C5 y C6 de los cartílagos tiroideos muchas veces calcificados
d. Tiene la particularidad de mostrar las partes blandas prevertebrales que dibujan el aire laringotraqueal

95. Los equipos telemandos:

a. Son aquellos en los que es posible efectuar toda clase de exploraciones radiográficas y. fluoroscópicas incluyendo las del sistema digestivo, con medios de contraste, a excepción de exploraciones especializadas, como la angiografía
b. Son aquellos en los que es posible efectuar toda clase de exploraciones radiográficas y fluoroscópicas incluyendo las del sistema digestivo, con medios de contraste, incluyendo exploraciones especializadas, como la angiografía
c. No se debe poder manejar todos los movimientos de la mesa y sistema de imagen desde detrás del sistema estructural
d. Deberán poderse transportar dentro del hospital cómodamente

96. Según la Ley 41/2002, de 14 de noviembre, básica reguladora de la autonomía del paciente y de derechos y obligaciones en materia de información y documentación clínica, en su artículo 2, está obligada a guardar la reserva debida la persona que:

a. elabore o tenga acceso a la información y la documentación clínica
b. elabore, distribuya o tenga acceso a la información y la documentación clínica
c. elabore, distribuya, resguarde o tenga acceso a la información y la documentación clínica
d. elabore, distribuya, resguarde o tenga acceso a la información o la documentación clínica

97. Cuál de las siguientes exploraciones incluidas en la angiografía convencional estudia las venas:

a. Arteriografía
b. Flebografía
c. Linografía
d. Vasografía

98. NO es una tecnología aplicada a la imagen:

a. HIS   b. PACS c. RIS   d. TOM

99. Distancia típica entre el tubo y el intensificador de imagen en los arcos radioquirúrgicos:

a. 60-70 cm   b. 130-140 cm
c. 90-100 cm   d. 50-160 cm

100. Los trabajadores expuestos se clasifican en:

a. Una sola categoría
b. Categorías 1, 2 y 3
c. No existe una clasificación para los trabajadores expuestos
d. En categoría A y B

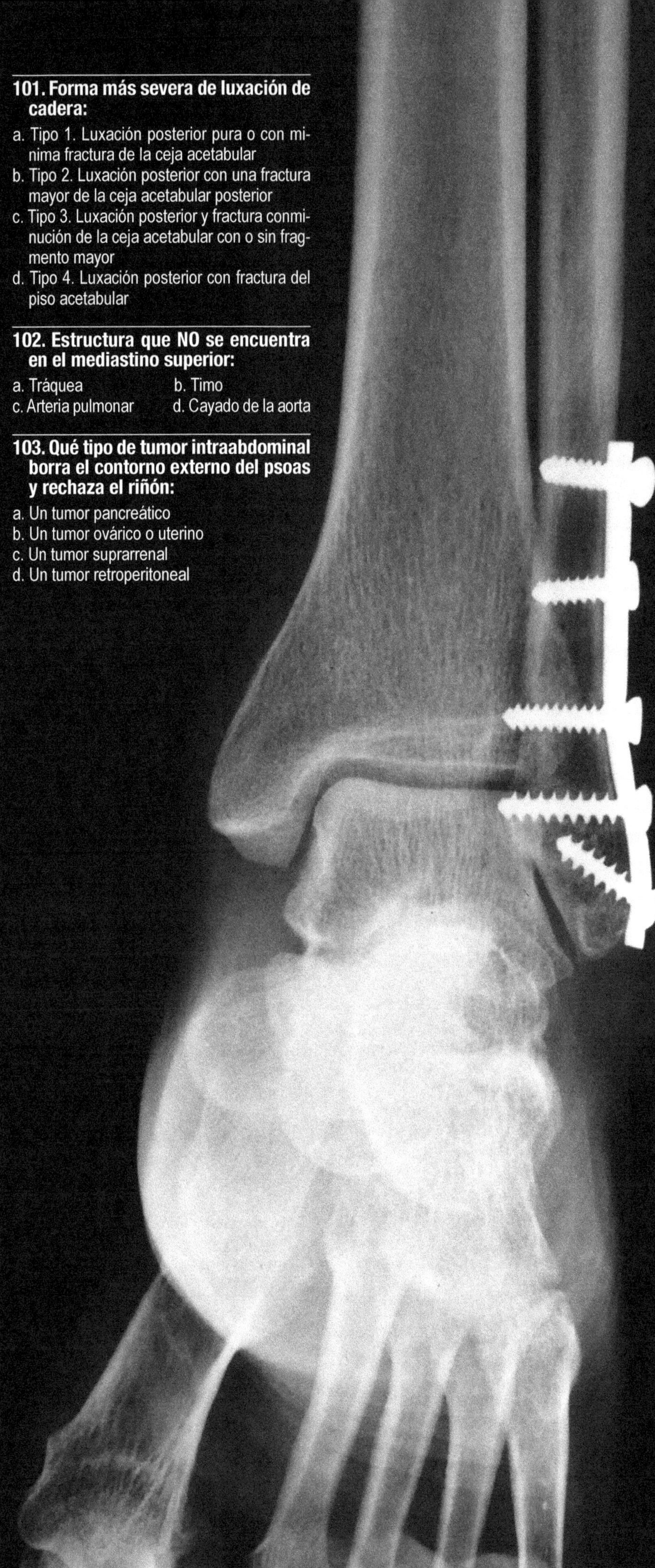

101. Forma más severa de luxación de cadera:

a. Tipo 1. Luxación posterior pura o con mínima fractura de la ceja acetabular
b. Tipo 2. Luxación posterior con una fractura mayor de la ceja acetabular posterior
c. Tipo 3. Luxación posterior y fractura conminución de la ceja acetabular con o sin fragmento mayor
d. Tipo 4. Luxación posterior con fractura del piso acetabular

102. Estructura que NO se encuentra en el mediastino superior:

a. Tráquea   b. Timo
c. Arteria pulmonar   d. Cayado de la aorta

103. Qué tipo de tumor intraabdominal borra el contorno externo del psoas y rechaza el riñón:

a. Un tumor pancreático
b. Un tumor ovárico o uterino
c. Un tumor suprarrenal
d. Un tumor retroperitoneal

104. Los medios de contraste yodados hidrosolubles con mayor osmolaridad son:

a. Los dímeros iónicos
b. Los monómeros no iónicos
c. Los monómeros iónicos
d. Los dímeros no iónicos

105. Cuando se desea adquirir un equipo de rayos para uso pediátrico, debería especificarse que:

a. la filtración sea < 3mm
b. tenga ma muy bajo y tiempos de disparo largos
c. no tenga tensiones superiores a 70 kv
d. la filtración sea> a 3 mm

106. Los huesos largos en adultos se distinguen por:

a. 2 epífisis y una diáfisis
b. 1 epífisis y 2 diáfisis
c. 2 metáfisis y 1 epífisis
d. 1 epífisis y 2 metáfisis

107. Los equipos de fluoroscopia proporcionan matrices de...

a. 1.024 x 1.024 píxeles
b. 568 x 789 píxeles
c. 1.028 x 1.224 píxeles
d. 748 x 2.100 píxeles

108. En qué año resurgió la Comisión Internacional de Protección Radiológica:

a. 1950   b. 1960
c. 1970   d. 1980

109. Cuál de los siguientes trastornos de la glándula tiroides NO es común en los pacientes pediátricos:

a. Bocio congénito
b. Cretinismo
c. Enfermedad de Graves del neonato
d. Hiperparatiroidismo secundario

110. Para qué son útiles las radiografías simples de rodilla en posición de pie (de frente):

a. En posición forzada de varus o valgus se pueden mostrar lesiones de los ligamentos externo e interno
b. Para apreciar desplazamientos como flexus o recurvatum
c. La interlínea femorotibial no es paralela ni por delante ni por detrás
d. En posición de 'cajón' pueden demostrar la rotura de un ligamento cruzado

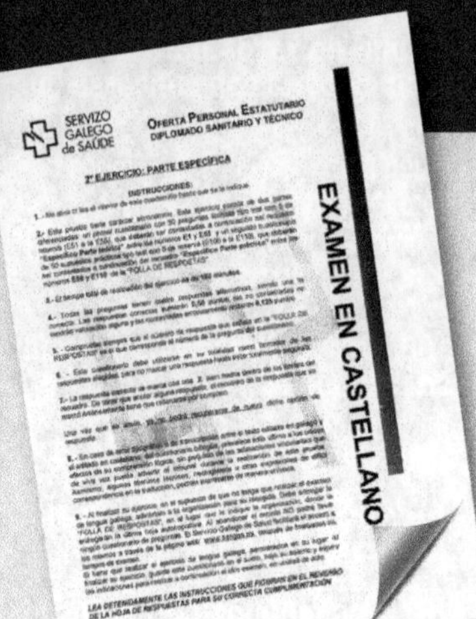

EXAMEN:

29 DE MAYO DE 2016

CLAVE DE RESPUESTAS

1 D	29 B	57 B	85 D
2 D	30 B	58 D	86 D
3 B	31 C	59 A*	87 D
4 A	32 A	60 B	88 B
5 C	33 C	61 A*	89 B*
6 A	34 D	62 A	90 C
7 B	35 D	63 B	91 D
8 C	36 C	64 D	92 C
9 C	37 C	65 D	93 D
10 A	38 A	66 D	94 B
11 C	39 C	67 C	95 A
12 A	40 D	68 D	96 C
13 D	41 C	69 A	97 D
14 D	42 C	70 C	98 A
15 B	43 A	71 B	99 C
16 C	44 B	72 A	100 C
17 A	45 A	73 A	101 C
18 D	46 B	74 D	102 D
19 A	47 C	75 A	103 C
20 D	48 D	76 A	104 C
21 C	49 D	77 C	105 D
22 A	50 B	78 B	106 A
23 D	51 D	79 B	107 A
24 D	52 C	80 D	108 C
25 B	53 D	81 B*	109 B
26 B	54 A	82 D	110 A
27 A	55 C	83 D	
28 A	56 C	84 B	

*CUATRO PREGUNTAS ANULADAS

1. Sobre las desventajas de la angiografía cerebral:

a. No evalúa las paredes de la arteria ni las estructuras adyacentes, sólo el interior de la arteria
b. Es un método invasivo. Sin embargo, los riesgos del procedimiento, que incluyen reacciones alérgicas o tóxicas al contraste, son menores al 1%
c. Los resultados de la angiografía cerebral son menos precisos que los producidos por ultrasonido Doppler de carótida
d. Son correctas A y B

2. Unidad radiológica de medición de dosis equivalente en el sistema internacional:

a. Gray
b. Culombio
c. Julio
d. Sievert

3. Un TSID adscrito a una unidad de quirófano de traumatología, qué clasificación radiológica tiene:

a. Personal de categoria A
b. Personal de categoria B
c. Personal de categoria C
d. Ninguna es correcta

4. Cómo cambia la resolución espacial con el tamaño de la matriz y el campo de visión (FOV):

a. Mejor resolución espacial con un tamaño de matriz más grande y FOV más pequeño
b. Mejor resolución espacial con un tamaño de matriz más pequeño y FOV más grande
c. Siempre mejora la resolución espacial cuanto menor es el tamaño de la matriz
d. Estos parámetros no modifican la resolución espacial

5. El 'efecto Quench' es:

a. Un artefacto del Tc multicorte
b. Un contraste ecográfico
c. Un procedimiento físico que hace referencia a extinción del campo magnético de un electroimán superconductor
d. Es un artefacto de la RMN

6. Cuál de las siguientes células sanguíneas se considera menos sensible a la radiación:

a. Hematies
b. Linfocitos
c. Plaquetas
d. Granulocitos

7. Con qué estructura o hueso se articulan los cóndilos occipitales:

a. Temporal
b. Atlas
c. Esfenoides
d. Parietal

8. Las causas del abdomen agudo:

a. Siempre son de origen abdominal
b. Sólo son de origen urinario
c. Pueden ser de origen torácico
d. Ninguna de las anteriores

9. Cuál es FALSA:

a. La mayoría de las gammacámaras actuales permiten hacer estudios tomográficos
b. La detección de la radiación en los aparatos de medicina nuclear se basa principalmente en el uso de detectores de centelleo
c. La imagen gammagráfica se crea por transmisión al igual que la de los rayos X
d. La energía de los rayos Gamma usados habitualmente en medicina nuclear está en el rango 30-300 KeV (salvo los usados en la PET que es de 511 KeV)

10. Los cálices renales confluyen en:

a. La pelvis renal
b. Los uréteres
c. La vejiga
d. Son correctas A y C

11. Los conductos galactóforos:

a. Constituyen el parénquima mamario
b. Se corresponden con los ligamentos de Cooper
c. Son el conducto en el que finaliza cada lóbulo y desemboca en el pezón
d. Las tres son ciertas

12. Qué músculo tiene su origen en la apófisis transversa de los cuerpos vertebrales D12 a L5 y se inserta en el trocánter menor:

a. Psoas mayor
b. Psoas menor
c. Ilíaco
d. Cuadrado lumbar

13. En los lactantes jóvenes, dado que el volumen de tejido irradiado es pequeño y existe poca diseminación, la radiografía debe hacerse:

a. Con amplificador de imagen
b. Con chasis sin pantallas de refuerzo
c. Con rejilla
d. Sin rejilla

14. Para qué sirve un procesador de textos:

a. Creación de documentos
b. Edición de documentos
c. Modificación y procesamiento de documentos de texto con formato
d. Para las tres cosas

15. Articulación que existe entre dos cuerpos vertebrales:

a. Sinartrosis
b. Anfiartrosis
c. Diartrosis
d. Enartrosis o articulación sinovial

16. Qué tres partes encontramos en el riñón normal del adulto:

a. Corteza, médula y seno epitelial
b. Corteza, cálices y seno renal
c. Corteza, médula y seno renal
d. Corteza, cálices y seno epitelial

17. Una medida que puede adoptar el técnico para protegerse a sí mismo y al personal de la sala, de la radiación en quirófano es tomar todas las precauciones necesarias como delantales plomados, guantes, gafas, etc y siempre que se pueda, colocar el arco quirúrgico...

a. con el intensificador de imagen arriba y el tubo de rayos X abajo
b. con el tubo de rayos X arriba y el intensificador de imagen abajo
c. Ninguna de las dos
d. Ambas son correctas

18. La gammagrafia:

a. utiliza rayos x para producir imágenes 3D de las estructuras corporales
b. utiliza ondas de alta frecuencia para diagnosticar y tratar enfermedades
c. es una técnica de diagnóstico por imagen basada sólo en el análisis de la forma de un determinado órgano, obtenida por radiofármacos y rayos gamma
d. es una técnica de diagnóstico por imagen basada en el análisis de la forma y función de un determinado órgano, obtenida mediante el empleo de radiofármacos y un equipo de detección

19. Para visualizar la glándula parótida, el contraste se debe introducir por el conducto:

a. Stenon
b. Santorini
c. Wharton
d. Wolf

20. El esófago se origina a nivel de:

a. Cartílago cricoides
b. Cartílago cifoides
c. Sexta vértebra cervical
d. Son correctas A y C

21. En el húmero:

a. La diáfisis presenta una tuberosidad para el músculo infraespinoso
b. La fosa coronoidea se sitúa en la cara posterior de la epífisis distal
c. La epitroclea es interna
d. El troquíter se articula con la escapula

22. La densitometría se utiliza generalmente para diagnosticar:

a. Osteoporosis
b. Artrosis
c. Artritis reumatoide
d. Ninguna de las tres

23. Paciente 'politraumatizado' es aquél:

a. al que debemos realizar varias radiografías
b. que se queja de mucho dolor después de un accidente de tráfico
c. que entra por urgencias con varias contusiones
d. con más de una lesión traumática, alguna de las cuales comporta, aunque sea potencialmente, riesgo vital

24. La angiografía por resonancia magnética se utiliza para visualizar los vasos sanguíneos de:

a. Cerebro
b. Corazón
c. Pulmones
d. Los tres

25. Cuál de las siguientes densidades tiene valores negativos en unidades Hounsfield:

a. Densidad líquida
b. Densidad grasa
c. Densidad sangre
d. Densidad hueso

26. Cuál es el primer hueso contando desde el borde externo de la hilera proximal del carpo:

a. Trapecio
b. Escafoides
c. Pisiforme
d. Ganchoso

27. El almacén de residuos radiactivos:

a. Debe estar, preferentemente, en una zona cercana a la generación de residuos
b. No es necesaria su señalización si se ubica dentro de la instalación radiactiva
c. Puede acumular residuos químicos si estos no presentan un alto riesgo de explosión
d. Todas son correctas

28. Generalmente en el momento del nacimiento se observan:

a. Seis fontanelas
b. Cuatro fontanelas
c. Dos fontanelas
d. Ninguna es correcta

29. Existe una técnica radiológica para la visualización de la ampolla rectal que no requiere de ninguna preparación previa y que se denomina:

a. Acografía
b. Defecografía
c. Rectografía
d. No existe

30. Unión del hueso parietal, la sutura escamosa, el ala mayor del esfenoides y el hueso frontal:

a. Lambda
b. Pterion
c. Asterion
d. Bregma

31. En los casos de obstrucción de la vena femoral, su extensión puede valorarse mediante:

a. Iliocavografía retrógrada descendente
b. Flebografía intraósea pertrocantérea
c. Flebografía ilíaca retrógrada
d. Cualquiera de las anteriores

32. Características que debería tener un contraste yodado hidrosoluble:

a. Alta solubilidad, alta concentración de yodo y baja osmolaridad
b. Baja solubilidad, alta concentración de yodo y baja osmolaridad
c. Alta solubilidad, alta concentración de yodo y alta osmolaridad
d. Baja solubilidad, baja concentración de yodo y baja osmolaridad

33. Los detectores de centelleo son dispositivos sensibles a:

a. radiación X
b. radiación Gamma
c. Ambas
d. Ninguna de las dos

34. La proyección lordótica de tórax se realiza para el estudio y valoración de:

a. Vértices pulmonares
b. Lóbulo medio derecho
c. Língula
d. Todas son correctas

35. Los primeros auxilios en el Servicio de Radiología pueden ser necesarios por:

a. Problemas derivados de la propia situación del paciente
b. Problemas derivados de las propias técnicas del servicio
c. Problemas derivados del aparataje
d. Son correctas A y B

36. El esófago se divide en:

a. Cervical y torácico
b. Cervical y abdominal
c. Cervical, torácico y abdominal
d. Torácico y abdominal

37. La zona más craneal del estómago es:

a. El píloro
b. El cardias
c. El fundus
d. El hiato

38. La mayor parte del estómago se encuentra situado en el:

a. Epigastrio
b. Hipogastrio
c. Epicondrio
d. Mesogastrio

39. Cuál de las siguientes reconstrucciones en TC multicorte NO es en 3D:

a. Reconstrucción de superficie sombreada (SSD)
b. Proyección de máxima intensidad (MIP)
c. Reconstrucción multiplanar (MPR)
d. Reconstrucción volumétrica (VR)

40. En un tránsito intestinal las asas que ocupan el abdomen deben encontrarse:

a. De forma homogénea
b. Sin dejar zonas vacías
c. Móviles y deformables en las zonas accesibles a la compresión
d. Las tres son correctas

41. Factor de exposición más importante en control de calidad del haz de Rx:

a. Miliamperios segundo (MAS)
b. El tiempo de exposición
c. El Kilovoltaje (KV)
d. Filtración

42. Cuál es la relación entre un Rem y un Sievert:

a. 1 Rem equivale a 100 Sievert
b. 1 Sievert equivale a 3,876 Rem
c. 100 Rem equivalen a 1 Sievert
d. Ninguna respuesta es correcta

43. La radiación de fuga de la carcasa protectora del tubo de rayos a un metro de distancia del foco no debería ser superior a:

a. 100 mR/h
b. 10 mR/h
c. 200 mR/h
d. 20 mR/h

44. Las radiografías de alto contraste producen

a. Una gran escala de grises
b. Una escala de grises corta
c. El contraste no hace referencia a los grises de la radiografía
d. Todas son falsas

45. El quirófano es uno de los servicios con más dificultad para los TSID por:

a. La falta de espacio para movernos por el quirófano con un equipo grande y pesado
b. La ausencia de medidas de asepsia
c. La agitación del enfermo al estar anestesiado
d. Son correctas A y B

46. Factor biológico que afecta a la radiosensibilidad:

a. La hidrogenación del tejido radiado
b. La edad del tejido y su tasa metabólica
c. El tiempo de exposición
d. La relación entre el Kv y el grosor del paciente

47. La mama está situada entre los músculos:

a. Pectoral menor y serrato mayor
b. Serrato externo y esternocleidomastoideo
c. Pectoral mayor y serrato mayor
d. Pectoral menor y serrato menor

48. Qué es la vesícula en porcelana:

a. Vesícula biliar con líquido mucoso no infectado
b. Se considera un precursor del carcinoma de vesícula
c. Vesícula biliar con la pared calcificada
d. Son correctas B y C

49. Conducto que une la vesícula biliar con el conducto hepático común:

a. El conducto de Váter
b. El conducto de colédoco
c. El conducto eferente
d. El conducto cístico

50. Qué gradientes se conocen por convención gradientes codificadores de frecuencia:

a. Gradientes Y
b. Gradientes X
c. Gradientes Z
d. Gradientes X y Z

51. Tanto el contraste usado en la sialografía como la linfografía son contrastes:

a. derivados del Gadolinio
b. baritados orales
c. yodados hidrosolubles
d. yodados liposolubles

52. Localización más frecuente de atresia en el tracto gastro-intestinal:

a. El estómago
b. El yeyuno
c. El ileon
d. El duodeno

53. Desventajas de la ortopantomografía:

a. No es posible realizar mediciones exactas
b. La relación entre las distancias foco-objeto y objeto película no es igual en todos los puntos, por lo que aparecen distintos factores de aumento
c. En casos de posiciones extremas de los incisivos en maloclusiones de clase I y III, las zonas frontales del maxilar y la mandíbula no pueden reproducirse simuntáneamente de forma correcta
d. Las tres

54. El estudio vascular cerebral denominado 'angiografía cerebral' antes se llamaba:

a. Encefalografía arterial
b. Carotidografía
c. Ventriculografía
d. Siempre angiografía

55. Qué diferencia existe entre urgencia y emergencia sanitaria:

a. No existe diferencia, son sinónimos
b. La urgencia es atendida por sanitarios la emergencia no
c. La emergencia requiere inmediato tratamiento o atención y lleva implícita una alta probabilidad de riesgo de vida; la urgencia puede ser atendida dentro de un período de tiempo razonable sin riesgo de vida
d. La urgencia requiere inmediato tratamiento o atención y lleva implícita una alta probabilidad de riesgo de vida; la emergencia puede ser atendida dentro de un período de tiempo razonable sin riesgo de vida

56. Cuál de estas indicaciones NO es aconsejable para la realización de la urografía intravenosa:

a. Dolor lumbar inexplicado
b. Infección urinaria recurrente
c. Para evidenciar el punto exacto de una posible fístula uretral
d. Cólico renal

57. La patología que se conoce como divertículo de Zenker, se localiza en:

a. El estómago
b. El esofago
c. El duodeno
d. El intestino grueso

58. Pedro es un paciente diagnosticado de enfisema pulmonar. Qué signos podremos observar en su radiografía AP de tórax:

a. Aplanamiento diafragmático
b. Atelectasias de ambos campos pulmonares
c. Vaso recto de Simón
d. Son correctas A y C

60. Qué proyecciones se le realizarán a la paciente en su mama derecha para comprobar la colocación de un arpón para biopsia:

a. Craneocaudal y oblicua
b. Craneocaudal y lateral
c. AP y oblicua
d. Todas son correctas

62. Con respecto a las barreras secundarias, es FALSO:

a. Se colocan frente al haz útil primario
b. Blindan zonas expuestas a radiaciones secundarias
c. Blindan zonas expuestas a radiaciones de fuga
d. Blindan zonas expuestas a radiaciones dispersas

63. En relación a las características de señal de los tejidos contrastados con Gadolinio (gd) en un estudio de Resonancia Magnética el contraste paramagnético (Gd) :

a. ...acorta los tiempos de relajación y por ello, se verá hipointenso en T1
b. ...acorta los tiempos de relajación y por ello, se verá hiperintenso en T1
c. ...alarga los tiempos de relajación y por ello, se verá hiperintenso en T1
d. ...alarga los tiempos de relajación y por ello, se verá hipointenso en T1

64. Hemos realizado a Susana una radiografía PA de tórax por sospecha de tuberculosis. Cómo se observa la radiografía:

a. Existen cavernas llamadas tuberculosas
b. Posee diseminación miliar
c. Hay componente nodular
d. Todas las respuestas son correctas

65. Mercedes presenta un resto embriológico de la primitiva unión con el saco vitelino, denominado divertículo:

a. Vitelino
b. De Kendall
c. Primitivo
d. De Meckel

66. El signo del bostezo en la rodilla de nuestro paciente valora:

a. Los ligamentos cruzados
b. La articulación femororrotuliana
c. La movilidad de la rodilla
d. Los ligamentos laterales

67. Cómo se ve el riñón en condiciones normales en un corte transversal en eco:

a. Anecoico
b. La corteza hipoecoica con respecto a la médula
c. La corteza hiperecogénica con respecto a la médula
d. Blanco

68. Qué tipo de articulación es el hombro:

a. No tiene articulación
b. Sinartrosis
c. Anfiartrosis
d. Diartrosis

69. Qué tipo de estudio nos posibilita maniobras terapéuticas en un paciente que presenta un cálculo en el colédoco:

a. CPRE
b. RM
c. TC
d. Ninguna de ellas

70. Respecto a la ecografía mamaria:

a. En caso de sospecha de neo se hace primero la eco
b. En la eco se ven siempre las microcalcificaciones
c. La eco distingue lesiones quísticas de lesiones sólidas
d. Las tres lo son

71. En una RMN de hombro, para obtener una secuencia SE coronal potenciada en T1:

a. En el localizador axial, los cortes deben incluir desde el borde externo de la cabeza humeral hasta la glenoides
b. En el localizador axial, los cortes deben ser paralelos al eje longitudinal del músculo supraespinoso
c. Sobre el localizador coronal, desde el acromion hasta el borde inferior de la glenoides
d. Sobre el localizador coronal desde el borde superior de la cabeza humeral hasta el troquin

72. En el caso de una arteriografía bilateral de las extremidades inferiores, el contraste se administra en:

a. Encima de la bifurcación aórtica
b. En la arteria femoral
c. En la arteria humeral
d. En la arteria subclavia

73. En que condiciones es más probable que se produzca el efecto fotoéléctrico:

a. Cuando el material con el que interacciona es de alto número atómico
b. Cuando el material con el que interacciona es de bajo número atómico
c. Cuando usamos alto miliamperaje
d. Cuando usamos bajo miliamperaje

74. La sensibilidad de los tejidos a la falta de oxígeno es diferente. Cuál es más vulnerable:

a. El higado
b. Los riñones
c. Los pulmones
d. El sistema nervioso (cerebro)

75. Nos traen a la sala de urgencias a un paciente con sospecha de fractura en el hueso occipital, qué proyección realizaremos:

a. Towne y lateral de cráneo
b. Caldwell y lateral de cráneo
c. Proyección de Hirtz
d. Proyección de Watters

76. María es una paciente a la que le van a realizar una estereotaxia en la sección de mamografía, se le explicará que:

a. Es una técnica radiológica de localización tridimensional, utilizando aparatos que dirigen con precisión una aguja hacia una lesión no palpable
b. Es la introducción manual de una aguja hacia una lesión no palpable, usando placas de compresión
c. Es la proyección mamográfica que se hace junto con la proyección cráneo-caudal y oblicua-medio-lateral a una mujer con prótesis
d. Es una proyección mamográfica que se realiza para mejorar la visualización de las microcalcificaciones

77. De entre las fracturas del dedo pulgar (primer dedo de la mano), de las más frecuentes son las oblícuas de la base del primer metacarpiano, también llamadas de:

a. Colles
b. Monteggia
c. Bennett
d. Kienböck

78. En qué estudio digestivo realizamos la maniobra de Valsalva:

a. Enema opaco
b. Estudio esofágico
c. Estudio de estómago y duodeno
d. Salpingografía

79. Cuál es la primera exploración a realizar en una sospecha clínica de tromboembolismo pulmonar:

a. Gammagrafía de ventilación-perfusión
b. Rx de tórax
c. TC helicoidal
d. Eco doppler de extremidades inferirores

80. A Marta le van a realizar una urografía intravenosa (UIV). Para qué le hacen antes una radiografía simple de abdomen:

a. Para comprobar los parámetros de exposición
b. Comprobar si realizó bien la preparación
c. Observar posibles patologías que pudiera ocultar el contraste
d. Todas las respuestas son correctas

82. NO es un beneficio de la Tomografía por Emisión de Positrones (PET) respecto a otras técnicas:

a. Diagnóstico precoz. dado que los cambios metabólicos preceden a los estructurales
b. Evaluación precoz a la respuesta a terapia a través de metabolismo de la lesión
c. Identificación de lesiones metastásicas a distancia
d. Es útil como alternativa al TC en pacientes alérgicos al contraste yodado

83. Algunas veces la angiografía cerebral se utiliza para:

a. Confirmar un tumor cerebral
b. Evaluar las arterias de la cabeza y el cuello antes de una cirugía
c. Encontrar un coágulo que pueda haber causado un accidente cerebrovascular
d. Todas las respuestas son correctas

84. Por qué consideramos la Gammagrafía de Ventilación-Perfusión (GVP) útil en el diagnóstico del tromboembolismo pulmonar:

a. La GVP es una técnica disponible, está presente practicamente en todos los hospitales
b. Es útil como alternativa a la TC en pacientes alérgicos al contraste yodado o con insuficiencia renal
c. La GVP es un estudio rápido, más que la TC
d. En la GVP el paciente no sufre irradiación

85. En la proyección AP de cadera el cuello del fémur debe visualizarse:

a. En toda su extensión
b. Recortado y en posición lateral
c. En toda su extensión y con anteversión
d. En toda su extensión y sin anteversión

86. Acude al servicio de Radiología un paciente que próximamente se realizará una TC con contraste yodado I.V. Nos notifica que es diabético y toma metformina, ¿estaría contraindicada la realización de la prueba?

a. Si, es una contraindicación absoluta
b. No, siempre que tenga una función renal normal
c. No, pero debe suspender la medicación el día de la prueba y las 48 horas siguientes
d. Son correctas B y C

87. Entre las prioridades exploratorias en el examen radiológico simple del politraumatizado están:

a. Rx lateral de columna cervical
b. Rx AP tórax
c. RX AP pelvis
d. Todas son correctas

88. Acude al servicio de Radiodiagnóstico un paciente derivado de un P.A.C. caminando, una vez realizadas las radiografías se evidencia una fractura vertebral. Tenemos al paciente en decúbito supino sobre la mesa de exploración y para movilizar al paciente con seguridad, en el servicio contamos con una camilla de palas. Indique la FALSA:

a. No mover al paciente a menos que sea absolutamente necesario. Si lo es, solicitar ayuda al personal cualificado.
b. Las ramas de la camilla tienen que doblarse y plegarse hasta que el cierre coincida con la línea media del paciente
c. Es útil para recogida, movilización y traslado del paciente, pero no es apta para su transporte
d. Es un soporte metálico formado por dos ramas simétricas longitudinalmente y articuladas en sus extremos

90. De qué etapa del revelado estamos hablando si en la composición del baño hay, entre otros, ácido acético:

a. Revelado
b. Baño de paro
c. Fijado
d. Secado

91. La diferencia radiológica entre un pólipo y un divertículo intestinal estriba en que el pólipo:

a. Tiene mayor tamaño
b. Tiene menor tamaño
c. Presenta diferentes superficies
d. Es una protrusión de la mucosa hacia la luz intestinal

92. Vamos a realizar una flebografía, qué tipo de contraste utilizamos:

a. Baritado
b. Baritado e iodado
c. Iodado endovenoso
d. En papilla

93. Amalia es una paciente que presenta pirosis, qué sensación sufre:

a. Ocupación
b. Detención
c. Vómitos
d. Ardor

94. Un paciente en la sala de Urgencias sufre de repente pérdida de conciencia y falta de respiración. Qué es lo primero que debemos comprobar:

a. Continuaremos con las exploraciones y luego se lo diremos al radiólogo
b. La cavidad bucal por si algún objeto obstruye la vía aérea
c. Mirar si tiene alguna herida en la cabeza
d. Si existe pulso en la arteria cubital

95. En caso de neumoperitoneo en el recién nacido, la exploración se debe complementar con:

a. Lateral de abdomen con rayo horizontal
b. Radiografía de abdomen en pronación
c. Radiografía A-P en bipedestación
d. Todas las respuestas son falsas

96. Es una ventaja del dosímetro de película:

a. No son reutilizables
b. Presentan problemas de saturación a dosis altas
c. La película revelada aporta información sobre el tipo y energía de la radiación
d. El límite inferior de detección es demasiado elevado

97. Puede ser manifestación de una reacción alérgica al contraste:

a. Náuseas
b. Prurito, urticaria
c. Edema laríngeo
d. Todas ellas

98. Depósito de energía producido por la exposición a la radiación en un paciente:

a. Dosis absorbida
b. Dosis equivalente
c. Exposición
d. Actividad

99. 'Linfografía' es el estudio de:

a. la linfa
b. el esofago
c. los vasos linfáticos
d. las vías biliares

100. El estudio más frecuente con equipos de Rx portátil es la radiografía de tórax, qué consideraciones debemos tener en cuenta cuando trabajamos en UCI:

a. La información que proporciona el estudio es limitada, por ello debemos intentar realizar la radiografía en bipedestación siempre que sea posible
b. Es importante que el haz de radiación sea lo más paralelo posible al chasis para poder evitar al máximo la distorsión de las estructuras
c. La posición y la distancia pueden simular un ensanchamiento mediastínico además de condicionar un aumento de las sombras vasculares
d. La existencia de respiradores, electrodos y conexiones a aparatos externos nos facilita mucho la movilización y acceso al paciente

101. En relación con el hematoma subdural agudo en TC es FALSO:

a. Habitualmente no requiere uso de contraste para su diagnóstico
b. Se debe sospechar cuando hay un cambio de las estructuras de la linea media sin presencia de masa evidente
c. Normalmente en TC la hemorragia es hipodensa en relación con la sustancia gris normal
d. La sangre se acumula en el espacio entre la duramadre y la aracnoides

102. De las siguientes situaciones clínicas que se producen a diario en el servicio de urgencias, es indicación de TC craneal urgente:

a. Coma no metabólico
b. Amnesia global transitoria
c. Epilepsia con niveles de anticonvulsionantes normales
d. Las tres

103. A Ernesto le van a realizar una colangiografía postoperatoria para comprobar, además de la permeabilidad del tracto biliar...

a. Las suturas intrahepáticas
b. La permeabilidad del duodeno
c. La presencia, o no, de cálculos residuales en el colédoco
d. Ninguna de las tres

104. Para visualizar las glándulas salivares y sus conductos excretrores realizaremos una:

a. Ortopantografía
b. Pielografía descendente
c. Sialografía
d. Flebografía

105. La secuencia STIR en un estudio de RMN:

a. Suprime tejidos con un T1 largo
b. Es selectiva con la grasa que se mostrará brillante
c. Alarga el T1 para los tejidos con sustancias paramagnéticas
d. Suprime tejidos con un T1 corto

106. Nos piden que estudiemos el seno esfenoidal de un paciente. Proyecciones más adecuadas:

a. Lateral de silla turca y Hirtz
b. Lateral de silla turca y Towne
c. AP de cráneo y Towne
d. Los senos esfenoidales solo son visibles mediante estudio por TC

107. Nos solicitan una radiografía de tórax portátil en urgencias y en la petición reflejan que el paciente tiene un Glasgow de 8, sobre qué nos están aportando información:

a. Nivel de consciencia
b. Nivel de saturación
c. Nivel de glucemia
d. Todas son correctas

108. En un paciente con déficit neurológico agudo la realización de una TC craneal debe ser inmediata en casos de:

a. Cefalea
b. Ausencia de factores de riesgo
c. Ictus de mala evolución
d. Todas son ciertas

109. Es una ventaja de los dosímetros termoluminiscentes:

a. Estructura compleja de la curva de la luz
b. Reutilizables
c. La información almacenada se destruye en el proceso de lectura, aunque la curva de la luz emitida puede conservarse de forma permanente
d. Las tres

110. Si se desea aprovechar el efecto talón para obtener densidades radiográficas equilibradas en zonas corporales con distinto grosor, qué debemos hacer:

a. Colocar la parte más estrecha en el lado del ánodo
b. Colocar la parte más estrecha en el lado del catodo
c. Colocar un filtro en el lado del ánodo
d. Son ciertas B y C

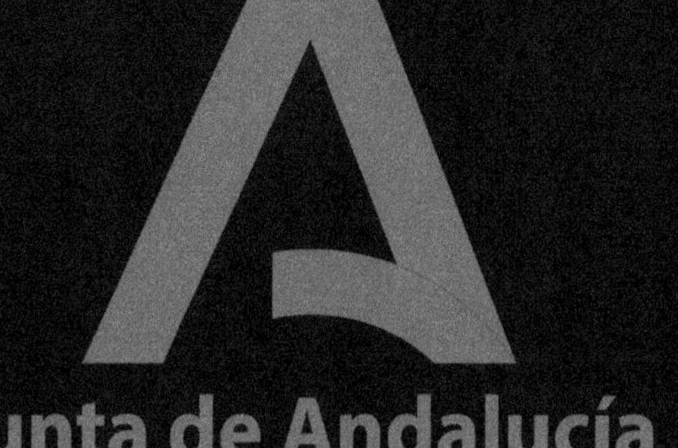

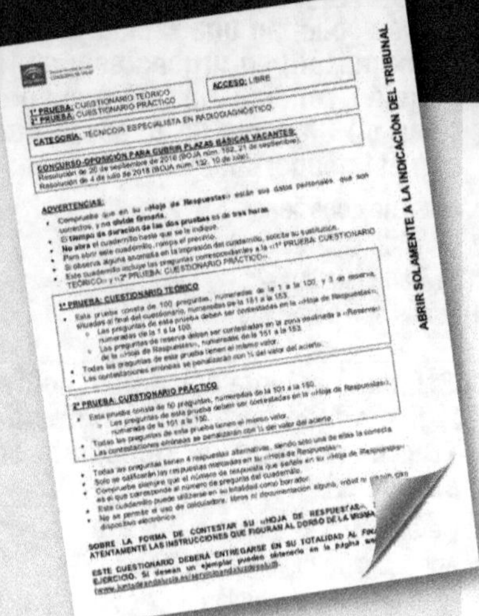

Examen:

24 de enero de 2016

Clave de Respuestas

[...]			Casos	
20B*	47 D	74 B	101 B	128 D
21 B	48 D	75 D	102 A	129 C
22 D	49 D	76 B	103 C	130D*
23 A	50 B	77 C	104 B	131 A
24 A	51 A	78 D	105 C	132 A
25 C	52 D	79 C	106 D	133 A
26 C	53 B	80 A	107 A*	134 C
27 D	54 D	81 A	108 C	135 B
28 C	55 C	82 D	109 A	136D*
29 C	56 B	83 B	110 C	137 C
30 A	57 C	84 D	111 C	138 C
31 D	58 C	85 D	112 A	139 D
32 B	59 B	86 C	113 C	140 D
33 C	60 D	87 D	114 D	141 D
34 A	61 C	88 D	115 D	142D*
35B*	62 B	89 A	116 A	143 A
36 B	63 B	90 C	117 A	144 D
37 D	64 D	91 D	118 D	145 C
38 D	65 B	92 B	119 C	146 D
39 A	66 C	93 C	120 D	147 B
40 B	67 C	94 C	121 D	148 B
41 A	68 D	95 C	122 D	149 C
42 C	69 D	96 B	123 A	150 D
43 A	70 C	97 B	124 D	151 C
44 A	71 D	98 B	125 A	152 C
45 C	72 D	99 C	126 B	153 D
46 C	73 D	100C	127 C	

*Seis preguntas anuladas

[Preguntas 1 a 19 no específicas]

20. [ANULADA] La tasa media recibida por la radiación de fondo es aproximadamente:

a. 0,01 mSv   b. 0,05 mSv
c. 0,1 mSv   d. 0,5 mSv

21. Respecto a la protección radiológica del paciente, es FALSO:

a. Una vez posicionado el paciente y centrado el estudio, el técnico debe diafragmar de manera correcta
b. La distancia foco-piel nunca debe ser menor a 25 cm
c. La zona de vestuario de los pacientes debe estar blindada por la parte adyacente a la sala de examen
d. No debe haber ningún paciente en la sala cuando se explora a otro

22. Cuál es el objetivo principal de colocación de un filtro en el haz primario de un tubo de RX:

a. Aumentar el número de fotones de alta energía que recibe el paciente
b. Disminuir el número de fotones de alta energía que recibe el paciente
c. Aumentar el número de fotones de baja energía que recibe el paciente
d. Disminuir el número de fotones de baja energía que recibe el paciente

23. Cuál de estos factores NO afecta a la dosis recibida por el paciente:

a. Tamaño del foco
b. KV
c. mAs
d. Filtración

24. Los efectos biológicos estocásticos producidos por las radiacioines ionizantes:

a. Se caracterizan por una relación dosis/efecto de naturaleza probabilística
b. Se caracterizan por una relación dosis/efecto correlacionable
c. Su gravedad depende de la dosis recibida
d. Son ciertas A y C

25. Cuál de estos tejidos es más radiosensible:

a. Cardíaco
b. Hepático
c. Mucosa
d. Renal

26. A que grupo de riesgo pertenecen las personas que reciben dosis bajas o muy bajas de radiación, en espacios de tiempo relativamente largos o intermedios con una exposición a un gran volumen corporal:

a. De alto riesgo
b. De riesgo intermedio
c. De bajo riesgo
d. De riesgo especial

27. De qué dependen esencialmente los factores determinantes del riesgo frente a radiaciones ionizantes:

a. De la dosis de Absorción
b. Del volumen irradiado
c. Del tiempo de exposición a la radiación
d. Todos los anteriores

28. La radiación secundaria que se escapa por la carcasa del tubo de rx es radiación:

a. Dispersa
b. Difusa
c. De fuga
d. Útil

29. A una señora se le ha solicitado una Tomografia Axial computerizada, (TAc). Al realizarlo ¿debemos colimar el área de estudio?

a. En los TAC no se usa el colimador
b. No, puesto que la colimación en el TAC no reduce la dosis que recibe el paciente
c. Si, la colimación reduce la dosis que recibe el paciente al disminuir el área de tejido irradiada, mejorando también el contraste
d. Si, la colimación reduce la dosis que recibe el paciente al disminuir el área de tejido irradiada, aunque disminuye también el contraste

30. En el estudio del TAC y con respecto a la calidad de la imagen, la resolución espacial será mayor cuanto:

a. Mayor sea el número de píxeles
b. Menor sea el número de píxeles
c. Menos detectores tenga el equipo
d. Menor sea el contraste del sujeto

31. Ventaja que presenta la TC respecto a la radiología convencional:

a. No hay superposición de imágenes
b. No hay radiación difusa
c. Una sola exposición permite diversas representaciones al poder cambiar las ventanas
d. Son correctas A y C

32. Para la correcta posición del paciente:

a. Se debe inmovilizar siempre
b. Inmovilizar el cuerpo y cabeza siempre que se sospeche que el enfermo puede moverse
c. No es necesario si el TC es de nueva generación
d. Ninguna es correcta

33. En los equipos de TC...

a. de primera generación se utilizaba una matriz curva de detectores
b. de segunda y tercera generación se utiliza una matriz recta de detectores
c. de tercera y cuarta generación se utiliza una matriz curva de detectores
d. Ninguna es cierta

34. A qué se llama en TC anchura de ventana:

a. A la escala de grises
b. A la escala de blancos
c. A la escala de negros
d. Al negro del aire

35. [ANULADA] Qué tipo de contraste es el utilizado en el TC:

a. Contraste ferromagnetico
b. Contraste yodado hidrosoluble
c. Contrastes baritados
d. Ninguna es cierta

36. Los cortes axiales en una exploración con TAC corresponden con:

a. Plano sagital medio
b. Plano transversal
c. Plano coronal medio
d. Plano anterosuperior

37. La matriz de detectores en el TAC de tercera generación es:

a. Lineal
b. Circular
c. En forma de corona
d. Curvilínea

38. Para minimizar las dosis al paciente en Radiología Intervencionista se recomienda:

a. Minimizar los tiempos de exposición
b. Subir los kilovoltajes y bajar los miliamperajes, alcanzando un compromiso entre calidad de imagen y baja dosis a paciente
c. Alejar el tubo de Rx del paciente y acercar el intensificador de imagen al paciente
d. Todas son correctas

39. Los equipos de Radiología Intervencionista:

a. Son Rx de baja energía (hasta 150 kVp)
b. Son Rx de alta energía (3 a 15 MV)
c. Son haces de electrones de alta energía (3 a 12 MeV)
d. Ninguna es correcta

40. En la Flebografía renal, la cateterización se realiza, generalmente:

a. A través de una arteria del miembro superior hasta llegar a la vena renal
b. A través de una vena del miembro superior hasta llegar a la vena renal
c. A través del conducto urinario, uréter y hasta la vena renal
d. Realizando una Punción lumbar hasta la vena renal

41. Qué pH suele tener el estómago humano en condiciones normales:

a. 2   b. 5   c. 7   d. 9

42. En los estudios de colon el contraste negativo (aire) se administra:

a. Mediante un producto efervescente por vía oral
b. Mediante cápsulas de Flatoril
c. Insuflándolo por vía rectal
d. El aire es un contraste positivo

43. La vesícula biliar recibe su contenido (bilis) a través de:

a. Conducto cístico
b. Conducto de Wharton
c. Conducto duodenal
d. Conducto de Wirsung

44. En una sala tele comandada acaban de diagnosticar diverticulosis colónica. Cuál de las siguientes pruebas es más probable que se le haya realizado al paciente:

a. Enema opaco
b. CPRE (Colangio-pancreatografía retrógrada endoscópica)
c. Cistografía
d. TEGD

45. Es una glándula aneja del tubo digestivo:

a. El bazo
b. Las glándulas sudoríparas
c. El páncreas
d. El apéndice vermiforme

46. Respecto al páncreas, es FALSO:

a. Se encuentra entre el duodeno y el bazo
b. La cabeza es la porción más ancha del órgano
c. Se localiza por encima del píloro
d. La cola termina cerca del bazo

47. De las siguientes porciones o partes, cuál pertenece a la nefrona:

a. Glomérulo
b. Tubulo proximal
c. Asa de Henle
d. Todas las anteriores

48. Cuál de estos túbulos son productores de espermatozoides:

a. Túbulos rectos
b. Red de Haller
c. Túbulos efectores
d. Ninguno de los anteriores

49. Cuál de las siguientes estructuras forma parte de las glándulas accesorias del aparato genital masculino:

a. Vesículas seminales
b. Próstata
c. Glándulas de Crowper
d. Todas las anteriores

50. Qué exploración está indicada si tenemos sospecha de que hay reflujo vesical:

a. Urografía I.V
b. Cistografía
c. Urografía minutada
d. Nefrotomografía

51. Qué es una jaula de Faraday:

a. El sistema de aislamiento de una sala de R.M
b. La carcasa que rodea el iman
c. Un lugar especial para dejar las antenas que no se utilicen
d. El recipiente de almacenaje de los elementos criogenos

52. Se consideran contrastes positivos:

a. Las sales de bario
b. Los compuestos yodados
c. Los gases
d. Son correctas A y B

53. El Gadolinio es un agente de contraste que según su mecanismo de acción se clasifica como:

a. Contrastes Negativos
b. Contrastes Positivos
c. Contrastes Neutro
d. Son ciertas A y B

54. Para qué se utiliza el contraste intravenoso en tomografia axial computerizada (TAC):

a. Para resaltar las zonas patológicas
b. Para visualizar vasos
c. Para diferenciar patológias según captación
d. Todas son correctas

55. Las técnicas Doppler de ultrasonidos tienen su indicación principal en:

a. La colecistitis
b. El estudio articular
c. El estudio de los vasos
d. Pacientes poco colaboradores

56. El principio fundamental de todos los ultrasonidos médicos es el efecto:

a. ionizante
b. piezoeléctrico
c. fotoeléctrico
d. fotográfico

57. En la imagen ecográfica de un quiste hepático simple veremos:

a. una imagen redondeada hipoecoica, con multitud de ecos internos,con sombra acústica posterior
b. una imagen redondeada anecoica, bien delimitada con sombra acústica posterior
c. una imagen redondeada, anecoica, bien delimitada, con refuerzo posterior
d. Ninguna de las tres cosas

58. En una exploración ecográfica para estudio ginecológico se debe tener la vejiga de la paciente a máxima repleción porque...

a. se debe visualizar bien las paredes de la vejiga, sobre todo en su parte posterior
b. comprime todo el sistema ginecológico, viendo una estructuración mucho más uniforme
c. la utilizaremos de ventana ecográfica y asi tendremos una mejor información al tener una mejor señal de retorno
d. Por ninguna de esas tres razones

59. Órgano que se utiliza como ventana ecográfica para el estudio del riñón derecho:

a. El estómago
b. El hígado
c. El páncreas
d. El bazo

60. Qué técnica de imagen debe emplearse para el estudio del manguito de los rotadores:

a. Ecografia
b. TC
c. RM
d. Son ciertas A y C

61. Son contrastes negativos:

a. Sulfato de bario
b. Oxigeno
c. Aire
d. Son correctas B y C

62. Vías por las que podemos introducir un contraste baritado:

a. Via oral
b. Via oral, intestinal y rectal
c. Via oral, intestinal, rectal e intravenosa
d. Ninguna de las tres

63. La palidez, la caída brusca de la presión arterial, la taquicardia, la arritmia cardiaca, etc. son manifestaciones de las reacciones adversas a los medios de contraste de tipo:

a. Leves
b. Graves cardiovasculares
c. Graves respiratorias
d. Graves generales

64. Cuál de las siguientes funciones no es desarrollada por un Técnico Superior en Radiodiagnóstico:

a. Control y gestión de programa de citas a pacientes
b. Procesamiento de peliculas de rayos x
c. Preparación de dosis de radiofármacos
d. Sedación de pacientes para técnicas especiales

65. Puede el Técnico Superior validar los resultados técnicos de un estudio radiológico:

a. En ningún caso
b. Si y debe hacerlo
c. Sólo bajo la supervisión del jefe de servicio
d. Ninguna es cierta

66. NO es función del supervisor:

a. Elaboración de plantillas de trabajo
b. Garantizar el cumplimiento del control de calidad
c. Supervisar el trabajo del personal facultativo y no facultativo
d. Todas son funciones del Supervisor

67. Qué tareas dentro del marco laboral NO puede realizar el Técnico Superior:

a. Realización de técnicas de digitalización de imágenes
b. Realización de técnicas de digitalización de Medicina Nuclear
c. Vigilancia de constantes vitales a pacientes criticos
d. Puede realizar todas ellas

68. Dentro del servicio de radiologia, qué áreas de trabajo no están incluidas:

a. Tomografia Computerizada
b. Resonancia Magnética
c. Telemando
d. Medicina Nuclear

69. Organizar el plan de mantenimiento del equipo es funcion del:

a. Supervisor
b. Técnico Superior
c. Personal de Apoyo
d. Jefe de Servicio

70. En cuanto la metodologia de la investigación, las limitaciones del método cientefico son:

a. No tiene limitaciones
b. El consentimiento informado de los participantes no es obligatorio
c. Problemas morales o éticos
d. Son correctas A y B

71. NO es caracteristico del metodo cientifico:

a. Control
b. Empirismo
c. Sistematización
d. Las tres son correctas

72. Cúal de las siguientes NO constituye una etapa en un proceso de investigación:

a. Recogidas de datos
b. Fase preliminar
c. Fase de planificación
d. Fase de la hipótesis

73. Son material biológico los siguientes, EXCEPTO:

a. Los organismos vivos
b. Las células de los organismos vivos
c. Los genes y la información relativa de las células
d. Los tres son material biológico

74. Quién promueve y financia la Red Nacional de Biobancos:

a. La Universidad Alfonso X el Sabio
b. El Instituto de Salud Carlos III
c. El Ente Público Intersectorial de Salud
d. Ninguno de las anteriores

75. Qué evalúa el denominado Proyecto Ibérico (1989):

a. La capacidad docente de los Hospitales
b. La calidad en la atención especializada
c. La calidad cientifico-técnica de una red sanitaria
d. La calida en atención primaria

76. Cuando una empresa autorizada da la conformidad con relación al cumplimiento de unas normas, siendo su finalidad la de garantizar que se documenten y sigan unos procedimientos concretos, es:

a. Acreditación
b. Certificación
c. Autorización
d. Auditoria

77. Qué tipo de radiación ionizante de tipo natural hay que tener en cuenta siempre en dosimetria:

a. Las empleadas en el PET
b. Las utilizadas en Radiologia digital
c. Las radiación de fondo
d. Ninguna de las tres

78. Respecto de la vigilancia de la salud:

a. El empresario deberá garantizar la vigilancia de la salud a todos los trabajadores que voluntariamente quieran someterse a ella o que , en su caso, deban en los supuestos especificados en el articulo 22 de la LPRL
b. Soló puede ser realizado por los servicios de prevención que dispongan de profesionales sanitarios con la titulación adecuada (Médicos Diplomados en Medicina del trabajo o facultativos con Diploma de Medicina de Empresa y Enfermeros Diplomados en Enfermeria de Empresa)
c. La salvaguarda y el respeto del derecho a la intimidad y la dignidad del trabajador y la confidencialidad de los resultados es fundamental
d. Todas las respuestas son correctas

79. Qué es un píxel:

a. Es sinónimo de vóxel
b. Elemento más grande con información en una imagen digital
c. Elemento más pequeño con información en una imagen digital
d. Nada es correcto

80. Donde vienen recogidas las bases para trabajar bajo marcos de calidad asistencial en España:

a. En la Ley General de Sanidad de 1986
b. En el marco de la Constitución Española
c. En el Código Civil
d. En la Ley General de Sanidad de 2002

81. Qué periodo de tiempo se deben archivar los informes referidos a los datos clinicos de un paciente:

a. 5 años
b. 10 años
c. 20 años
d. 30 años

82. En la proyección de Towne:

a. El haz central de rayos X se dirige a un punto situado a unos 8 cms por encima de la glabela y en la línea media
b. La línea orbitomeatal es perpendicular a la película
c. El haz central de rayos X tiene una angulación caudal de 30 grados
d. Todas las respuestas son correctas

83. La proyección de Stenvers sirve para:

a. Agujero óptico
b. Conducto auditivo interno
c. Hendidura esfenoidal
d. Agujero rasgado posterior

84. En que proyección de craneo visualizaremos: silla turca, apófisis mastoides, techo de las órbitas, seno frontal y seno esfenoidal:

a. Towne
b. Stenvers
c. Guillen
d. Lateral

85. En la proyección AP de columna lumbar:

a. El paciente se encuentra en decúbito prono
b. El haz de rayos X es paralelo a la película
c. El plano sagital medio del paciente es paralelo a la mesa
d. Ninguna de las tres

86. Para un centraje correcto en la radiografía simple de abdomen, el haz de rayos X central se debe dirigir:

a. Sobre la sínfisi púbica
b. Sobre el ombligo
c. En la línea media a nivel de las crestas ilíacas
d. En la linea media sobre un punto situado a 5 cms por debajo del apéndice xifoides

87. Dentro del patrón aéreo normal de la radiografía de abdomen simple, se puede apreciar presencia de gas en:

a. Cámara gastrica   b. Bulbo duadenal
c. Recto   d. Las tres

88. La filtración total equivalente en el haz útil de radiación para equipos que trabajen a una tensión superior a 70 kVp, debe ser:

a. Menor de 2mm de Al
b. Menor de 2,5mm de Al
c. Menor o igual a 2,5 mm de Al
d. Mayor o igual a 2,5mm de Al

89. El TER sabrá que la variación máxima de la tensión con cambios en la corriente del tubo debe ser:

a. Inferior al 10%
b. Inferiro al 15%
c. Inferior al 20%
d. Entre el 10 y el 15%

90. Las pruebas para el control de calidad que revistan especial complejidad deberá realizarlas:

a. La empresa que suministro el equipo
b. El Técnico Especialista en Radiodiagnóstico
c. El Especialista en Radiofísica Hospitalaria
d. El Médico Especialista en Radiodiágnostico

91. En el Sistema de Intercomunicación con el paciente:

a. Se tendrá siempre un contacto visual y auditivo con el paciente
b. El paciente durante la prueba tendrá a su alcance un timbre de llamada que podrá activar cuando quiera
c. Antes de ser sometido al estudio, el paciente será siempre informado de estos pasos a seguir durante el examen
d. Las tres son correctas

92. Entre los efectos tardíos de las radiaciones ionizantes está:

a. El síndrome de irradiación aguda
b. La carcinogénesis
c. El acortamiento de la vida
d. Son correctas B y C

93. Factor que expresa la calidad de una radiación y que se incluye en la dosis equivalente para expresar el daño asociado a la misma:

a. Factor de exposición
b. Factor de cantidad
c. Factor de ponderación o calidad
d. Factor de locomoción

94. Fase del síndrome de irradiación aguda en la que aparecen los primeros síntomas, que suelen ser náuseas, diarreas y vómitos:

a. Fase de latencia
b. Fase de estado
c. Fase prodrómica
d. NInguna es correcta

95. Cuál de la siguentes estructuras se localiza a nivel del interespacio entre la 2ª y 3ª vértebra cervical:

a. Cartilago tiroides
b. Apófisis Xifoides
c. Gonión
d. Apófisis mastoides

96. Cuál de los siguientes puntos de referencia óseos está en el mismo plano transverso que la sínfisis púbica:

a. Tuberosidad isquiática
b. Prominencia del trocánter mayor
c. Espina ilíaca anterosuperior
d. Cresta ilíaca

97. Angulación correcta al realizar una radiografía lateral de rodilla:

a. Perpendicular al plano sagital medio de la rodilla
b. 5º craneal
c. 5º caudal
d. 10º caudal

98. Es una glándula aneja del tubo digestivo:

a. El bazo
b. El páncreas
c. El apéndice vermiforme
d. Las glándulas sudoríparas

99. Donde comienza el esófago:

a. En la primera vértebra cervical
b. Entre la 7ª cervical y la 1ª dorsal
c. A la altura de la 6ª cervical
d. Justo por debajo de la 1ª dorsal

100. Si queremos demostrar todo el ángulo esplénico del colon; posición en la que tomaremos la radiografía:

a. OAD   b. OPI
c. OAI   d. Decúbito lateral izquierdo

101. El objetivo principal de la protección radiológica es:

a. Prevenir la ocurrencia de efectos estocásticos

b. Prevenir la ocurrencia de efectos no estocásticos y limitar la probabilidad de incidencia de los efectos estocásticos

c. Limitar la probabilidad de incidencia de los efectos no estocásticos

d. Conjuntamente A y C

102. Un Técnico Superior en Imagen para el Diagnóstico desempeña su trabajo en el Servicio de Medicina Física y Radioprotección de un centro Hospitalario. Esto supone que tenga que demarcar y señalizar debidamente todas las zonas del centro susceptibles de irradiación y contaminación externa. Además de un control rutinario del cumplimiento de las señalizaciones y actualización si fuese necesario. Qué zona señalizará el TSID con un trébol amarillo con puntas radiales sobre fondo blanco:

a. Zona de permanencia limitada con riesgo de irradiación

b. Zona de acceso prohibido con riesgo de contaminación

c. Zona vigilada con riesgo de irradiación

d. Zona vigilada con riesgo de contaminación

103. La zona vigilada se identificará con un trebol de color:

a. Amarillo   b. Verde

c. Gris azulado   d. Rojo

104. La formación del personal que realice los controles y mediciones de dosimetria de área será acreditada por:

a. Director Gerente del Centro Hospitalario

b. Consejo de Seguridad Nuclear

c. Jefe del Servicio de Física y Protección Radiológica

d. Supervisor de la instalación

105. Sobre Dosimetría de área, es FALSO:

a. Su finalidad es evaluar el riesgo radiológico de un area determinada

b. También se denomina dosimetría ambiental

c. Las mediciones se realizan siempre con detectores fijos

d. En la gammateca se realiza dosimetría de área

106. El TSID debe conocer que, dependiendo del riesgo de exposición, la zona 'controlada' puede ser de varios tipos:

a. controlada 'con riesgo' y sin riesgo

b. de 'permanencia limitada' y 'vigilada'

c. 'vigilada' y 'de acceso prohibido'

d. de 'permanencia limitada', de 'permanencia reglamentada' y de 'acceso prohibido'

107. [ANULADA] 'Zona de libre acceso' es aquélla en la que:

a. es muy improbable recibir dosis superior a 1/10 de los límites anuales permitidos

b. no es improbable recibir dosis superior a 1/10 de los límites anuales permitidos, siendo muy improbable recibir dosis superiores a 3/10 de dichos límites

c. existe el riesgo de recibir en una exposición única, dosis superiores a los límites anuales permitidos

d. es muy improbable recibir dosis superior a 1/10 de los límites anuales permitidos

108. En que zona es obligatorio el uso de dosimetría personal:

a. Zona Vigilada

b. Zona de libre acceso

c. Zona controlada

d. Todas son ciertas

109. A las zonas controladas solo pueden acceder los trabajadores de Categoría:

a. A   b. B   c. C   d. B y C

110. El TSID del Servicio de Protección Radiológica debe conocer la definición correcta de zona controlada:

a. Zona en la que es muy improbable recibir dosis superior a 1/10 de los límites anuales permitidos

b. Zona en la que no es improbable recibir dosis superiores a 1/10 de los límites anuales de dosis, siendo muy improbable recibir dosis superiores a 3/10 de dichos límites

c. Zona en la que exista la posibilidad de recibir una dosis equivalente superior a 3/10 de los límites de dosis equivalente establecidos para cristalino, la piel y las extremidades

d. Zona en la que existe el riesgo de recibir en una única exposición, dosis superiores a los limites anuales permitidos

111. Qué zona clasificará el TSID con un trébol rojo con su campo punteado, sobre fondo blanco:

a. Zona de permanencia limitada con riesgo de irradiación

b. Zona vigilada con riesgo de contaminación

c. Zona de acceso prohibido con riesgo de contaminación

d. Zona de libre acceso con riesgo de irradiación

112. La señalización de zonas, además del símbolo internacional de la radiactividad, debe incluir leyenda:

a. Tipo de zona en la parte superior y el tipo de riesgo en la inferior

b. Sistema de acceso en la parte superior y tipo de riesgo en la inferior

c. Tipo de riesgo en la zona superior

d. Clase de personal que puede acceder a la zona (en la parte superior) y tipo de zona en la parte inferior

113. Respecto a las zonas vigiladas:

a. Solo pueden acceder trabajadores de categoría A

b. Pueden acceder trabajadores de categoría A, B y C

c. Pueden acceder trabajadores de categoría B si existe dosimetría de área

d. Solo accede el personal de categoría B

114. Para el TSID cuál es la definición de Zona Vigilada:

a. Zona en la que es muy improbable recibir dosis superior a 1/10 de los límites anuales permitidos

b. Zona en la que no es improbable recibir dosis superiores a 3/10 de los límites anuales permitidos

c. Zona en la que existe el riesgo de recibir en una única exposición, dosis superiores a los límites anuales permitidos

d. Zona en la que exista la posibilidad de recibir una dosis equivalente superior a 1/10 de los limites de dosis equivalente establecidos para el cristalino, la piel y las exremidades

115. Respecto a los sistemas de control de zonas

a. En la zona de permanencia limitada solo existirá dosimetría de área

b. En las zonas vigiladas no es necesario ningún tipo de control

c. En las zonas de acceso prohibido solo es obligatorio la dosimetría de área

d. En las zonas controladas es obligatorio la dosimetría personal

116. Qué zona señalizará el TSID del Serivicio de Física y Protección radiológica, con un trébol de color rojo con puntas radiales y su campo punteado:

a. Zona de acceso prohibido con riesgo de irradiación y contaminación

b. Zona peligrosa por irradiación

c. Zona peligrosa de contaminación

d. Son correctas B y C

117. La dosimetría de área:

a. Diferencia los espacios sometidos en dos zonas: zona vigilada y controlada

b. Diferencia cuatro zonas: zona vigilada, zona controlada, zona de tránsito y zona de trabajo

c. Sólo mide las dosis en las salas de Rx

d. Sólo existe la dosimetría personal para profesionales

118. En las zonas vigiladas:

a. Será obligatorio el uso de dosímetros individuales

b. Se requerirá vestir ropas especiales de trabajo

c. Serán excluidos totalmente, los menores de 18 años

d. No es obligatorio el uso de dosímetro siempre y cuando exista dosimetría de área

119. En relación a los profesionales que trabajan en salas de radiodiagnóstico. El Límite de Dosis Equivalente para el cristalino en estos trabajadores expuestos es de:

a. 50 mSv por año oficial
b. 100 mSv por año oficial
c. 150 mSv por año oficial
d. 250 mSv por año oficial

120. El titular del centro sanitario, donde esté ubicada la unidad asistencial de radiodiagnóstico, deberá archivar los informes relacionados con las dosis impartidas y los niveles de radiación durante:

a. 5 años
b. 10 años
c. 20 años
d. 30 años

121. Según el criterio ALARA cualquier dosis de radiación por debajo de los límites anuales establecidos en la reglamentación estará:

a. Permitida, siempre en condiciones habituales
b. Tolerada incondicionalmente
c. Permitida, sólo para trabajadores expuestos
d. Permitida, si su recepción está justificada y la operación que da lugar a la misma,ha sido perfeccionada para hacerla lo mejor posible

122. Habitualmente, en radiodiagnóstico, el grosor del elemento de protección de un delantal plomado es equivalente a:

a. 1 mm de Pb
b. 0,75 mm de Pb
c. 0,50 mm de Pb
d. 0,25 mm de Pb

123. Los profesionales expuestos a radiaciones ionizantes:

a. Están clasificados en función del riesgo y dosis que reciben
b. Están clasificados de acuerdo con la categoría profesional
c. El límite de dosis que pueden recibir depende de la edad y el sexo
d. Ninguna de las tres es cierta

124. Qué célula germinal es más radiosensible:

a. Espermatocito
b. Espermio
c. Espermátide
d. Espermatogonia

125. Nos situamos en una clase dentro de un curso organizado por la sección Sindical de un Centro Hospitalario X, donde se va a impartir , conocimientos básicos sobre los efectos de la radiación sobre el organismo. Las células que conforman el parenquima:

a. Realizan la función del organo
b. Se encargan del aporte vascular
c. Se encargan de dar sosten al conjunto
d. Se encargan de dar cohesión

126. La radiosensibilidad de un tejido está relacionada:

a. Con un número de mitosis bajo
b. Directamente con su indice mitótico
c. Directamente con su grado de diferenciación
d. Ninguna de las anteriores

127. Principal efecto de la radiación:

a. Aumento de la capacidad proliferativa
b. Pérdida de la capacidad de renovación
c. Pérdida de la capacidad proliferativa
d. Aumento de la capacidad de renovación

128. Se llama 'tiempo de tránsito':

a. Al tiempo que tarda una célula en madurar
b. Al tiempo que tarda una célula en morir
c. Al tiempo que tarda una célula en reparar las lesiones
d. Al tiempo que tarda una célula en diferenciarse

129. En los síndromes de irradiación aguda:

a. Los síntomas gastrointestinales se producen antes que los hematológicos
b. Los síntomas hematólogicos se producen antes que los gastrointestinales
c. Los síntomas gastrointestinales y hematologicos se producen al mismo tiempo
d. El tiempo de la reparación de las lesiones tambien es mas largo para la mucosa intestinal

130. [ANULADA] En la fase de latencia:

a. Los síntomas suelen presentarse en forma de náuseas, vómitos y diarreas
b. Se presentan síntomas generales como cefalea, astenia, vértigo y leucopenia
c. La gravedad de los síntomas está relacionada con la dosis
d. Todas son correctas

131. El síndrome neurológico requiere dosis de cuántos cGy:

a. Más de 1.500
b. Menos de 5.000
c. Más de 5.000
d. Menos de 4.000

132. El síndrome gastrointestinal se presenta tras dosis de:

a. 500 cGy y periodo de latencia de 5 dias
b. 1.500 cGy y periodo de latencia de 15 dias
c. 5.000 cGy y periodo de latencia de 25 dias
d. 2.500 cGy y periodo de latencia de 15 dias

133. El síndrome hematológico se produce con dosis entre:

a. 200 cGy y 1000 cGy y aparece tras un periodo de latencia de 15 días
b. 100 cGy y 200 cGy y aparece tras un periodo de latencia de 10 días
c. 150 cGy y 300 cGy y aparece tras un periodo de latencia de 20 días
d. 50 cGy y 400 cGy y aparece tras un periodo de latencia de 25 días

134. El periodo de latencia propio del síndrome hematológico es de hasta cuántas semanas:

a. 5
b. 2
c. 3
d. 4

135. La dosis recibida para que se produzca el síndrome gastrointestinal es suficiente para que aparezca:

a. Resistencia al tratamiento con antibióticos
b. El síndrome hematológico
c. Rechazo al tratamiento de soporte
d. Ninguna de las anteriores

136. [ANULADA] En la fase de organogénesis, las alteraciones como consecuencia de la interacción con radiaciones ionizantes pueden ser:

a. Aborto espontáneo
b. Alteraciones en el esqueleto y en los órganos internos
c. Alteraciones en el sistema nervioso central
d. Son ciertas B y C

137. Indique la ERRÓNEA. Para la realización de la proyección lateral de los senos paranasales se coloca la cabeza de forma que:

a. El plano sagital sea paralelo al chasis
b. La linea interpupilar sea perpendicular al chasis
c. Se apoye el mentón sobre el chasis
d. El rayo central es perpendicular al chasis

138. La línea orbitomeatal debe ser perpendicular al chasis en la proyección de:

a. Waters
b. Shüller
c. Caldwell
d. Rhese

139. El estudio radiológico de la cintura escapular debe incluir:

a. Escápula
b. Clavícula y húmero
c. Cúbito y radio
d. Escápula, clavícula y húmero

140. Las proyecciones radiológicas básicas son:

a. Anterior
b. Anteroposterior
c. Lateral de la zona de estudio
d. Son correctas B y C

141. En el estudio radiológico de la extremidad superior es importante:

a. Dejar fuera del haz primario las piernas
b. Dejar fuera del haz primario las gónadas
c. Colimar todo lo que sea preciso
d. Todas son correctas

143. Para valorar el tórax en niños y lactantes se emplea:

a. La AP
b. La PA en inspiración forzada
c. PA en decúbito lateral
d. Pa en inspiración

144. NO forma parte de la pelvis:

a. Isquion   b. Ilion
c. Pubis   d. Rótula

145. La proyección lórdotica apical de tórax nos sirve para:

a. descartar Neumotórax
b. ver derrames pleurales
c. ver libres de superposición los vértices pulmonares
d. ver enfisemas

146. En la PA de tórax la DFP (Distancia Foco Placa) será de:

a. 1,20 metros
b. 1,50 metros
c. 2,55 metros
d. 1,80 metros

147. En la PA de tórax el Kv tiene que ser:

a. Medio
b. Alto
c. Reducido
d. Mínimo

148. La PA de tórax se realiza:

a. En cualquier momento de la respiración
b. En inspiración máxima
c. En espiración
d. Con el pulso acelerado

149. Un tórax en espiración forzada, se solicita cuando se sopecha:

a. Ca de Pulmon de estadio avanzado
b. Pancreatitis aguda
c. Neumotórax
d. VIH +

150. La proyección útil para visualizar las articulaciones intertarsianas:

a. AP de tobillo
b. Lateral de tobillo
c. AP en estrés de tobillo
d. Ninguna es cierta

151. Se realizan radiografías de abdomen en inspiración y espiración para:

a. valorar una apendicitis
b. visualizar mejor la vejiga urinaria
c. localizar opacidades en algún órgano abdominal
d. No tiene sentido realizarlas

152. Proyección para que en una placa de tórax las clavículas queden situadas por encima de los vértices:

a. AP   b. PA
c. Lordótica Apical   d. AP en decúbito supino

153. Los pacientes claustrofóbicos:

a. Son obesos
b. Necesitamos mas tiempo para informarlos
c. Suelen ser irritables
d. Son ciertas B y C

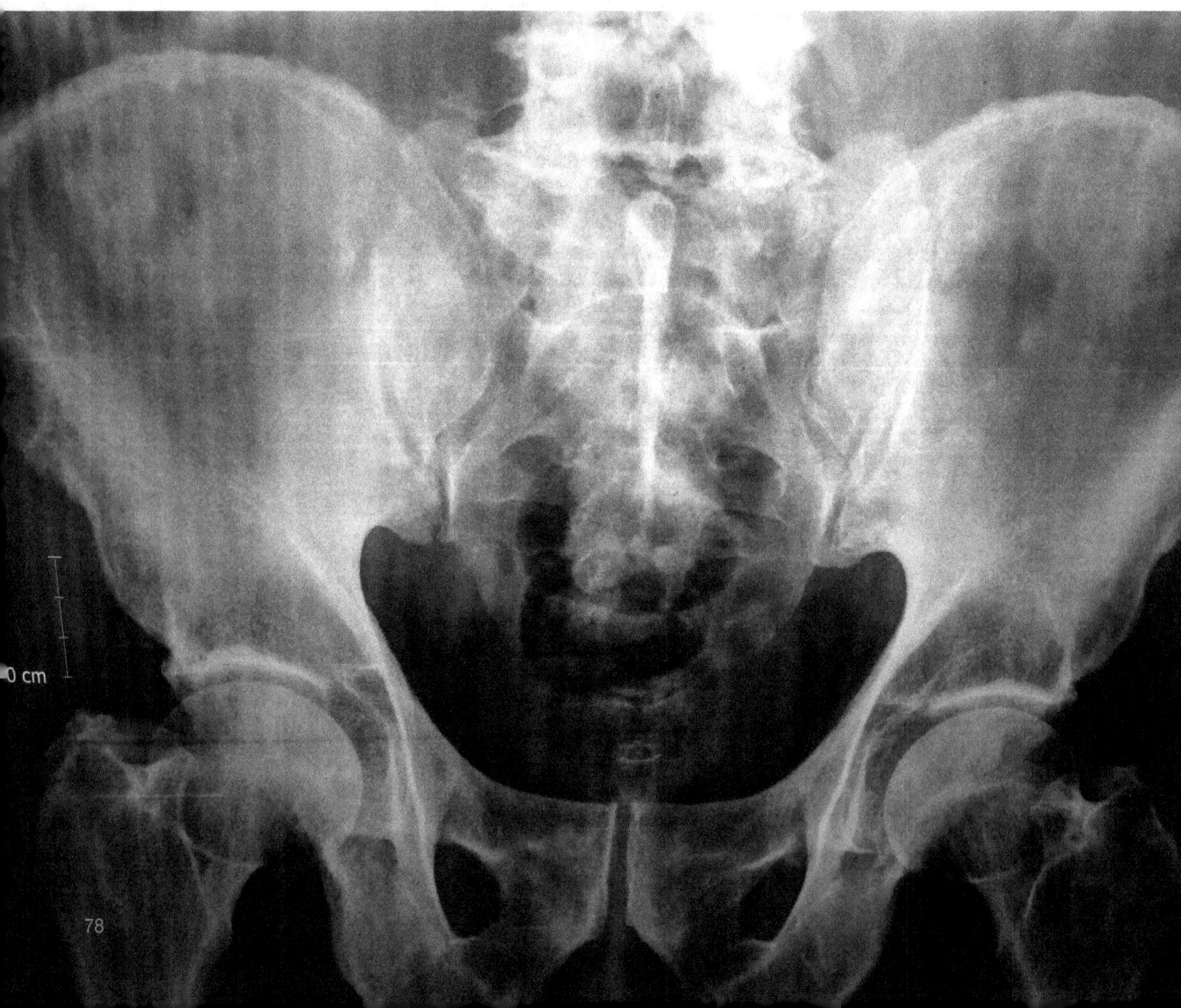

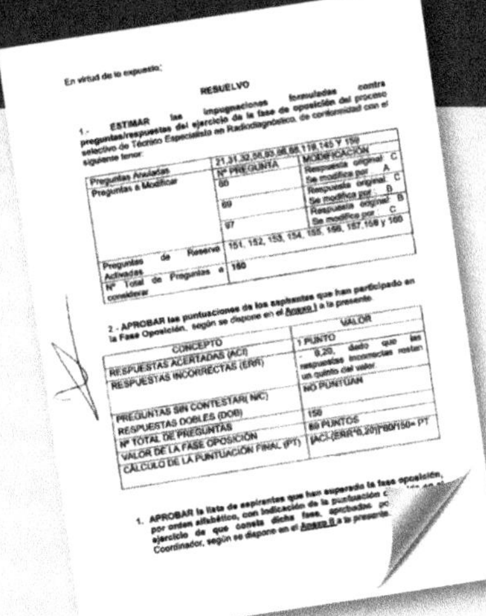

EXAMEN:

29 DE SEPTIEMBRE DE 2012

CLAVE DE RESPUESTAS

1 A	33 D	65 C	97 C	129 A
2 D	34 A	66 D	98 B*	130 D
3 D	35 B	67 D	99 B	131 C
4 A	36 D	68 A	100 B	132 D
5 C	37 D	69 B	101 B	133 D
6 B	38 C	70 C	102 B	134 A
7 C	39 B	71 B	103 D	135 D
8 C	40 A	72 D	104 A	136 A
9 D	41 D	73 C	105 D	137 C
10 C	42 C	74 C	106 B	138 A
11 A	43 C	75 A	107 A	139 B
12 C	44 C	76 A	108 D	140 A
13 D	45 B	77 D	109 C	141 D
14 C	46 D	78 D	110 C	142 A
15 C	47 A	79 B	111 A	143 D
16 D	48 A	80 A	112 C	144 B
17 C	49 B	81 B	113 A	145 D*
18 A	50 D	82 B	114 C	146 D
19 C	51 C	83 D	115 C	147 A
20 A	52 B	84 B	116 C	148 D
21 D*	53 C	85 D	117 C	149 D
22 D	54 D	86 B	118 D	150 D
23 C	55 A	87 A	119 B*	151 A
24 D	56 D*	88 C	120 C	152 D
25 D	57 C	89 D	121 D	153 D
26 A	58 B	90 D	122 B	154 A
27 D	59 D	91 C	123 B	155 B
28 D	60 A	92 B	124 D	156 A
29 D	61 B	93 B*	125 D	157 C
30 C	62 C	94 C	126 A	158 D
31 C*	63 D	95 C	127 D	159 C*
32 D*	64 B	96 D*	128 C	160 B

*DIEZ PREGUNTAS ANULADAS

1. Las barreras higiénicas, aplicadas para prevenir o limitar las infecciones nosocomiales pueden ser:

a. Físicas, Químicas, Biológicas y Educativas
b. Físicas, Químicas, Biológicas y Profilácticas
c. Químicas, Quimioterápicas y Educativas
d. Biológicas, Educativas y Desinfectantes

2. Según el origen del microorganismo de la infección se distinguen:

a. Infección exógena
b. Infección endógena
c. Adquisición exógena de la flora seguida de la infección endógena
d. Las tres son ciertas

3. Es un fin práctico de la epidemiología:

a. Proporcionar la información básica necesaria para el desarrollo de sistemas de taxonomía
b. Reducir y eliminar los errores accidentales y sistemáticos
c. Reforzar los criterios de juicio en clínica y en salud Comunitaria
d. Descubrir las causas por la que aparece y persiste una enfermedad en una comunidad

4. Cuando los residuos se transforman, dentro de un proceso de producción para su fin inicial o para otros fines, incluido el compostaje, el procedimiento se denomina:

a. Reciclaje
b. Valoración
c. Reutilización
d. Gestión

5. Sobre el lavado de manos:

a. Se ha sustituido por la utilización de guantes desechables estériles para todo
b. La piel de las manos del personal sanitario está considerada como un instrumento más de exploración y por tanto no se toman medidas especiales
c. Está demostrado que la piel de las manos del personal sanitario es el principal mecanismo de transmisión de microorganismos
d. No está demostrado que la piel de las manos del personal sanitario sea el principal mecanismo de transmisión de microorganismos

6. Las técnicas de desinfección se dividen en tres categorías, estas son:

a. Agentes mecánicos, antivíricos y químicos
b. Agentes mecánicos, físicos y químicos
c. Agentes antivíricos, antiparasitarios y químicos
d. Ninguna de las tres es correcta

7. Los agentes físicos son aquellos usados en desinfección que emplean efectos físicos tales como:

a. Los compuestos alcohólicos, yodo y mercuriales
b. Derivados bifenólicos, oxidantes y formol
c. El calor, la presión, la humedad, la ionización, etc
d. Son correctas la A y la B

8. Sobre las mascarillas:

a. Se deben humedecer solo cuando existen elementos volátiles en el ambiente
b. Nos lavaremos las manos antes y después de habernos colocado la mascarilla
c. Se usarán siempre que se sospeche enfermedad transmisible respiratoria
d. Deben cubrir las fosas nasales de forma completa y eventualmente la boca

9. Los pacientes atendidos en los Servicios de Radiodiagnóstico y de Medicina Nuclear proceden:

a. De Consultas Externas
b. Del Servicio de Urgencias
c. De aquellos que se encuentran hospitalizados
d. De las tres

10. Cual de las siguientes NO es una función del Técnico en imagen para el Diagnóstico:

a. Preparar la sala de exploración para la prueba
b. Llamar al paciente por su nombre y dos apellidos
c. No explicar al paciente el tipo de exploración que se le va a realizar
d. Realizar un examen de calidad a la imagen conseguida

11. Lugar del Servicio de Medicina Nuclear en el que se administra el radiofármaco al paciente:

a. Sala de inyección
b. Sala de espera de pruebas
c. Sala de control de medicamentos
d. Cámara caliente

12. Cuál de los siguientes derechos NO está contemplado en la carta de los Derechos del paciente:

a. Tiene derecho a recibir una atención sanitaria integral de sus problemas de salud
b. Tiene derecho al respeto de su personalidad, dignidad humana e intimidad
c. El facultativo se reserva el derecho a informar al paciente de todo lo relativo a su proceso, pudiéndose incluir aquí los riesgos
d. El paciente tendrá derecho a negarse al tratamiento y solicitar si así lo desea el alta voluntaria

13. Derechos y Deberes del paciente. Como objetivos fundamentales podemos destacar:

a. Acercar la sanidad a todos los ciudadanos
b. Satisfacer las necesidades de los pacientes
c. Incorporar la opinión de los pacientes para poder así medir la calidad asistencial
d. Todas las respuestas anteriores son correctas

14. Son reglas de la mecánica corporal, EXCEPTO una:

a. Siempre hay que elegir una base de apoyo amplia y estable
b. Mantener la carga equilibrada y cerca del cuerpo cuando se levante y transporte algo
c. Mantener la espalda curvada y girar el tronco lo máximo posible cuando se levanta algo del suelo
d. Utilizar la musculatura del abdomen o de las piernas para levantar o mover objetos pesados

15. Secuencia de movimientos para pasar a un paciente de la cama, traslado en silla de ruedas a la sala de exploración:

a. Fowler→orilla de la cama→silla de ruedas→traslado→sala de exploración
b. Orilla de la cama→silla de ruedas→Fowler→traslado→sala de exploración
c. Orilla de la cama→Fowler→silla de ruedas→ traslado→sala de exploración
d. Ninguna de las tres

16. Para ser un buen comunicador:

a. Hay que ponerse a la altura de las circunstancias
b. Comprobar que la persona o personas que nos están escuchando han comprendido nuestro mensaje
c. Trasmitir la información con palabras entendibles para quien nos escucha
d. Las tres son correctas

17. En la atención a pacientes seniles y oncológicos, cuál de las siguientes actitudes es INCORRECTA:

a. Hay que cuidar mucho la comunicación no verbal y verbal
b. Debe mostrarse disponibilidad sin interrumpirle, transmitiendo aceptación y acompañamiento
c. No se deben permitir las manifestaciones de tristeza y llanto
d. Nunca debe darse sensación de prisa y no evitar la conversación si el paciente necesita hablar

18. Qué recomendación es FALSA de aquellas que se le da al paciente de Medicina Nuclear cuando realiza la micción y ésta se lleva a cabo en su domicilio:

a. La práctica y manera de realizar la micción es la habitual de cada sexo
b. Aumentar al máximo la frecuencia miccional post-inyección
c. Darle al menos dos veces a la cisterna del wáter
d. Limpiar adecuadamente los genitales externos con papel absorbente y echarlo directamente en el wáter

19. La zona de permanencia limitada se señaliza con un trébil de color:

a. naranja sobre fondo blanco
b. rojo sobre fondo blanco
c. amarillo sobre fondo blanco
d. gris sobre fondo blanco

20. Los principios del ICRP se basan en un sistema de limitación de dosis, cuyas principales pautas son:

a. Justificación, optimización y limitación individual de dosis
b. Justificación, optimización, actualización
c. Justificación, optimización
d. Ninguna de las tres

21. [ANULADA] Objetivo principal que persigue la protección radiológica:

a. Limitar la probabilidad de que ocurran los efectos aleatorios
b. Prevenir que sucedan los efectos determinantes
c. Distancia, tiempo y blindaje
d. Son ciertas A y B

22. La parada cardiorespiratoria se manifiesta por los siguientes signos básicos:

a. Apnea, debido al paro respiratorio
b. Ausencia de pulsos centrales (carotideo y femoral), a consecuencia de la parada cardiaca
c. Pérdida de conciencia
d. Las tres son correctas

23. Ante las reacciones surgidas tras la administración de un medio de contraste:

a. En caso de reacciones graves, se debe esperar para ver si mejora sola
b. Se enviará sin tratar al lugar de procedencia del paciente y se informará vía telefónica al responsable
c. Debe ser detectada y tratada rápidamente
d. Se trasladará al servicio de urgencias para que lo traten allí

24. Si el paciente ha sido víctima de accidente y está inconsciente, entre las medidas a adoptar están:

a. Mantener permeables las vías aéreas
b. Evitar la caída de la lengua hacia atrás
c. Resulta muy adecuada la posición lateral de seguridad que deberá adoptarse lo antes posible
d. Las tres son ciertas

25. Las reacciones adversas que pueden aparecer tras la administración de un radiofármaco son debidas a:

a. Contaminación
b. Pirógenos
c. Hipersensibilidad
d. Todas las anteriores

26. Shock anafiláctico es debido a:

a. Una reacción alérgica generalizada a medicamentos, medios de contraste, picaduras de insectos, etc
b. Una detención de la circulación sanguínea por un bombeo insuficiente del corazón
c. Una pérdida de sangre o plasma ocasionando una disminución del volumen sanguíneo
d. A una infección grave

27. La custodia de documentos es la función principal del Servicio de archivos. Estas funciones son:

a. Circulación de historias clínicas
b. Archivado de historias
c. Gestión de historias
d. Todas las anteriores

28. En el sistema de información radiológica (RIS), cuál NO es un dato de salida:

a. Turno de trabajo en que se ha realizado la exploración
b. Salas en las que se han realizado las exploraciones
c. Fecha en que se ha realizado el informe radiológico
d. Datos referentes a la petición

29. Según la definición de un programa de garantía de calidad (GC), según la OMS:

a. Hay esfuerzo organizado por parte del personal de una instalación para conseguir con seguridad que las imágenes diagnósticas tenga una calidad suficientemente elevada

b. Con tal de que la exploración tenga calidad, no importa si el coste económico es elevado

c. El paciente debe tener la mínima exposición a las radiaciones en radiología

d. Son ciertas A y C

30. Cuando aparecen los artefactos en estrella en una TC:

a. Por el mal funcionamiento de uno de los detectores

b. Por movimientos del sistema o del paciente

c. Cuando el haz de radiación atraviesa materiales de alta densidad (como protesis,etc.)

d. Todas las respuestas anteriores son incorrectas

31. [ANULADA] Las pruebas para el control de calidad que revistan especial complejidad deberá realizarlas:

a. La empresa que suministro el equipo

b. El Técnico Especialista en Radiodiagnòstico

c. El especialista en radiofísica hospitalaria

d. El Médico Especialista en Radiodiagnóstico

32. [ANULADA] En el sistema de intercomunicación con el paciente:

a. Se tendrá siempre un contacto visual y auditivo con el paciente

b. El paciente durante la prueba tendrá a su alcance un timbre de llamada, que podrá activar cuando quiera

c. Antes de ser sometido al estudio, el paciente será siempre informado de estos pasos a seguir durante el examen

d. Todas las anteriores son correctas

33. En una radiación X más blanda es FALSO que se da:

a. Mayor Absorción

b. Mayor atenuación

c. Menor dispersión

d. Mayor dispersión

34. En Medicina Nuclear, la fuente de radiación que da el riesgo de irradiación es en general:

a. El propio paciente

b. El equipo de profesionales del servicio

c. El equipo empleado en las exploraciones,

d. El material utilizado en los radiofármacos

35. Tipos de fenómenos en que se divide la luminiscencia:

a. La fluorescencia y los destellos

b. La fosforescencia y la fluorescencia

c. La dispersión y la penetrabilidad

d. La fosforescencia y el resplandor

36. Las exposiciones a las radiaciones ionizantes se pueden clasificar como:

a. Ocupacional

b. Poblacional

c. Médica

d. Todas las anteriores son ciertas

37. Entre los efectos tardíos de las radiaciones ionizantes está:

a. El síndrome de irradiación aguda

b. La carcinogénesis

c. El acortamiento de la vida

d. Son correctas B y C

38. Factor que expresa la calidad de una radiación y que se incluye en la dosis equivalente para expresar el daño asociado a la misma:

a. Factor de exposición

b. Factor de cantidad

c. Factor de ponderación o calidad

d. Factor de locomoción

39. Fase del síndrome de irradiación aguda en la que aparecen los primeros síntomas, que suelen ser nauseas, diarreas y vómitos:

a. Fase de latencia

b. Fase prodrómica

c. Fase de estado

d. Ninguna es correcta

40. Sobre los efectos o cambios no estocásticos, es FALSO

a. No obedecen a la relación causal dosis-efecto

b. La gravedad de las lesiones depende de la dosis

c. Poseen una dosis umbral, para cada uno de los potenciales daños

d. Un ejemplo de esto es la esterilidad

41. La dosis o cantidad de radiación también determina los daños producidos por la misma sobre el ser vivo. Qué tipo de dosis existen:

a. Dosis equivalente

b. Dosis de exposición

c. Dosis corpuscular

d. Son correctas A y B

42. La protección radiológica se define como:

a. La disciplina que investiga los riesgos de las radiaciones

b. La ciencia y el arte de proteger a los seres humanos de las radiaciones

c. La disciplina responsable de proteger a las personas de los efectos perjudiciales producidos por las radiaciones ionizantes

d. La ciencia y el arte de proteger a los seres humanos y a su ambiente de los riesgos de la radiación crepuscular

43. Qué blindaje se considera ideal cuando se emplean aparatos de radiación X:

a. Cemento

b. Plástico

c. Plomo

d. Aluminio

44. Los profesionales expuestos a radiaciones ionizantes:

a. Están clasificados de acuerdo con la categoría profesional

b. Están clasificados de acuerdo a la edad

c. Están clasificados en función del riesgo y dosis que reciben

d. Son correctas A y B

45. Zona de trabajo con radiación ionizante donde existe la posibilidad de recibir dosis efectivas superiores a 6 mSv por año oficial:

a. Zona vigilada

b. Zona controlada

c. Zona de permanencia limitada

d. Zona de libre acceso

46. La capa hemirreductora es:

a. Una capa de protección que llevan las películas radiográficas

b. La capa que se deposita dentro del tubo de RX debido a su desgaste

c. La capa que reduce la radiación corpuscular

d. El espesor de un determinado material absorbente que habría que interponer para reducir a la mitad la exposición

47. En los equipos que trabajen a una tensión superior a 70 kVp la filtración total equivalente en el haz útil debe ser:

a. Superior a 2,5 mm de aluminio

b. Superior a 2,5 mm de plomo

c. Inferior a 2,5 mm de plomo

d. Inferior a 2,5 mm de aluminio

48. Las sales de bario:

a. Están indicadas en exploraciones del tubo digestivo

b. Presentan una elevada reactividad química

c. Se administran de forma indiscriminada

d. Se administran por vía intramuscular

49. En la histerosalpingografia se administra un contraste...

a. yodado hidrosoluble por vía intravenosa

b. yodado por vía directa (vaginal)

c. yodado liposoluble por vía intravascular

d. de bario por vía oral

50. Se consideran contrastes positivos:

a. Los gases

b. Las sales de bario

c. Los compuestos yodados

d. Son correctas B y C

51. Principal vía de eliminación de los contrastes yodados hidrosolubles:

a. Biliar
b. Ocular
c. Renal
d. Salivar

52. El fotocátodo es:

a. Un sistema óptico de lentes y espejos que disminuyen la imagen del elemento fosforescente de entrada y la muestra en una pantalla de cristal
b. Una fina capa de metal compuesta por cesio y antimonio, que responde a la estimulación de luz, emitiendo electrones
c. El cociente entre el número de fotones de luz que se producen en el elemento fosforescente de salida dividido entre el número de fotoelectrones de luz que se producen en el elemento fosforescente de entrada
d. Ninguna de las anteriores

53. Principal diferencia entre la imagen analógica y digital:

a. La analógica procede indirectamente de la incidencia del haz de radiación
b. La densidad 'agua' en la analógica no se aprecia
c. La analógica no permite tratamiento informático
d. La analógica no tiene una continuación continua de brillos

54. Qué determina el parámetro de capacidad del ordenador:

a. La calidad de la imagen
b. La velocidad de la imagen
c. Tipo de adquisición de la imagen
d. Las tres cosas

55. Por qué en radiología a la imagen obtenida por procedimientos más antiguos y no digitales se les denomina imagen analógica:

a. Por ser una representación análoga de la estructura que se quiere estudiar
b. Por ser una representación digital de la estructura que se quiere estudiar
c. Por ser una representación análogo-digital de la estructura que se quiere estudiar
d. Ninguna respuesta es correcta

57. 'Calidad radiográfica' es:

a. La fiabilidad con la que aparecen en la imagen ciertas estructuras anatómicas examinadas
b. La garantía con la que aparecen en la imagen las estructuras anatómicas a desarrollar
c. La fidelidad con que aparecen en la imagen las estructuras anatómicas examinadas
d. Una fluctuación indeseable en la densidad óptica de la imagen

58. Posibilidad de distinguir en una imagen dos o más densidades distintas:

a. Penumbra
b. Contraste
c. Atenuación
d. Nitidez

59. Sobre la imagen digital es FALSO:

a. Permite modificar algunos aspectos para una mejor visualización
b. Cuando se digitaliza una imagen analógica se pierde algo de información
c. Se puede obtener a partir de una imagen analógica mediante un tratamiento informático
d. Es una representación análoga de una estructura

60. 'Imagen digital' es aquella formada por un conjunto de píxel que pueden codificarse en un sistema 'binario', es decir:

a. 1 y 0
b. 1 y 9
c. 4 y 0
d. 10 y 20

61. Qué técnica de diagnóstico que emplee la digitalización para la obtención de la imagen utiliza la radiación X como señal de la información inicial:

a. Resonancia Magnética
b. Tomografía computarizada
c. Ecografía
d. Ninguna de las tres

62. En la imagen digital:

a. Se puede visualizar sin soporte físico, tras su visualización directa en monitores especiales diagnósticos
b. Se visualizará en soporte físico, mediante su impresión generalmente con impresión laser
c. Ambas son ciertas
d. Ninguna de las dos lo es

63. Los sistemas que integran los equipos radiográficos de digitalización son:

a. Sistema de recogida de datos
b. Sistema de análisis, procesado y reconstrucción de la imagen
c. Sistema de visualización y almacenamiento (o archivo)
d. Las tres son correctas

64. Paciente politraumatizado es:

a. El que se queja de mucho dolor después de un accidente de tráfico
b. El que tiene más de una lesión traumática, alguna de las cuales comporta, aunque sea potencialmente, riesgo vital
c. El que entra por urgencias con varias contusiones
d. Al que debemos realizar varias radiografías

65. Al utilizar equipos móviles en salas carentes de blindajes y ocupadas por otras personas, qué harías:

a. Dirigir el haz de rayos hacia otras personas
b. Situarnos a un metro de distancia
c. Utilizar delantales de protección
d. Todas son correctas

66. Para obtener una buena información sobre un posible neumotórax se debe hacer una proyección de tórax con el paciente en:

a. Semisentado
b. Es indiferente
c. En decúbito
d. En bipedestación

67. El técnico en radiodiagnóstico que trabaje en el servicio de quirófano tendrá en cuenta lo siguiente:

a. Utilizar elementos de protección
b. Conocer el manejo del equipo de rayos antes de la intervención
c. Respetar las medidas de asepsia
d. Las tres son correctas

68. Con qué otro nombre se conoce a la válvula mitral:

a. Bicúspide   b. Aórtica
c. De Eustaquio   d. De Valsava

69. La técnica de radiología convencional más utilizada para la visualización del corazón es la proyección:

a. Oblicua de tórax (OAL)
b. PA y lateral de tórax
c. PA y oblicua de tórax
d. Lateral y oblicua de tórax

70. Con respecto a las utilidades de la RM en aorta y grandes vasos:

a. Permite la visualización de un único segmento
b. En aneurismas disecantes no clasifica el tipo, tamaño y localización
c. Permite valorar afecciones congénitas
d. Dificulta la decisión de si el paciente necesita tratamiento intervencionista

71. Técnica diagnóstica que NO usa contraste iodado en la coronariografía:

a. Tomografía Axial Computerizada
b. Resonancia Magnética
c. Cateterismo cardiaco
d. Las tres lo usan

72. 'Tomografía por Emisión de Positrones' o también:

a. ETP   b. PTE   c. TTP   d. PET

73. Cuánto tiempo de ayuno debe tener un paciente de PET:

a. 12 horas   b. 24 horas
c. 4-6 horas   d. Ninguno

74. Cuál es la relación entre el rem y el Sievert:

a. 1 rem equivale a 100 Sv
b. 1 Sv equivale a 3.876 rem
c. 100 rem equivalen a 1 Sv
d. Ninguna de las tres

75. En el tubo de rayos X, el cátodo es:

a. El elemento emisor de electrones
b. El blanco contra el que chocan los electrones
c. El elemento productor de rayos X
d. El elemento que acelera los electrones

76. Si se desea aprovechar el efecto talón para obtener densidades radiográficas equilibradas, en zonas corporales con distinto grosor debemos colocar:

a. La parte más estrecha en el lado del ánodo
b. La parte más estrecha en el lado del cátodo
c. Un filtro en el lado del ánodo
d. Son ciertas B y C

77. En el efecto fotoeléctrico:

a. El fotón incidente interacciona con un electrón de las capas internas del átomo
b. La energía del fotón se gasta en romper el enlace del electrón a su capa y en la energía cinética que le comunica al electrón
c. Se produce una absorción total y el átomo queda ionizado
d. Las tres son correctas

78. En qué parte del tubo de rayos X tiene lugar el efecto termoiónico:

a. En el foco térmico
b. En la copa de enfoque
c. En el foco aparente
d. En el filamento

79. En el efecto Compton el fotón incidente:

a. colisiona con un electrón de capas internas
b. se transforma en otro de menor energía y con desviación de su trayectoria
c. cede toda su energía al átomo
d. sale del átomo con mayor energía y sin desviación de su trayectoria

80. Cuál de los siguientes factores es el responsable en la calidad de los rayos X:

a. El kilovoltaje
b. El factor Bucky
c. El miliamperaje
d. El tiempo de exposición

81. Cuando se emplea la exposimetría automática para radiografiar los pulmones de frente, qué campos de exposimetría seleccionaremos:

a. El central
b. Los dos laterales
c. Los dos centrales
d. Los dos laterales y el central

82. Uno de los factores de exposición radiográfica que debe controlar el/la TER es el kilovoltaje:

a. El kilovoltaje determina la cantidad de radiación en el haz primario de radiación
b. El kilovoltaje es el responsable del grado de penetración del haz primario de radiación
c. El kilovoltaje se halla influenciado por la corriente del tubo de rayos X
d. Todo lo anterior es correcto

83. La antena de cuerpo ('Body Coil') en el equipo de resonancia magnética:

a. Recoge radiofrecuencias procedentes de los tejidos del paciente
b. Emite pulsos de radiofrecuencia
c. Se encuentra alojada en el interior del equipo
d. Todo lo anterior es correcto

84. A qué se deben los magnetofosfenos percibidos por algunos pacientes durante un estudio de resonancia magnética:

a. A las radiofrecuencias
b. A los gradientes de campo magnético
c. Al campo magnético principal
d. A las antenas de cráneo

85. Los detectores que se usan en tomografía computadorizada pueden ser:

a. Fotodiodos con yoduro de sodio
b. De centelleo
c. Tubos fotomultiplicadores
d. Las tres son correctas

86. Si en una imagen TC la medición obtenida por uno o todos los detectores no es proporcional en una secuencia creciente de espesores, qué tipo de artefacto se produce:

a. Aliasing
b. Falta de linealidad
c. Endurecimiento del haz
d. Inhomogeneidad en el eje Z

87. Al realizar exploraciones diagnósticas con los ultrasonidos:

a. Los ultrasonidos de alta frecuencia se utilizan en las exploraciones de órganos superficiales
b. Cuando se utilizan bajas frecuencias se obtienen imágenes de gran definición
c. Los ultrasonidos de longitud de onda corta se prefieren en los estudios de órganos profundos
d. El haz ultrasónico se atenúa únicamente por absorción de la energía ultrasónica que se convierte en calor

88. El efecto piezoeléctrico:

a. Consiste en la producción de sondas de ultrasonidos por la acción de la temperatura
b. Es una propiedad de los transductores por la que se emiten electrones mediante un estímulo eléctrico
c. Consiste en la emisión de ultrasonidos cuando un material cristalino vibra debido a un estímulo eléctrico
d. Está relacionado con la producción de ondas electromagnéticas por parte de materiales cristalinos especiales

89. Rango en que se puede variar la exposición para obtener un margen de densidad útil es una característica de la película radiográfica denominada:

a. Velocidad   b. Contraste
c. Gamma   d. Latitud

90. Función del agente alcalino que se añade al revelador:

a. Mitigar la oxidación del líquido revelador
b. Impedir que se revelen los granos no expuestos
c. Endurecer la gelatina
d. Proporcionar el ph básico para activar al revelador

91. Con respecto al rango dinámico de un sistema digital:

a. Sirve para identificar el tipo de tejido del que se obtiene la imagen
b. Representa la medida de la capacidad del sistema para representar detalles finos del objeto
c. Es el intervalo de valores con el que el sistema puede dar una respuesta
d. Se define como la variación del contraste entre las diferentes zonas de la matriz de imagen

92. Con respecto a la calidad de la imagen digital, es FALSO:

a. La latitud de los sistemas digitales es muy amplia y así se evitan las repeticiones
b. Se aprecia una disminución del ruido de la imagen cuando se utilizan dosis bajas debido a la disminución de la señal en el detector
c. La resolución espacial viene determinada por el tamaño del píxel
d. La capacidad para distinguir estructuras de similar grado de atenuación para los rayos X es una ventaja de los sistemas de imagen digital

94. Con respecto a los detectores de paneles planos:

a. Los detectores de fósforo fotoestimulable
convierten los fotones X en luz visible y
luego los transforman en carga eléctrica
b. Los detectores de silicio amorfo son de detección directa
c. Los detectores de selenio amorfo realizan
una conversión directa de los fotones X en
cargas eléctricas
d. Están formados por matrices de elementos
sensibles acopladas al panel, para conver-
tir la luz visible generada en la interacción
con los rayos, en un valor numérico

95. Decimos 'posición':

a. Cuando tenemos que dividir los ejes del
cuerpo humano
b. Cuando tenemos que registrar una parte del
cuerpo en un receptor de imagen
c. Cuando no se especifican los puntos de entrada y salida del rayo central
d. Cuando nos referimos a una parte del
cuerpo en concreto

**97. Estructura localizada a nivel del
interespacio entre la segunda y la
tercera vértebras cervicales:**

a. Cartílago tiroides
b. Apófisis xifoides
c. Gonión
d. Apófisis mastoides

**99. Cuál de estos puntos de referencia
óseos está en el mismo plano transverso que la sínfisis del pubis:**

a. Tuberosidad isquiática
b. Prominencia del trocánter mayor
c. Espina ilíaca anterosuperior
d. Cresta ilíaca

**100. Angulación correcta del haz cen-
tral de rayos X al realizar una radiografía lateral de rodilla:**

a. Perpendicular a la película
b. 5º de angulación craneal
c. 10º de angulación caudal
d. 5º de angulación caudal

**101. La proyección oblicua anteropos-
terior del ala ilíaca se obtiene con el
paciente en:**

a. decúbito supino y con el lado que se va a radiografiar elevado unos 40º
b. decúbito supino y con el lado contrario al
que se va a radiografiar elevado unos 40º
c. decúbito prono y con el lado a radiografiar
elevado unos 15º
d. decúbito supino y sin elevación de ninguno
de los dos lados pero oblicuando el haz de
radiación unos 15 hacia el ala ilíaca

**102. Para realizar la proyección AP de
columna cervical el rayo central
debe tener una angulación de:**

a. 10 grados caudal
b. 15 grados craneal
c. 20 grados ventral
d. No se angula, es perpendicular

**103. En una radiografía AP de columna
lumbar para delinear los espacios
intervertebrales, hay que reducir la
lordosis lumbar mediante:**

a. Rotación externa de las piernas
b. Rotación interna de las piernas
c. Extensión de piernas y rodillas
d. Flexión de caderas y rodillas

**104. Para compensar la anteversión
de los cuellos femorales al realizar
una radiografía AP de pelvis debemos:**

a. Rotar los pies internamente 15 grados
b. Rotar los pies externamente 15 grados
c. Dejar los pies en posición neutra
d. La posición de los pies es indiferente

**105. Qué parte del perrito escocés ob-
servable en una correcta posición
oblicua de columna lumbar se corresponde con el pedículo:**

a. El tronco			b. El hocico
c. La pata delantera		d. El ojo

**106. En una proyección AP de cóccix
el rayo central es:**

a. Perpendicular a la sínfisis del pubis
b. Angulado 10º en dirección caudal
c. Angulado en dirección cefálica unos 15º
d. Perpendicular al plano axial medio

**107. En cuál de estas proyecciones del
pie se demuestran mejor el seno del
tarso, el cuboides y la apófisis estiloides del 5º metatarsiano:**

a. Oblicua medial de pie
b. Mediolateral de pie
c. Oblicua lateral de pie
d. Lateral con carga del pie

**108. Si situamos al paciente en decú-
bito prono, con el pie apoyado en un
soporte y la rodilla flexionada unos
40º, la radiografía que se obtiene
es:**

a. Una tangencial de rótula
b. Una AP de rodilla
c. Una PA axial de rótula
d. Una PA axial de fosa intercondílea

**109. El trocánter mayor se superpone
sobre el cuello femoral en la proyección:**

a. AP de fémur			b. AP de cadera
c. Lateral de fémur		d. Outlet de cadera

**110. El hueso pisiforme, el piramidal y
el ganchoso se aprecian libres de
superposición en:**

a. Lateral de muñeca
b. PA de mano
c. AP oblicua de muñeca
d. PA oblicua de mano

**111. En cuál de las siguientes proyec-
ciones se mostrará una mejor visión
del escafoides:**

a. PA de muñeca con flexión cubital
b. Lateral de muñeca
c. AP de muñeca con flexión cubital
d. Tangencial del tunel carpiano

**112. El ánodo del tubo del mamógrafo
más utilizado para emitir fotones de
baja energía es de:**

a. Wolframio			b. Molibdeno
c. Torio			d. Molibdeno y Torio

**113. Películas utilizadas para las ex-
ploraciones mamográficas:**

a. Películas de una sola emulsión
b. Películas de bajo contraste
c. Películas usadas en radiología convencional
d. Películas de doble emulsión

**114. Para efectuar unas buenas pro-
yecciones en la realización de las
exploraciones mamográfica tenemos que tener especial cuidado con:**

a. La areola mamaria debe proyectarse siempre en el centro de la placa
b. El pliegue axilar y el inframamario deben ser
representados en todas las proyecciones
c. El pezón siempre ha de situarse paralelo al
detector
d. El tejido adiposo debe observarse con nitidez pues es el objetivo principal de la exploración mamográfica

115. Qué factores de exposición son los utilizados en una mamografía:

a. Kilovoltaje y miliamperaje altos
b. Kilovoltaje y miliamperaje bajo
c. Kilovoltaje bajo y miliamperaje alto
d. Ninguna de las respuesta es cierta

116. Cuál de la siguiente es una glándula aneja del tubo digestivo:

a. El bazo
b. Las glándulas sudoríparas
c. El páncreas
d. El apéndice vermiforme

117. Dónde comienza el esófago:

a. En la primera vértebra cervical
b. Entre la séptima vértebra cervical y la primera dorsal
c. A la altura de la sexta vértebra cervical
d. Justo por debajo de la primera vértebra dorsal

118. Con la proyección AP en decúbito supino realizada en el transcurso de un TEGD se consigue:

a. que el bario fluya rápidamente hacia el píloro
b. que el bario rellene sólo el antro pilórico
c. la repleción completa del estómago
d. que el bario rellene el cardias y el fundus

119. [ANULADA] Las exploraciones del estómago o del intestino con doble contraste se realizan para visualizar mejor:

a. La posición del órgano
b. La mucosa gástrica o intestinal
c. El tamaño y la forma del órgano
d. La presencia de divertículos

120. Si queremos demostrar todo el ángulo esplénico del colon, posición en la que tomaremos la radiografía:

a. Oblicua anterior derecha
b. Oblicua posterior izquierda
c. Oblicua anterior izquierda
d. Decúbito lateral izquierdo

121. Corresponde a medidas del campo magnético:

a. Gauss
b. Hertzios
c. Tesla
d. Son correctas A y C

122. Ante una sospecha de aire libre intraperitoneal, que proyección radiográfica emplearía:

a. Decúbito sobre el lado derecho
b. Decúbito sobre el lado izquierdo
c. Decúbito sobre lado sano
d. Decúbito sobre lado patológico

123. Principal aportación de Seldinger:

a. Realización de arteriografía cerebral
b. Técnica de acceso vascular
c. Utilización de RX con fines diagnósticos
d. Descubridor de tomografía computarizada

124. Forma más sencilla de solucionar el artefacto de envolvimiento ('aliasing' o 'wraparound'):

a. Aumentar la matriz
b. Aumentar el tiempo de exposición
c. Disminuir la matriz
d. Aumentar el campo de visión ('Field Of View')

125. NO se encuentra en la fosa posterior:

a. IV ventrículo
b. VII par craneal
c. Vermis
d. Glándula pineal

126. En un estudio pediátrico con contraste intravenoso ¿es necesario evaluar la función renal?

a. Siempre
b. Preferentemente en niños menores de 2 años
c. Sólo en niños mayores de 8 años
d. Sólo en niños mayores de 14 años

127. Ante una sospecha clínica de esplenomegalia cuál sería la primera prueba técnica de imagen a emplear:

a. TEGD
b. TC a baja dosis
c. Resonancia magnética
d. Eco abdominal

128. Respecto a las reacciones alérgicas al contraste:

a. Los contrastes actuales no producen reacciones alérgicas
b. Sólo se producen reacciones adversas en niños
c. La mayor parte de las reacciones se producen dentro de los primeros 15 minutos tras administrar contraste
d. La mayor parte de las reacciones son tardías (más de 2 horas)

129. Vía arterial más utilizada para la arteriografía diagnóstica:

a. Femoral
b. Iliaca
c. Humeral
d. Radial

130. Respecto a los estudios arteriográficos por RM, las secuencias de 'sangre blanca' ('White blood'), son:

a. Secuencias Espín ECO potenciadas en T1
b. Secuencias FSE potenciadas en T2
c. Exclusivamente secuencias tras contraste
d. Secuencias ECO de gradiente

131. Técnica radiográfica más usada para evaluar la edad ósea en niños:

a. Radiografía AP de ambas caderas
b. Radiografías comparadas de ambas manos
c. Radiografía de mano y carpo izquierdo
d. Radiografía de pie y tarso izquierdo

132. Utilidad de la proyección lordótica en la radiografía de tórax:

a. Valoración exclusiva de vértices pulmonares
b. Visualización de la silueta cardiaca
c. Visualización de bases pulmonares
d. Ninguna es correcta

133. Respecto a la nomenclatura de las proyecciones en las radiografías de tórax:

a. Indican la manera de incidir el rayo sobre el paciente y la placa o soporte radiológico
b. En las oblicuas el nombre indica el lado que contacta con la película o superficie de registro de la imagen
c. La más frecuente es la póstero-anterior
d. Las tres son correctas

134. La vesícula biliar recibe su contenido (bilis) a través del conducto:

a. cístico
b. de Wharton
c. duodenal
d. de Wirsung

135. Qué artefacto nos ayuda a diagnosticar lesiones quísticas por ecografía:

a. Cola de cometa
b. Aliasing
c. Sombra acústica
d. Refuerzo posterior

136. Un/una paciente y sus padres llegan a un servicio de RX. La madre quiere entrar en la sala de rayos mientras se le realizan las radiografías al niño/ña:

a. La presencia del acompañante será permitida si es necesaria y se le facilitaran garantías y medidas de protección
b. No se permitirá el paso a acompañantes, sean o no familiares, para evitar recibir radiación innecesaria
c. Se debe permitir el paso a todo acompañante, mayor de edad, bajo responsabilidad de los mismos
d. Sólo se permitirá el paso de la madre siempre que el paciente lo solicite

137. En un adulto con sospecha de hernia de hiato, cuál de las siguientes técnicas es más adecuada para el diagnóstico:

a. Ecografía
b. TC con contraste oral
c. TEGD
d. Enema opaco

138. Ante un lactante con vómitos de repetición y sospecha de estenosis hipertrófica de píloro, técnica diagnóstica más apropiada:

a. Ecografía
b. TC con contraste oral
c. TEGD
d. Enema opaco

139. A un/una paciente de 2 años con crisis epilépticas, se le solicita estudio craneal por RM, se debe:

a. Inmovilizar con correas de sujeción para evitar movimientos

b. Realizar una sedación administrado por personal especializado

c. Pasar a la madre para que lo sujete mientras se realiza el estudio

d. Administrar un sedante para tranquilizar el paciente por parte del técnico

140. En una sala tele comandada acaban de diagnosticar diverticulosis colónica. Cuál de las siguientes pruebas es más probable que se la haya realizado al paciente:

a. Enema opaco

b. CPRE (Colangio-pancreatografía retrógrada endoscópica)

c. Cistografía

d. TEGD

141. A un paciente con pancreatitis aguda de probable origen biliar, se le realiza Ecografía y CPRE sin resultados concluyentes, qué otro tipo de examen se le puede realizar para aclarar el diagnóstico:

a. TEGD con Bario

b. TGED con contraste hidrosoluble

c. Arteriografía

d. Colangio-RM

142. Qué técnica de exploración del cráneo emplea exclusivamente RX:

a. TC   b. PET

c. SPECT   d. RM

143. Respecto a la anatomía bronquial:

a. El bronquio derecho es más corto y horizontal

b. El izquierdo es más corto y vertical

c. El izquierdo es más largo y vertical

d. El derecho es más corto y vertical

144. Respecto a la RX de cráneo:

a. Permanece siendo imprescindible para la valoración del TCE severo

b. Se utiliza fundamentalmente para la evaluación de los huesos craneales

c. Permite detectar lesiones intracraneales de manera similar a Tc o RM

d. Ninguna es correcta

146. Ante una sospecha de neumotórax e imposibilidad para bipedestación y poca colaboración del/la paciente, cuál de las siguientes proyecciones utilizaría:

a. Decúbito lateral sobre el lado afecto

b. Decúbito lateral izquierdo

c. Lordótica

d. Decúbito lateral sobre lado sano

147. Ante la sospecha de derrame pleural, cuál de las siguientes proyecciones es más correcta:

a. Decúbito lateral sobre el lado afecto

b. Decúbito lateral izquierdo

c. Lordótica

d. Decúbito lateral sobre lado sano

148. Respecto a la vejiga urinaria, es FALSO:

a. Los uréteres se unen a la vejiga a ambos lados del trígono

b. Cuando se encuentra distendida tiene forma esférica

c. La capacidad fisiológica de la vejiga o hasta que aparece el deseo de orinar oscila entre 250-300 cc

d. Es un órgano intra-peritoneal

149. Cuál es la función de la uretra:

a. Exclusivamente excretora

b. Exclusivamente excretora en mujeres

c. Excretora y reproductora en hombres

d. Son correctas B y C

150. Qué tipo de contraste usaría en la cistografía:

a. Yodado liposoluble

b. Baritado liposoluble

c. Paramagnético hidrosoluble

d. Yodado hidrosoluble

151. Cómo se introduce el contraste en una pielografía retrógrada:

a. Por medio de un catéter en uréter, generalmente por endoscopía

b. Por medio de una vía venosa, generalmente ante-cubital

c. Por medio de un catéter de nefrostomía en colédoco

d. Por medio de una sonda uretral

152. Vía de acceso más común para la realización de una urografía:

a. Arterial periférico

b. Venosa central

c. Subcutánea o intramuscular

d. Venosa periférica

153. Sobre los riñones:

a. Xon órganos intra-peritoneales

b. El derecho se localiza más alto que el izquierdo

c. En la placa simple no se visualizan

d. Ninguna es correcta

154. La imagen ecográfica característica de un quiste simple es:

a. Anecóica con refuerzo posterior

b. Anecóica con sombra posterior

c. Anecóica con septos

d. Hipoecóica con sombra posterior

155. Principal objetivo de una repleción vesical completa en un estudio ecográfico ginecológico:

a. Visualización de la vejiga

b. Ventana acústica

c. Visualización del recto

d. Visualización del saco de Douglas

156. En posición de Trendelenburg el paciente está situado en:

a. decúbito supino con las piernas más altas que la cabeza

b. decúbito prono con la cabeza más baja que los pies

c. decúbito supino con la cabeza más alta que los pies

d. decúbito lateral con la cabeza elevada

157. Zona del abdomen que se encuentra a la izquierda del epigastrio:

a. Fosa iliaca izquierda

b. Epigastrio izquierdo

c. Hipocondrio izquierdo

d. Flanco izquierdo

158. Qué órgano se utiliza principalmente como ventana ecográfica para visualizar el riñón derecho:

a. Bazo

b. Estómago relleno

c. Cabeza del páncreas

d. Hígado

160. Podemos introducir un contraste baritado por vía:

a. Exclusivamente rectal

b. Rectal, oral e intestinal

c. Rectal, oral e intravenoso

d. Ninguna es correcta

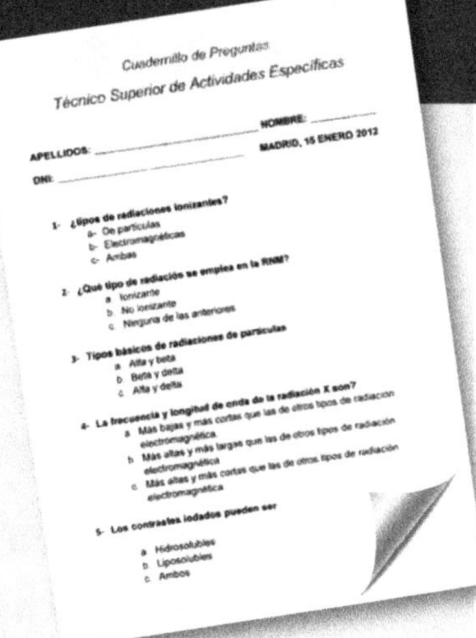

EXAMEN:

15 DE ENERO DE 2012

CLAVE DE RESPUESTAS

1 C	26 A	51 A
2 B	27 A	52 C
3 A	28 B	53 B
4 C	29 C	54 A
5 C	30 B	55 B
6 B	31 B	56 B
7 A	32 A	57 C
8 A	33 C	58 A
9 B	34 B	59 B
10 C	35 C	60 B
11 C	36 C	61 C
12 A	37 C	62 C
13 C	38 A	63 C
14 C	39 B	64 B
15 B	40 C	65 A
16 B	41 C	66 A
17 B	42 C	67 C
18 A	43 C	68 C
19 B	44 A	69 A
20 C	45 B	70 C
21 B	46 A	71 B
22 B	47 C	72 A
23 A	48 C	73 B
24 B	49 C	74 A
25 C	50 C	75 A

1. Son tipos de radiaciones ionizantes:

a. De partículas
b. Electromagnéticas
c. Ambas

2. Qué tipo de radiación se emplea en la RNM:

a. Ionizante
b. No ionizante
c. Ninguna de las anteriores

3. Tipos básicos de radiaciones de partículas:

a. Alfa y beta
b. Beta y delta
c. Alfa y delta

4. Comparadas con las de otros tipos de radiación electromagnética, la frecuencia y longitud de onda de la radiación X son:

a. Más bajas y más cortas
b. Más altas y más largas
c. Más altas y más cortas

5. Los contrastes iodados pueden ser:

a. Hidrosolubles
b. Liposolubles
c. Ambos

6. La utilización de contraste baritado está contraindicada en caso de:

a. Ulcus duodenal
b. Sospecha de perforación del tubo digestivo
c. Síndrome de mal-absorción

7. Tipos de medios de contraste:

a. Positivos y negativos
b. Líquidos
c. Sólidos

8. La estructura interna de un tubo de Rx está formada por:

a. Dos electrodos, ánodo y cátodo
b. Electrodo ánodo y receptor
c. Cátodo y placa radio sensible

9. El cátodo de un tubo de RX está formado por:

a. No forma parte del tubo de RX
b. El filamento y estructura de enfoque
c. Cubierta metálica del tubo de RX

10. 'Colimador del foco' o también:

a. Ánodo
b. Cátodo
c. Estructura de enfoque

11. Qué célufas son más radiosensibles:

a. Aquellas más indiferenciadas y con una menor capacidad de mitosis
b. Menos indiferenciada y mayor mitosis
c. Mas indiferenciada y mayor capacidad de mitosis

12. Qué rango de voltaje e intensidad se emplean en los actuates aparatos de Radiología convencional:

a. Entre 25 y 150 Kv y entre 100 y 1200 mA
b. Entre 250 y 500 Kv y entre 10 y 20 mA
c. Entre 125 y 250 V y entre 1 y 10 mA

13. Vías de administración del contraste:

a. Oral e intravenoso
b. Intravenoso e inyección directa en conductos
c. Oral, intravenoso e inyección directa en conductos

14. Reacción adversa más frecuente en el empleo de contrastes y yodados:

a. Alteraciones tiroideas
b. Convulsiones
c. Alergia al contraste

15. Qué proyección se emplearía en caso de sospecha de luxación de hombro:

a. Antero-posterior
b. Anterior oblicua o de la escápula en Y
c. Lateral

16. Qué alteraciones se valoran más en la proyección A-P del pie:

a. Pie plano
b. Hallux valgus
c. Pie cavo

17. Qué tipos de densidades se aprecian en radiología abdominal:

a. Aérea, acuosa y ósea
b. Aérea, acuosa, ósea y grasa
c. Aérea y grasa

18. Técnica de contraste que NO pertenece a exploración urinaria:

a. Sialografía   b. Urografía   c. Cistografía

19. Qué tipo de contraste se emplea en las histerosalpingografía:

a. Sulfato de bario
b. Contraste yodado hidrosoluble
c. Contraste yodado liposoluble

20. Proyección específica para visualizar el atlas y axis:

a. Caudal de cráneo
b. Lateral cráneo-cervical
c. Antero-posterior transoral

21. La RNM se basa en el empleo de:

a. Rayos X y ondas de radiofrecuencia
b. Ondas de radiofrecuencia y un poderoso campo magnético
c. Campos magnéticos y rayos X

22. Qué técnica es más específica para lesiones quísticas o tumorales en hígado, bazo, páncreas o riñones:

a. Radiología convencional
b. Tomografía axial computarizada
c. Ecografía

23. Qué fenómeno físico se produce en la interacción de la radiación y la materia y es el responsable de la obtención de imágenes:

a. Atenuación   b. Dispersión   c. Absorción

24. El sulfato de bario, se emplea para el estudio de:

a. Tracto urogenital
b. Tracto digestivo
c. Sistema vascular

25. Qué intensidad de campo magnético se emplea en las máquinas de RNM:

a. Entre 25 y 50 teslas
b. Entre 100 y 200 teslas
c. Entre 0,5 y 1,5 teslas

26. Qué incidencia particular contraindica el empleo de la RNM:

a. Paciente portador de material metálico
b. Proceso neoplasico
c. Alergia a contrastes

27. Respecto al TC, la RNM NO emplea:

a. Radiaciones ionizantes
b. Campos magnéticos
c. Ambos

28. En radiología convencional la proyección de Towne se emplea en la exploración de:

a. Cadera   b. Cráneo   c. Tobillo

29. La proyección de Hirtz se emplea para visualizar:

a. Tórax
b. Columna lumbo Sacra
c. Base del Cráneo

30. La proyección de Hirtz está contraindicada en:

a. Fractura de cadera
b. Traumatismo vertebro craneal
c. Neumotorax

31. El 'spect' se emplea principalmente en la exploración:

a. Neumológica
b. Neurológica
c. ósea

32. En radiología convencional el tórax normalmente se explora en:

a. Apnea tras inspiración profunda
b. Apnea tras espiración forzada
c. Con respiraciones cortas y continuas

33. Existen proyecciones específicas de tórax en expiración, las cuales se realizan en caso de:

a. Neumotórax o enfisema pulmonar
b. Colapso por inhalación de cuerpo extraño
c. Ambos

34. Signo más fiable que indica posición de bipedestación en Rx de tórax:

a. Posición de las escapulas
b. Posición de aire en la cámara gástrica
c. Alineación de columna vertebral

35. Las estructuras de densidad líquida a ambos lados de la silueta cardiaca en Rx convencional corresponderían a:

a. Diafragma
b. Mediastino
c. Bases pulmonares

36. La exploración radiológica convencional abdominal se debe realizar en:

a. Inspiración forzada
b. Espiración forzada
c. Apnea momentánea

37. Los datos para una correcta alineación AP en radiología de tórax o abdomen son:

a. Apófisis espinosas vertebrales centradas
b. Alas iliacas simétricas
c. Ambas

38. 'Colecistografía' es la exploración de:

a. vesicular biliar
b. duodeno
c. antro gástrico

39. Cuál de estas técnicas NO estudia el sistema urinario:

a. Urografía
b. Colangiografía
c. Pielografía

40. En caso de patología compatible con obstrucción vascular empleará, como prueba diagnóstica de mayor sensibilidad:

a. Radiología simple
b. TAC
c. Arteriografía o flebografía

41. En las angiografías las complicaciones más significativas son:

a. Lesionar el vaso sanguíneo de cateterización
b. Alergia al medio de contraste
c. La dos anteriores, junto con sangrado en el lugar de la punción

42. Qué radiotrazador se emplea en los estudios de percusión miocardiaca:

a. Tecnecio 99
b. Talio 201
c. Ambas

43. Qué técnica NO se emplea para realizar una densitometría ósea:

a. Rayos X
b. Ultrasonidos
c. RNM

44. En las densitometrías óseas por isótopos radioactivos, cual se emplea:

a. Gadolinio 132
b. Talio 210
c. Tecnecio 99

45. La fórmula de la densidad promedio mineral de hueso es:

a. CHN= G/Cm
b. DPH= CMH/A
c. Ninguna de las anteriores

46. Las tres reglas principales sobre la protección de la radiación son:

a. Distancia, blindaje y tiempo
b. Distancia y tiempo
c. Blindaje y tiempo

47. El blindaje más empleado en las instalaciones radioactivas es:

a. Plomo y cristales ricos en PB
b. Acero
c. Los dos

48. La xerorradiografía consiste en:

a. La obtención de imagen visible mediante inmersión en líquidos de revelado
b. La formación de imagen latente electrostática sobre un material foto- conductivo
c. La respuesta B, junto con imagen visible mediante revelado en seco

49. La característica fundamental de la xerorradiografía es:

a. La relación coste-beneficio
b. La diferenciación de tejidos
c. El refuerzo de contornos

50. En una proyección Schuller veremos:

a. Canal óptico y hendidura esfenoidal
b. Celdas mastoideas y canal óptico
c. Celdas mastoideas, apófisis odontoides y silla turca

51. Si queremos visualizar maxilares superior orbitas y tabique nasal, se empleará la proyección de:

a. Water
b. Towne
c. Hizrt

52. Qué proyección se utiliza para ver el psisiforme sin superposiciones:

a. Oblicua externa
b. Lateral
c. Oblicua interna

53. En una lateral de pelvis en decúbito lateral los miembros inferiores del paciente se colocarán:

a. Flexionados
b. Extendidos
c. Es indiferente

54. En las fracturas oblicuas, la línea de fractura forma un ángulo de:

a. Menor de 90 grados
b. Mayor de 90 grados
c. De 45 grados

55. Qué es un radionúclido:

a. Es el elemento inestable que al unirse a un radiofármaco emite radiación para la obtención y detección de imágenes
b. Es un elemento que emite radiación tipo Gamma
c. Es un elemento inestable que se estabiliza al unirse a un radio fármaco para formar la detección y obtención de imágenes

56. Si empleamos un método de punción conocido como técnica Seldinger en las arterio distales:

a. Es empleado como técnica de punción aortica e introducción de un catéter hasta el lugar de la administración de contraste
b. Es el más utilizado abordando la aorta mediante trayecto retrogrado a partir de la punción de la femoral
c. Sabemos que es empleado como técnica de punción en la arteriografía cerebral por palpación de una arteria en el cuello

57. Límite de dosis permitida para una trabajadora gestante profesionalmente expuesta:

a. La mitad de la dosis recibida por un trabajador profesional expuesto de categoría A
b. La dosis no debe sobrepasar 13 mSv en un trimestre
c. La dosis al feto desde el diagnóstico de embarazo hasta el final de la gestación no debe superar 10 mSv

58. La vía de acceso a una arteria pude ser:

a. Femoral, humeral y axilar
b. Femoral y humeral
c. Sólo femoral

59. Cuál es la distancia foco-placa en una mamografia:

a. 45 cm
b. 60 cm
c. 1 metro

60. La ley de Grottus-Drapper o ley biológica fundamental establece:

a. Las células son inmunes a los Rx
b. Solamente la energía absorbida por un tejido vivo puede ser biológicamente eficaz
c. Las dos son correctas

61. En medicina nuclear:

a. La radiación va del paciente a la máquina
b. La radiación va de la máquina al paciente
c. Ambas son correctas

62. La unidad de dosis absorbida en el sistema internacional es:

a. El sievert   b. El rem   c. El gray

63. Un Gray equivale a:

a. Un Sievert
b. 100 rad
c. Las dos son correctas

64. Un gray es igual a:

a. Un julio kilo
b. 100 rad
c. Ninguna es correcta

65. De qué color será el trébol (señal internacional) para indicar zona vigilada:

a. Gris   b. Amarillo   c. Naranja

66. Qué aplicaciones básicas tienen las radiaciones ionizantes medicina:

a. Diagnostico y terapia
b. En medicina solo se aplican radiaciones no ionizantes
c. La observación y el análisis

67. Dosis de radiación máxima permitida en 12 meses consecutivos para el personal expuesto profesionalmente:

a. 0,05 mSv
b. 5 mSv
c. 50 mSv

68. La dosis de radiación aproximada que se da a un paciente en una TC Abdominopélvica, es equivalente a la dosis de radiación recibida por un paciente al se que se le realizan:

a. 300 Rx Simples de Tórax
b. 400 Rx Simples de Tórax
c. 500 Rx Simples de Tórax

69. La exploración radiológica que mas irradia al paciente es:

a. La tomografía computarizada
b. El enema opaco
c. La enteroclisis

70. La TC (tomografía computarizada):

a. No tiene efectos secundarios
b. Radia algo más que una radiografía convencional
c. Radia bastante más que una radiografía convencional

71. En el estudio de cadera del neonato, la técnica de imagen más adecuada es:

a. Rx simple   b. Ecografia   c. RM

72. Propiedad de los tejidos de la que depende la formación de ecos en una exploración por ultrasonidos:

a. La impedancia acústica
b. La elasticidad del tejido
c. La anisotropía del tejido

73. Un eco se forma cuando el haz de ultrasonidos...

a. cambia de intensidad
b. encuentra una interfase acústica
c. cambia de frecuencia

74. De las siguientes estructuras, cuáles NO se prestan a la exploración mediante ecografía:

a. Hueso y pulmón
b. Útero y ovarios
c. Músculos y tendones

75. La formación de ultrasonidos depende del efecto:

a. piezoeléctrico
b. termoeléctrico
c. hidroeléctrico

Junta de Andalucía

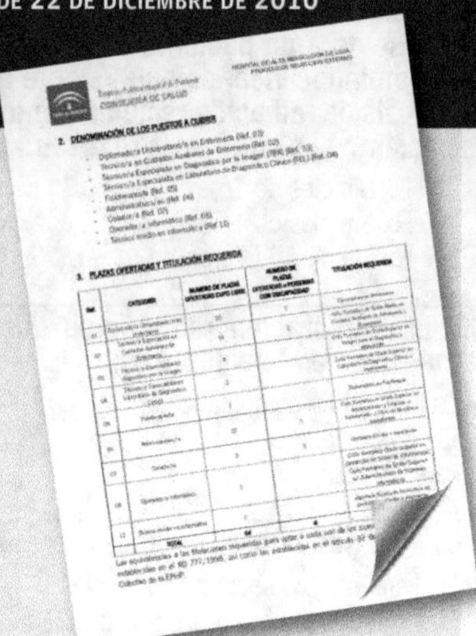

EXAMEN:

27 DE FEBRERO DE 2011

CLAVE DE RESPUESTAS

1 A	15 D	29 A	43 C
2 C	16 C	30 D	44 B
3 C	17 C	31 A	45 A
4 *	18 D	32 B	46 C
5 C	19 A	33 D	47 A
6 D	20 B	34 *	48 D
7 C	21 C	35 A	49 C
8 D	22 B	36 D	50 *
9 C	23 C	37 B	51 D
10 C	24 A	38 A	52 B
11 B	25 A	39 B	53 D
12 D	26 B	40 A	54 A
13 B	27 A	41 A	55 C
14 D	28 C	42 D	

***TRES PREGUNTAS ANULADAS**

---

1. Sobre la luminescencia, es FALSO:

a. Es la luz invisible emitida por el fósforo de las pantallas intensificadoras

b. Hay dos tipos: fluorescencia y fosforescencia

c. Afecta a los electrones de las capas más externas de los átomos

d. Es similar a las características de la emisión de Rx

2. Respecto al átomo, es FALSO:

a. Es la unidad más pequeña posible de un elemento químico

b. Suelen formar grupos llamados moléculas

c. El protón es una partícula subatómica con carga positiva y una masa que es menor que la masa de un electrón

d. El electrón tiene una carga eléctrica negativa y una masa que es menor que la masa del protón

3. Respecto a los efectos de la irradiación sobre la piel, es FALSO:

a. Se pueden producir radiodermitis

b. Se pueden producir ampollas

c. Es raro que produzcan cáncer de piel

d. Se puede producir eritema

---

4. [ANULADA] En la sala de ecografía hay un paciente para efectuar un estudio de tiroides. Tipo de sonda adecuado:

a. Sectorial de 7,5 Mhz   b. Lineal de 1,5 Mhz

c. Convex de 3,5 Mhz   d. Lineal de 5-7,5 Mhz

---

5. Qué medios de contraste producen menos reacciones alérgicas:

a. Iónicos monoméricos

b. No iónicos monoméricos

c. No iónicos diméricos

d. Iónicos diméricos

6. Sobre los factores que influyen en las radiolesiones cromosómicas, es FALSO:

a. Que no se sufra efecto biológico alguno: no se afecta el ADN

b. Que no haya lesión celular, dependiendo de la capacidad de corregir y reparar los daños causados

c. Que la célula sufra una mutación, lo que ocurre cuando los daños producidos sobre la molécula de ADN se reparan incorrectamente

d. Las mutaciones son siempre perjudiciales

7. Para la administración de contraste intravenoso en el TCH MC utilizamos inyectores porque:

a. Ayudan a mantener el calibre constante

b. Evitan que el paciente sufra un shock anafiláctico

c. Una velocidad de entrada constante

d. Ninguna de las tres

8. Para ver los maxilares superiores, órbitas y tabique nasal óseo, realizaremos la proyección:

a. Towne   b. Hirtz o axial

c. Schuller   d. Waters

9. En una TC de hombro:

a. El paciente estará en ayunas

b. Realizaremos cortes de 10 mm

c. El paciente elevará por encima de la cabeza el brazo contra lateral

d. Todas son falsas

10. Para poder ver mejor las microcalcificaciones de una mamografía:

a. Proyección localizada

b. Proyección craneocaudal

c. Proyección magnificada

d. Proyección lateral estricta

11. Respecto a los efectos de la irradiación sobre los diferentes órganos, es FALSO:

a. El tejido nervioso es muy radiorresistente, especialmente por sus neuronas, que no se dividen

b. Los pacientes con hipotiroidismo son más radiosensibles que los pacientes con un tiroides normal

c. El cristalino se considera muy radiosensible

d. Para proteger el cristalino del efecto biológico de la radiación en estudios de cráneo o del macizo maxilofacial se realizan estas proyecciones en PA, ya que la dosis es mayor en la superficie de entrada que en la de salida

12. Qué factores intervienen en el incremento de la radiación dispersa:

a. El incremento del valor de Kvp

b. Un tamaño del campo de Rx menor

c. Un mayor grosor del paciente

d. Son correctas A y C

13. Respecto a los efectos de la irradiación sobre el embrión y el feto, señale la INCORRECTA:

a. Fase fetal: se inicia en la 7ª semana (después de 41 día) de gestación y termina con el parto
b. En la fase fetal, el feto es más radiosensible y se precisan menos dosis para que se produzcan anomalías
c. El tejido óseo es más sensible que en la fase de organogénesis
d. El tejido nervioso es más sensible que en la fase de organogénesis

14. NO es característico de los contrastes iodados:

a. Aumentan el coeficiente de absorción de los Rayos X
b. Son hidrosolubles
c. Tienen que ser bien tolerados por el organismo
d. Son contrastes negativos

15. Según el R.D. 783/2001, por el que se aprueba el reglamento sobre protección sanitaria contra radiaciones ionizantes, un 'trébol' de color gris azulado sobre fondo blanco indica:

a. zona de permanencia limitada
b. zona de permanencia reglamentada
c. zona de acceso prohibido
d. zona vigilada

16. Qué tipo de contraste se utiliza en ecografía:

a. En ecografía no se utilizan contrastes
b. Contrastes yodados hidrosolubles
c. Contrastes con micropartículas de gas
d. Contrastes paramagnéticos

17. Porcentaje de sujetos verdaderamente enfermos sobre el total de los que dieron positivo con una determinada prueba diagnóstica:

a. Sensibilidad
b. Especificidad
c. Valor predictivo positivo
d. Valor predictivo negativo

18. El derecho del usuario a participar activamente en su tratamiento se encuentra recogido en:

a. Ley General de Sanidad
b. Recomendaciones internacionales
c. Carta de derechos de los usuarios de la sanidad
d. En las tres

19. Son células más radiosensibles:

a. Granulocitos
b. Fibrocitos
c. Células musculares
d. Neuronas

20. Unidad física que mide la cantidad de radiación producida por un tubo de rayos X durante su operación:

a. Sievert
b. Roetgen
c. Gray
d. Curio

21. Establece las prestaciones sanitarias en el SNS:

a. R. D. 1015/2008 de 15 de septiembre
b. R. D. 1019/2007 de 15 de septiembre
c. R. D. 1030/2006 de 15 de septiembre
d. R. D. 1012/2006 de 15 de septiembre

22. Respecto a efectos probabilísticos o estocásticos, es FALSO:

a. Su probabilidad de aparición depende de la dosis (si aumenta la dosis aumenta la probabilidad de que se desarrollen)
b. Poseen dosis umbral
c. Algunos ejemplos son la carcinogénesis
d. Algunos ejemplos son las alteraciones genéticas

23. Se considera que un contraste yodado es de 'baja osmolaridad':

a. Cuando tiene 600-800 mOsm/kg
b. Cuando tiene unos 1500 mOsm/kg
c. Cuando tiene menos de 300 mOsm/kg
d. Cuando es un contraste monómero iónico

24. Los discos magnéticos utilizados por los ordenadores se consideran:

a. Memoria de almacenamiento auxiliar
b. Memoria de control
c. Memoria de almacenamiento flash
d. Memoria principal

25. Respecto a la utilización de los medios de contraste yodados no iónicos, es FALSO:

a. Los dímeros no iónicos están contraindicados en estudios por UIV que requieran una alta opacificación de las vías urinarias
b. Cuando se utilizan en TC, existe una relación directa entre el grado de realce que experimenta una estructura determinada y la cantidad de contraste administrada, aproximadamente 25 HU de realce por cada miligramo de yodo y mililitro de sangre o cm3 de tejido
c. Existe un alto grado de variabilidad interindividual en el realce arterial tras la inyección de una cantidad determinada de contraste, siendo los factores que más afectan a dicha variabilidad, el gasto cardiaco y el volumen sanguíneo total, el cual se correlaciona con el peso corporal
d. El empuje con pequeñas cantidades de suero fisiológico inmediatamente después de la inyección del MC prolonga e incrementa ligeramente el realce arterial, ya que aumenta la compactibilidad del bolo

26. Derecho de una persona a decidir las actuaciones sanitarias futuras, cuando en ese momento no tenga capacidad para ello:

a. Garantía de respuesta
b. Declaración de voluntad anticipada
c. Tiempo de respuestas
d. Voluntad de derechos anticipados

27. Sobre los efectos de la irradiación sobre el embrión y el feto, es FALSO:

a. El embrión o feto es más resistente a la radiación cuanto más inmaduro es
b. La Fase de preimplantación va desde la fecundación hasta el momento justo antes de anidar y comprende prácticamente los 10 primeros días
c. En Fase de preimplantación es frecuente la muerte prenatal o aborto
d. Fase de organogénesis: va desde el día 11 hasta el 41 (6ª semana); en ella se van a formar los distintos tejidos y órganos que componen el sujeto y las células inician su diferenciación. Si la radiación actúa durante esta fase (con dosis entre 50 y 150 mSv) se van a generar anomalías congénitas

28. Respecto a las acciones de las radiaciones ionizantes sobre las células y los tejidos, es FALSO:

a. Radiorresistencia es la capacidad de no sufrir daño una célula o tejido por efecto de las radiaciones ionizantes
b. Al aumentar la radiorresistencia disminuye la probabilidad de sufrir daño
c. Serán más radiorresistentes las células o tejidos que posean mayor actividad mitótica
d. Serán menos radiorresistentes las células o tejidos que posean más indiferenciación

29. Un documento de seguridad es aquél que describe:

a. los procesos que garantizan el acceso controlado a dichos datos según el nivel de seguridad que por su naturaleza a cada uno se le atribuye
b. Las sanciones impuestas ante incumplimiento de la L. O. de Protección de Datos
c. Los protocolos a seguir ante una situación de emergencia
d. Ninguna de las tres es correcta

30. Respecto a la conservación de la documentación clínica, es FALSO:

a. Los centros sanitarios tienen la obligación de conservar la documentación clínica en condiciones que garanticen su correcto mantenimiento y seguridad, aunque no necesariamente en el soporte original
b. La gestión de la historia clínica se realizará a través de la unidad de admisión y documentación clínica, encargada de integrar en un solo archivo las historias clínicas
c. La custodia de dichas historias clínicas estará bajo la responsabilidad de la dirección del centro sanitario
d. Los centros sanitarios tienen la obligación de conservar la documentación clínica como mínimo, cinco años contados desde la fecha de alta de su primer proceso asistencial

31. Cómo se clasifica la zona donde se almacenan los residuos radiactivos:

a. Zona controlada
b. Zona restringida
c. Zona prohibida
d. Zona reglamentada

32. Los residuos y restos de vacunas vivas y atenuadas se segregarán en contenedor de:

a. Residuos Peligrosos químicos
b. Residuos Peligrosos biosanitarios
c. Residuos Peligrosos en general
d. Residuos Peligrosos con restos de medicamentos

33. Capacidad de distinguir visualmente objetos pequeños que tienen una ecogenidad muy similar:

a. Resolución espacial
b. Resolución temporal
c. Anisotropia
d. Resolución de contraste

34. [ANULADA]

35. Principal factor para controlar el contraste radiográfico:

a. Kvp
b. MA
c. Densidad óptica
d. Tiempo de exposición

36. El número de canales o pistas:

a. Es un factor exclusivo del TCH MC
b. Está directamente relacionado con el grosor de corte
c. Podremos escoger una cantidad de canales determinada dependiendo de la longitud y morfología de la estructura
d. Todas son verdaderas

37. Sobre los efectos de la irradiación sobre las mucosas, es FALSO:

a. Lengua: puede ocasionar su depilación, que asimismo produce la disminución del sentido del gusto
b. Los dientes de 'leche' son más resistentes a la radiación que los secundarios o definitivos
c. La radiación puede provocar la atrofia de su mucosa, que ocasionará dolor al tragar (odinofagia)
d. También se produce la atrofia de la mucosa, que causará una disminución en la secreción del jugo gástrico

38. Administrar oxígeno a un paciente que ha tenido una reacción al contraste yodado intravenoso:

a. Está indicado en todas las reacciones graves
b. Sólo está indicado si hay broncoespasmo
c. No está indicado si hay edema laríngeo porque puede agravarlo
d. Es superfluo en las reacciones vagales

39. Qué factor NO es de riesgo para el desarrollo de una nefropatía inducida por el contraste yodado:

a. La alteración previa de la función renal
b. La existencia de una eritropoyesis extramedular
c. Una edad avanzada
d. La deshidratación

40. La técnica Eklund se usa para:

a. Estudios con prótesis mamarias
b. Descartar imagen sospechosa de patología
c. Dstudiar los conductos mamarios
d. Comprobar que la imagen existente en la placa no es un caso de superposición de estructuras

41. En una radiografía de abdomen, si incrementas los kv de su dosis normal por el grosor del paciente:

a. Aumenta la radiación dispersa y disminuye el contraste de la imagen
b. Disminuye la radiación dispersa y aumenta el contraste de la imagen
c. Aumenta el contraste de la imagen y aumenta la radiación dispersa
d. Das una dosis más alta al paciente que que si se aumentan los mas

42. Son imágenes elementales en ecografía:

a. Cola de cometa
b. Sombra acústica posterior
c. Reverberaciones
d. Imágenes anecoicas o anécogenas

43. Si una radiografía digital de abdomen tiene un 50% menos de dosis con respecto a una convencional, la calidad de la imagen será:

a. Igual que la de la convencional
b. En radiología digital no importa la dosis
c. Peor que la convencional
d. Son correctas A y B

44. Respecto a la detección y medida de las radiaciones, es FALSO:

a. La eficiencia de un detector de centelleo es muy superior a la de uno de gas
b. Los detectores de ionización de gas son especialmente útiles para detectar los rayos gamma
c. El material que produce el destello se llama cristal de centelleo y debe ser transparente
d. El material más empleado como cristal de centelleo es el yoduro de sodio

45. Es un estándar obligatorio de la agencia de calidad sanitaria de Andalucía:

a. Se garantiza el cumplimiento de los derechos del paciente
b. Los pacientes que participan en proyectos de investigación no han dado su consentimiento informado y no han sido previamente informados de los riesgos y beneficios y de las alternativas existentes a su no participación
c. El paciente y/o su familia cumplirán la legislación sanitaria vigente
d. No existen estándares obligatorios

46. Dónde se utilizan con más frecuencia las sondas mecánicas:

a. En obstetricia
b. En ginecología
c. En cardiología
d. En abdomen general

47. Una radiografía demasiado oscura:

a. Tiene una densidad óptica alta
b. Es el resultado de una falta de exposición
c. Tiene una densidad óptica baja
d. Son correctas B y C

48. Respecto al tubo de RX, es FALSO:

a. Foco Fino admite menos carga en el mismo tiempo pero tiene mejor definición
b. El lugar donde chocan los electrones acelerados se llama 'punto focal'
c. El ánodo es giratorio
d. Cuanto mayor sea el punto focal mejor calidad radiográfica obtendremos y se calentará menos el tubo

49. Ley Básica reguladora de la autonomía del paciente y de los derechos y obligaciones en materia de información y documentación clínica:

a. Ley 14/1986 del 25 de Abril
b. Ley Orgánica 15/1999
c. Ley 41/2002 del 14 de Noviembre
d. Ley 21/1998

50. [ANULADA] Una radiografía demasiado clara:

a. Ha sido expuesta a escasa radiación
b. Es el resultado de una subexposición
c. Tiene una densidad óptica alta
d. Todas son correctas

51. Para efectuar estudio por RM es contraindicación absoluta:

a. VIH
b. Empastes dentales
c. Prótesis oculares
d. Marcapasos

52. En el THMC el efecto sombra es un problema que se plantea en la bandeja de detectores...

a. simétricos en los detectores centrales
b. simétricos en los detectores de los extremos
c. asimétricos en los detectores centrales
d. asimétricos en los detectores de los extremos

53. Es considerado como un fichero de datos de carácter personal:

a. Base de datos de una lista de pacientes
b. Archivador en soporte papel de una relación de pacientes
c. Sistema de videovigilancia de un hospital
d. Las treas

54. Trasladamos a un paciente en silla de ruedas y nos encontramos ante una rampa inclinada. Caminaremos:

a. detrás de la silla, empujándola hacia delante
b. delante de la silla, tirando hacia atrás
c. detrás de la silla, empujándola hacia atrás
d. delante de la silla, tirando hacia delante

55. Para la realización correcta de una radiografía de codo:

a. Antebrazo 180º respecto al húmero y muñeca en lateral
b. Antebrazo 180º respecto al húmero y muñeca en pronación
c. Antebrazo 90º respecto al húmero y muñeca en lateral
d. Antebrazo 90º respecto al húmero y muñeca en pronación

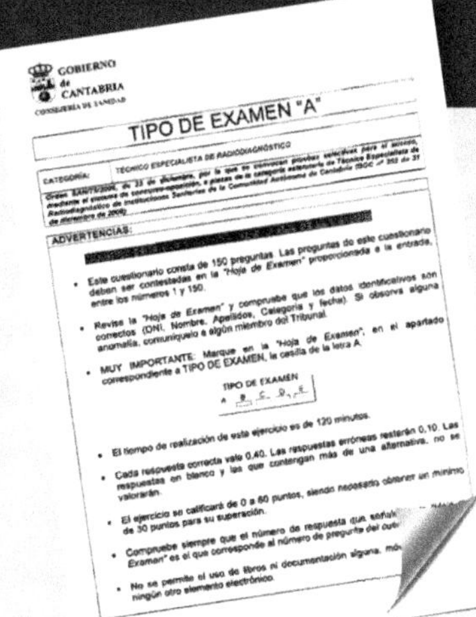

EXAMEN:

13 DE NOVIEMBRE DE 2010

CLAVE DE RESPUESTAS

1 C	31 C	61 D	91 D	121 B
2 C	32 B	62 B	92 C	122 D
3 C	33 A	63 B	93 C	123 D
4 B	34 B	64 D	94 C	124 A
5 A	35 B	65 A	95 B	125 B
6 D	36 C	66 B	96 A	126 C
7 A	37 C	67 B	97 A	127 D
8 C*	38 C	68 C	98 A	128 A
9 C	39 A	69 A	99 B	129 A
10 B	40 C	70 A*	100 D	130 B
11 C	41 B	71 D	101 D	131 C
12 D	42 A*	72 C	102 C	132 A
13 A	43 A	73 D	103 A	133 B
14 B	44 B*	74 B	104 A	134 C
15 D	45 A	75 D	105 B	135 B
16 C	46 B	76 B	106 C	136 B
17 D	47 C	77 D	107 B	137 D
18 A	48 C*	78 C	108 B	138 D
19 A	49 D	79 D	109 D	139 C
20 A	50 A*	80 B	110 C	140 B
21 A	51 D	81 B	111 D	141 B
22 B	52 A	82 B	112 B	142 B
23 A	53 B	83 B	113 A	143 C
24 D	54 *	84 B	114 D	144 D
25 D	55 A	85 B	115 D	145 C
26 D	56 D	86 C	116 C	146 B
27 C*	57 B*	87 A	117 C	147 B
28 D	58 B*	88 D	118 D	148 A
29 A	59 B	89 D	119 D	149 C
30 D	60 B	90 D	120 C	150 B

*DIEZ PREGUNTAS ANULADAS

1. Sobre la formación de las imágenes radiológicas al hacer incidir un haz de rayos X en un cuerpo, es FALSO:

a. Se producen diferentes atenuaciones en función del espesor y de la densidad electrónica de los distintos materiales que componen el cuerpo

b. La formación de imágenes se basa en la interacción fotoeléctrica de la radiación con los átomos de los cristales de halogenuro de plata que contiene la película radiográfica

c. Las zonas menos densas del cuerpo atravesado producen una imagen más clara en la placa radiográfica

d. La imagen latente producida en la película se convierte en imagen visible mediante procesos químicos

2. El Gadolineo es un agente de contraste que según su mecanismo de acción se clasifica como contraste...

a. negativo
b. específico
c. positivo
d. neutro

3. La proyección lateral del nadador se conoce como Método de...

a. Fuschs
b. Pawlow
c. Twining
d. Ottonello

4. Cómo se calculan las dosis recibidas al personal profesionalmente expuesto de categoria B con carácter obligatorio:

a. Por dosímetro personal
b. Por dosímetro de área
c. Por controles médicos
d. No se controla

5. Películas radiográficas más utilizadas en radiología:

a. de pantalla
b. de exposición directa
c. de vídeo
d. para seriografía

6. Entre los usos de la historia clínica se encuentra:

a. Garantizar una asistencia adecuada al paciente
b. Realización de estudios epidemiológicos
c. Utilización con fines de Investigación y docencia
d. Todas las anteriores son correctas

7. Los huesos del cráneo son:

a. 4 impares y 2 pares
b. 2 impares y 4 pares
c. 3 Pares y 3 impares
d. 6 impares

8. [ANULADA] En la proyección lateral de la cistograña retrógrada, es FALSO:

a. Se emplea angulación caudal 15–20 grados
b. Se proyecta la sombra de la próstata por encima de los huesos pélvicos
c. Se visualizan las paredes anteriores y posteriones de la vejiga y la base.
d. Todas son correctas

9. La dosis absorbida es de 'Primer Grado' o 'alta' si:

a. Es inferior a 1 Gy
b. Es superior a 100 Gy
c. Es superior a 10 Gy
d. Es superior a 1 Gy

10. Sobre las radiaciones ionizantes es FALSO:

a. Son haces de partículas o de ondas electromagnéticas que tienen la capacidad de producir ionizaciones en la materia
b. Los rayos gamma son un tipo de radiación de particulas
c. Los rayos X son un tipo de radiación electromagnética
d. Los efectos biológicos debidos a la exposición a radiaciones ionizantes pueden ser somáticos o genéticos

11. Según el Estatuto Marco del Personal estatutario de los Servicios de Salud, podrán ser retribuciones complementarias:

a. El sueldo
b. Los trienios
c. El complemento de destino
d. Las pagas extraordinarias

12. Según el nivel de grises, las imágenes ecográficas de lesiones sólidas se clasifican en:

a. Hipoecogénicas
b. Hiperecogénicas
c. Son correctas A y B
d. Hipoecogénicas, hiperecogénicas e isoecogénicas

13. Sobre la preparación A en el enema opaco, es FALSO:

a. El día antes hará dieta pobre en residuos
b. Excluir por completo alimentos ricos en fibra
c. El día antes se hará una dieta líquida
d. La tarde antes se tomará un laxante

14. Para visualizar el conjunto de las celdillas mastoideas realizaremos la proyección de:

a. Lateral de cráneo
b. Schüller
c. Hirtz
d. Stenvers

15. Normativa de mayor rango de aplicación en España en materia de seguridad nuclear:

a. Leyes de la ONS
b. Directivas OCDE
c. Reales Decretos
d. Directivas EURATON

16. Prueba diagnóstica más adecuada para valorar la afectación de la médula espinal:

a. La radiografía
b. El T.A.C
c. La R.M
d. La discografía

17. Cuál es la forma más correcta de archivar una imagen digital para conservarla temporalmente:

a. En el sistema de Pacs
b. En disco CD
c. En películas que se archivan
d. En el disco duro del ordenador

18. En la exposición radiológica:

a. La capacidad de penetración de los rayos X está determinada por el kilovollaje
b. El kilovoltaje determina y controla la cantidad de rayos X que se producen
c. A mayor tiempo de exposición menor dosis de radiación recibe el paciente
d. Son ciertas A y B

19. Qué es un 'PET' en Medicina Nuclear:

a. Una tomografía por emisión de positrones
b. Una tomografía por emisión de electrones
c. Un Spect cardiaco
d. Todas son correctas

20. Ante una imaginación intestinal aguda. Qué prueba diagnóstica debe realizarse:

a. Enema opaco
b. Tránsito intestinal
c. Tránsito gastro-duodenal
d. Son correctas A y B

21. Para una proyección oblicua lateral derecha, el paciente:

a. apoya su lado lateral derecho en la placa
b. apoya su lado lateral izquierdo en la placa
c. está en posición supina
d. está en posición decúbito prono

22. Las apófisis pterigoides se encuentran en:

a. El etmoides
b. El esfenoides
c. El clinoides
d. El parietal

23. La diartrosis es una articulación:

a. Móvil
b. Inmóvil
c. Semimóvil
d. Son correctas A y C

24. En el estudio de la columna lumbar por T.A.C. se programan:

a. Cortes axiales de los cinco espacios discales
b. Cortes axiales centrados en los últimos dos espacios discales
c. Cortes axiales centrados en los últimos cuatro espacios díscales
d. Cortes axiales centrados en los últimos tres espacios discales

25. Una radiografía de tórax en decúbito lateral con rayo horizontal es útil para:

a. Ver niveles hidroaereos
b. Ver derramen pleural
c. Ver neumotórax
d. Todas son correctas

26. De acuerdo con lo previsto en el artículo 57 de la Ley General de Sanidad, las áreas de salud contarán. como mínimo, con los siguientes órganos:

a. De participación: el Consejo de salud de área
b. De dirección: el Consejo de dirección de área
c. De gestión: el Gerente de área
d. Todas son correctas

28. En la RM para el estudio de los huesos temporal y el peñasco NO se utiliza:

a. Corte axial en SE-T1
b. Corte axial en SE-T2
c. Plano coronal en SE-T1
d. Plano sagital en SE-T2

29. Cuántas vértebras fusionadas forman el sacro

a. 5
b. 4
c. 3
d. 6

30. Si sospechamos un "neumotórax" y las condiciones del paciente no permiten la bipedestación, realizaremos:

a. Un tórax AP en supina
b. Un tórax decúbito lateral del lado lesionado, con rayo horizontal
c. Una oblicua posterior de tórax
d. un tórax decúbito lateral del lado opuesto a la lesión, con rayo horizontal

31. La Fluoroscopia convencional se utiliza en estudios de:

a. Aparato Respiratorio
b. Partes blandas
c. Aparato Digestivo
d. Extremidades

32. En radiología la sigla PACS hace referencia a un sistema de:

a. clasificación de pacientés ambulatorios
b. archivo y comunicación de imágenes
c. pantallas de acceso codificado
d. Ninguna de las tres

33. Cómo se denomina también a la posición 'mahometana':

a. Genupectoral
b. Trendelemburg
c. Morestin
d. Sims

34. Sobre los riñones, es FALSO:

a. Se localizan entre D12 y L3 aproximadamente
b. Se dividen en polos superior. medio e inferior
c. Miden unos 11,5 cm. de longitud, 5-8 cm, de ancho y unos 3 cm. de grosor
d. El riñon izquierdo suele ser más largo y estrecho

35. En pacientes con enfisema pulmonar se realizará la radiografía del tórax con técnica de:

a. Alto kilovoltaje
b. Disminución del kilovaltaje
c. Alto miliamperaje
d. Ninguna de las tres

36. La uretra femenina mide aproximadamente:

a. 6,5 cm
b. 2 cm.
c. 3,5 cm
d. 5,5 cm

37. El artículo 1 de la Constitucion establece que España se constituye en un Estado social y democrático de Derecho que propugna como valores superiores de su ordenamiento jurídico:

a. La libertad, la justicia y la separación de poderes
b. La justicia, la igualdad, la equidad y la libertad
c. La libertad, la justicia, la igualdad y el pluralismo político
d. La libertad, la separación de poderes, la igualdad y el pluralismo político

38. Cuál de las siguientes asociaciones entre equipos y formas de energía NO es correcta:

a. Ecografía-Ultrasonidos
b. RM-Campos magnéticos
c. Tomografia computarizada–Ondas de radiofrecuencia
d. Radiografía digital–Rayos X

39. El Hospital Universitario 'Marqués de Valdecilla' pertenece a la Gerencia de Atención Especializada Área...

a. I   b. II   c. III   d. IV

40. La recogida y eliminación de residuos radioactivos en España es competencia de:

a. Servicio de Protección Radiológica
b. Técnicos de Medicina Nuclear
c. Enresa
d. Euratón

41. En que región abdominal se encuentra la cola del pancreas:

a. Vacío izquierdo
b. Hipocondrio izquierdo
c. Vacío derecho
d. Epigastrio

42. [ANULADA] Estudio con contraste de las vías biliares:

a. Colangiofrafia intravenosa
b. Cistografia por via intravenosa
c. Punción transcutanea
d. Colangiografla retrógrada

43. NO es un funcionalidad propia de un PACS:

a. La producción de imágenes médicas
b. La captura y gestión de imágenes médicas
c. La transmisión de imágenes médicas
d. La exhibición de imágenes médicas

44. [ANULADA] Cuál de las siguientes indicaciones de la histerosalpingografía es FALSA:

a. Metrorragia
b. Estudio de la permeabilidad de las trompas
c. Menorragia
d. Visualizar trayectos fistulares

45. Sobre el corazón, es FALSO:

a. Su lado derecho trabaja con sangre arterial
b. Suele estar a la altura del 5º espacio intercostal
c. La base se orienta hacia atrás
d. Está situado en un saco fibroseroso

46. Según la Ley de Ordenación Sanitaria de Cantabria, la expresión de la voluntad con carácter previo deberá otorgarse por escrito, formalizándose:

a. Ante notario, siendo precisa la presencia de testigos
b. Ante los funcionarios de la Consejeria competente en materia de Sanidad expresamente habilitados para tal función en los términos que reglamentariamente se establezcan
c. Ante tres testigos, de los cuales uno no debe tener relación de parentesco hasta el primer grado ni relación laboral, patrimonial o de servicio, ni relacion matrimonial ni de análoga afectividad a la conyugal con el otorgante
d. Todas son correctas

47. Único hueso del esqueleto que no se articula con ningún otro:

a. Clinoides   b. Tiroides
c. Hioides   d. Odontoides

48. [ANULADA] Señale la INCORRECTA. El tiempo eco (TE) en RM:

a. Es en función de la intensidad que transcurre desde la emisión del pulso de RF hasta la lectura de la señal
b. Se mide en milisegundos
c. Una vez finalizado el pulso de RF los protones comienzan a perder la fase (T1)
d. Es la periodicidad con que se repiten los pulsos de RF

49. Sobre las ondas eiectromagnéticas:

a. El número de oscilaciones que efectúa la onda en cada segundo se denomina longitud de onda
b. La unidad de medida de la frecuencia es el miliamperlo
c. La velocidad en el vacío es la mínima que alcanza una onda electromagnética
d. La frecuencia y la longitud de onda son inversamente proporcionales

50. [ANULADA] Sobre la aurícula izquierda, es FALSO:

a. Es una cavidad circular
b. El ángulo superior izquierdo forma una cavidad menor llamada orejuela
c. Ocupa la mayor parte del corazón
d. Guarda relación con el esófago

51. Según la Ley de Ordenación Sanitaria de Cantabria, en los centros sanitarios los usuarios tendrán derecho a recibir información sobre:

a. La Carta de Derechos y Deberes como marco de relación entre el centro y los usuarios
b. El funcionamiento general del centro y sus normas, las prestaciones y la cartera de servicios, así como las vías para obtener información complementaria
c. La identidad de los profesionales bajo cuya responsabilidad se presta la atención sanitaria
d. Las tres son correctas

52. En relación con los factores de exposición:

a. El valor de exposición viene determinado por el kilovoltaje y los miliamperios-segundo
b. Para obtener una calidad de imagen idéntica, si aumentamos un 10% el voltaje debemos reducir en esa misma cuantía los miliamperios-segundo
c. El valor del exponente p en la fórmula E = Kv(p)* mAs es constante e independiente de la gama de tensiones
d. Todas la anteriores son ciertas

53. El personal profesionalmente expuesto se clasifica en categorias:

a. A, B, C   b. A, B
c. A   d. 1, 2, 3

54. [ANULADA] En la respiración artificial asistida hay que realizar cuántas insuflaciones por minuto:

a. 10, de aproximadamente 1,5 a 2 seg.
b. 15, de aproximadamente 2 a 2,5 seg.
c. 5, de aproximadamente 1,5 a 2 seg.
d. 15, de aproximadamente 2 a 2,5 seg.

55. Sobre la verificación de dosis impartidas a pacientes:

a. Estará basada en exploraciones radiológicas realizadas en el equipo objeto de control
b. Se evaluará unicamente la dosis superficie a la entrada, sin tener en cuenta la calidad de la imagen
c. Se podrá irradiar a pacientes con el único fin de realizar controles de calidad
d. Las tres son correctas

56. La ganancia de brillo de los intensificadores de imagen

a. Aumenta con la utilización y edad del tubo
b. Disminuye con la utilización del tubo
c. Disminuye con la edad del tubo
d. Son correctas B y C

57. [ANULADA] Sobre la porción sigmoidea del colon, es FALSO:

a. Transcurre hacia arriba desde el ciego
b. Termina a nivel del tercer segmento sacro
c. Atraviesa el abdomen hasta la cara inferior del bazo
d. Forma un ángulo llamado flexura eólica derecha

58. [ANULADA] Cómo se llaman las lesiones de 2º grado de las radiodermitis:

a. Eritema   b. Ampollas
c. Necrosis   d. Úlcera

59. De acuerdo con su Estatuto, el Servicio Cántabro de Salud para el desarrollo y cumplimiento de sus fines generales tiene asignadas qué funciones específicas:

a. La ordenación y control de la publicidad médico-sanitaria
b. La gestión de las prestaciones farmacéuticas y complementarias
c. La ordenación farmacéutica
d. Ninguna de las respuestas es correcta

60. Qué contraste se utiliza en una arteriografía:

a. Bario
b. Yodado hidrosoluble
c. Yodado liposoluble
d. Gadolíneo

61. Señale la INCORRECTA. En el TCH multicorte, una matriz de detectores puede estar constituida por:

a. 14.592 elementos de 1x1,25 mm
b. Los elementos dispuestos en 16 filas
c. Forman un arco de 55º (GE)
d. Forman un arco de 75' (GE)

62. Prueba más indicada ante una lesión quística de mama:

a. Una BAG
b. Una PAAF
c. Un arpón guía
d. Una estereotaxia

63. Qué tipo de infomación se encuentra dentro de la integración digital en el área hospitalaria informatizada:

a. RIS + PACS
b. RIS + HIS + PACS
c. RIS + HIS
d. Todas son falsas

64. El Hospital Comarcal Sierrallana pertenece a qué Gerencia

a. Atención Especializada Áreas II y III
b. Atención Especializada Área I
c. Gerencia Única del Área II
d. Ninguna de las respuestas es correcta

65. Las proyecciones usuales en mamografía son:

a. Cráneo-caudal y Oblicua medio lateral
b. Cráneo-caudal y Axilar
c. Oblicua medio lateral y Axilar
d. Las tres

66. NO es una norma ética para un Técnico Especialista en Radiodiagnóstico:

a. Responder a las necesidades del paciente
b. Prestar sus servicios en función de la condición económica o social de los pacientes
c. Cooperar con los diferentes profesionales en aras de una mejor asistencia al paciente
d. Emplear procedimientos y técnicas de forma apropiada efectiva y eficiente

67. Cuál de estos estudios óseos se corresponde con los exámenes de medicina nuclear:

a. SCPET
b. PET
c. CSPET
d. Densitometría Ósea DEXC

68. Para visualizar los ganglios linfáticos por mamografía realizaremos una proyección:

a. medio–lateral
b. latero–medial
c. axilar
d. oblicua

69. Según el Estatuto Marco de Personal Estatutario cuando la jornada exceda de seis horas continuadas deberá establecerse un periodo de descanso mínimo de:

a. 15 min.
b. 20 min.
c. 30 min.
d. 10 min.

70. [ANULADA] Sobre la espectroscopia de RM:

a. Es necesario un campo magnético de 0,7 T como mínimo
b. Determina alteraciones químicas en enfermedades metabólicas
c. Valora la composición del líquido amniótico
d. Determina la composición química entre tumor y tejido seno

71. En relación con el derecho de acceso del paciente a su historia clínica:

a. El paciente tiene derecho de acceso sin reserva alguna
b. Este derecho nunca puede ejercerse por representación
c. El paciente no puede obtener copia de los datos que figuran en su historia clínica
d. Los profesionales pueden oponer al derecho de acceso la reserva de sus anotaciones subjetivas

72. Organismo intemacional vinculado con la protección radiológica:

a. La ONS
b. La ICRV
c. La ICRP
d. Ninguna de las tres

73. Según la estructura de la Consejería de Sanidad, a qué órgano directivo corresponde la emisión de informes jurídicos y la elaboración de las disposiciones generales que emanen de la Consejería:

a. A la Dirección General de Salud Pública
b. A la Gerencia del Servicio Cántabro de Salud
c. A la Dirección General de Ordenación, Inspección y Atención Sanitaria
d. A la Secretaría General

74. El confinamíento consiste en:

a. Confinar los residuos radioactivos del medio mediante una disposición espacial adecuada
b. Aislar los residuos radioactivos del medio generalmente medianie una disposición arquitectónica
c. Aislar los residuos radioactivos del medio, mediante un sistema de compartimentos plomados
d. Segregar los residuos radioactivos

75. Sobre la fase nefrográfica, es FALSO:

a. Se debe obtener en ese periodo la radiografía para visualizar lesión perenquimotasa
b. Dura menos de 5 minutos
c. Es una inyección rápida
d. Dura 8 minutos

76. Según el artículo 4 de la Ley General de Sanidad:

a. Todas las Administraciones Públicas Territoriales crearán sus servicios de salud
b. Las Comunidades Autónomas crearán sus servicios de salud
c. Las Entidades Locales crearán sus servicios de salud
d. Ninguna de las tres es correcta

77. Los efectos estocásticos que aparecen en un individuo que ha recibido irradiación se denominan:

a. Deterministas
b. Hereditarios
c. Genéticos
d. Somáticos

78. El sistema nervioso periférico incluye:

a. Nervios craneales
b. Nervios espinales
c. Son correctas A y B
d. Médula espinal

79. El artículo 46 de la Ley General de Sanidad establece las siguientes características fundamentales del SNS:

a. La extensión de sus servicios a toda la población
b. La coordinación y, en su caso, la integración de todos los recursos sanitarios públicos en un dispositivo único
c. La prestación de una atención integral de la salud procurando altos niveles de calidad debidamente evaluados y controlados
d. Las tres cosas

80. La Atención Primaria de salud se prestará en:

a. El centro de salud y en los hospitales
b. El centro de salud, en los consultorios y en el domicilio de los usuarios, bien sea a demanda, de forma programada o bien con carácter urgente
c. En los centros epecializados de forma programada y en los hospitales de forma urgente
d. En los consultorios, exclusivamente

81. Los medios de contraste en radiologla sirven para:

a. diferenciar el tejido ósea de los tejidos adyacentes
b. resaltar estructuras que no presentan diferencias de atenuación de los Rayos X con las que les rodean
c. realizar el diagnóstico diferencial de osteoporosis
d. Ninguna de las tres

82. Qué secuencia radiológica seguiremos al estudiar un abdomen agudo:

a. Abdomen simple y T.A.C
b. Abdomen simple, tórax, y abdomen simple en bipedestación
c. Abdomen simple y abdomen simple en bipadestación
d. Abdomen simple, abdomen simple en bipedestación y T.A.C

83. Decimos que un paciente tiene los miembros en posición de abducción cuando realiza un movimiento...

a. de acercamiento al plano medio
b. de alejamiento al plano medio
c. de giro sobre su eje
d. en horizontal

84. El dosímetro personal de muñeca mide:

a. Dosis superficial y profunda
b. Valores de dosis superficial
c. Sólo valores de dosis profunda
d. Dosis de radiación ambiental

85. Qué es la Densitometria:

a. Una técnica para medir la actividad de las células
b. Una técnica mediante pequeñas dosis de Rayos X que sirve para conocer la densidad de los huesos
c. Una técnica mediante imágenes tomográficas para valoración funcional del cerebro
d. Una técnica para estudiar a pacientes con enfermedad de los vasos sanguíneos

86. Qué es el DICOM:

a. Un sistema de almacenamiento de imágenes de radiología convencional
b. La organización médica europea encargada de elaborar especificaciones técnicas para las imágenes diagnósticas
c. Un formato estándar, reconocido mundialmente, que permite la integración de distintos tipos de imágenes diagnósticas en un sistema común de almacenamiento y transferencia
d. Un software específico para el tratamiento de imágenes de tomografía computarizada

87. En qué estudio se observan mejor las cisuras pulmonares:

a. En una placa de tórax
b. En el T.A.C
c. En R.M
d. Son correctas B y C

88. La atención primaria comprenderá:

a. Actividades de promoción de la salud, educación sanitaria, prevención de la enfermedad, asistencia sanitaria, mantenimiento y recuperación de la salud
b. Rehabilitación Física
c. Trabajo Social
d. Las tres

89. Qué técnica radiográfica se utiliza para demostrar la existencia de un reflujo vesiculouretal:

a. Urografía intravenosa
b. Urografía minutada…
c. Pielografía minutada
d. Cistouretrografía miccional seriada

90. Sobre los detectores de gas, es FALSO:

a. Son cámaras metálicas colocadas a intervalos de 1 mm
b. Usan Xenón
c. Usan Xenón y Criptón
d. Usan Criptón

91. La proyección Worms-Brehon es conocida como:

a. Semiaxial
b. Towne
c. Hirtz
d. Son correctas A y B

92. Es un hueso impar de la cara:

a. Maxilar inferior
b. Vómer
c. Ambos
d. Ninguno de los dos

93. Qué criterio de protección radiológica dice "las dosis de radiación deben ser tan bajas como razonablemente sea posible':

a. RAD-REN
b. ACLARA
c. ALARA
d. MANHATTAN

94. La neuroecografía neonatal realiza barridos en los planos:

a. Axial y sagital
b. Axial, coronal y sagital
c. Axial, sagital, coronal y occipital
d. Axial, sagital y occipital

95. De acuerdo con la Ley Orgánica 15/1999, de 13 de diciembre, de protección de datos de carácter personal, los datos relativos a la salud sólo podrán ser tratados cuando:

a. Por razones de interés general así lo disponga un Real Decreto
b. El afectado consiente expresamente
c. Resulte necesario para la prevención o para el diagnóstico médicos, independientemente de la persona que realice el tratamiento de datos
d. Todas las anteriores son correctas

96. El contraste de una imagen mamográfica se debe:

a. A la diferencia de los coeficientes de atenuación de la grasa y el agua
b. A la diferencia del coeficiente de atenuación de la grasa
c. A la diferencia del coeficiente de atenuación del tejido adiposo
d. la diferencia del coeficiente de atenuación del tejido glandular

97. Un '*Trébol gris y rectángulo con fondo punteado*' indica:

a. Riesgo de contaminación
b. Riesgo de irradiación extema
c. Riesgo de irradiación externa y contaminación
d. No existe riesgo alguno

98. Qué densidades radiográficas aparecen en una radiografía de abdomen:

a. Calcio, grasa, agua y aire
b. Calcio, agua y aire
c. Aire, grasa y calcio
d. Calcio, agua y grasa

99. En una proyección lateral de rodilla, el rayo es:

a. Perpendicular a la placa
b. Craneal 5 grados
c. Caudal 10 grados
d. Craneal 10 grados

100. El estudio del hígado con contraste intravenosa por T.A.C. puede incluir

a. Tres fases: fase sin contraste, fase arterial y fase portal
b. Dos fases: fase arterial y fase portal
c. Dos fases: fase arterial y fase tardía
d. Tres fases: fase arterial, fase portal y fase tardía

101. Según la Ley de Ordenación Sanitaria de Cantabria cada Area de Salud:

a. Contará con dos Comités Sanitarios como órganos de participación
b. Contará con un Consejo de Salud como órgano de participación
c. Se divide territorialmente en Zónas Básicas de Salud
d. Son ciertas B y C

102. El Pigg-O-Stat es:

a. Un tipo de transductor
b. Una proyección radiográfica
c. Un utensilio de inmovilización
d. Un programa informático

103. Los servicios de salud nombrarán personal estatutario:

a. A quienes superen el correspondiente proceso selectivo
b. Sin procedimiento alguno en aras a facilitar la incorporación
c. Como consecuencia de un procedimiento formativo
d. Cuando lo solicite el interesado por interés particular

104. En una ampliación mamográfica el punto focal ha de ser de:

a. 0,1 mm
b. 0,3 mm
c. 0,4 mm
d. Son correctas B y C

105. La braquiterapia es una técnica médica que utiliza:

a. Generadores de radiaciones ionizantes
b. Fuentes radiactivas encapsuladas
c. Fuentes radiactivas no encapsuladas
d. Ninguna de las tres

106. Sobre la colangiografía intraoperatoria, es FALSO:

a. Se realiza durante la cirugía del tracto biliar
b. Se estudia la permeabilidad de los conductos biliares
c. Se realiza antes de drenar la bilis
d. Es el estudio de la funcionalidad del esfinter de la ampolla de Water

107. Sobre la Agencia para la Energía Nuclear:

a. Su objetivo es establecer las condiciones para desarrollo de la actividad nuclear en los paises miembros. Investiga y difunde los conocimientos y normas de protección y seguridad. Garantiza su uso pacifico. Está facultada para desarrollar normas
b. Su objetivo es la cooperación entre los países miembros, sobre aspectos de utilización pacífica y en particular con aquéllos relacionados con la seguridad de instalaciones y su fiabilidad
c. Elabora recomendaciones sobre las magnitudes y unidades de radiacción y radiactividad, procedimientos adecuados y de medidas y su aplicaciones
d. Ninguna es correcta

108. Según el Estatuto Marco del Personal estatutario de los Servicios de Salud, el personal estatutario temporal:

a. No podrá estar sujeto a un periodo de prueba
b. Podrá estar sujeto a un periodo de prueba, durante el que será posible la resolución de la relación estatutaria a instancia de cualquiera de las partes
c. Podrá estar sujeto a un periodo de prueba, durante el que no será posible la resolución de la relación estatutaria
d. Ninguna de las tres

109. Señale la INCORRECTA. Las técnicas de digitalización de imagen han sido aplicadas en:

a. RD   b. FD   c. TAC   d. IRD

110. En el abdomen con rayo horizontal NO es correcto:

a. Manifiesta la existencia de niveles hidroaéreos
b. Las rodillas deben estar ligeramente flexionadas
c. Muestra la superficie mayor del bazo
d. El rayo central es horizontalmente perpendicular al chasis

111. Es un método para valoración de la mama sin realizar biopsia abierta:

a. Biopsia cerrada
b. PAAF
c. Arpón Guía
d. Todas son correctas

112. NO es una técnica radiográfica preliminar de la dacriocistografía:

a. Caldwel
b. Schuller
c. Lateral de senos paranaseles
d. Waters

113. En las zonas controladas sólo pueden acceder los trabajadores de:

a. Categoría A
b. Categoria B
c. Categoria C
d. Ninguna es correcta

114. Conjunto de documentos que contienen los datos, valoraciones e informaciones de cualquier índole sobre la situación y la evolución clínica de un paciente:

a. Información clínica
b. Historia médica
c. Historia de evolución
d. Historia clínica

115. Entre los derechos del paciente está que las instituciones sanitarias le proporcionen:

a. Asistencia técnica con personal cualificado
b. Un aprovechamiento al máximo de los medios disponibles
c. Una asistencia con los mínimos riesgos
d. Todas son correctas

116. Pena que establece el artículo 343 del Código Penal para quien exponga a una o varias personas a radiaciones ionizantes que pongan en peligro su vida, íntegridad, salud o bienes:

a. Prisión de 1 a 2 años e inhabilitación especial para empleo o cargo público, profesión u oficio por tiempo de 1 a 3 años
b. Prisión de 2 a 5 años e inhabilitación especial para empleo o cargo público, profesión y oficio por tiempo de 2 a 6 años
c. Prisión de 6 a 12 años e inhabilitación especial para empleo o cargo público, profesión u oficío por tiempo de 6 a 10 años
d. Ninguna es correcta

117. A partir de qué dosis se produce esterilidad permanente al irradiar los testícuios:

a. 2 SV   b. 1,2 SV
c. 6 SV   d. 1 SV

118. Son utensilios de inmovilización todos, EXCEPTO:

a. Papoose Board
b. Tejas pediátricas
c. Correas de seguridad
d. Pigtat

119. La apófisis coronoides se encuentra en:

a. Maxilar inferior
b. Radio
c. Cúbito
d. Maxllar inferior y cúblto

120. En relación con la proyección del valle:

a. El rayo central se dirige sobre la parte superemedial de la mama con una angulación de 45 grados
b. Se coloca la axila sobre la placa de forma que se incluyan en la imagen la parte proximal del brazo y las costillas
c. Se realiza ante la sospecha de la existencia de alguna alteración en el tejido medial de la mama
d. Se utiliza para visualizar la cola axilar y los ganglios

121. En relación con el pancreas, señale la INCORRECTA:

a. Es una glándula recemosa
b. Se forma con células dispuestas en línea con el sistema de conductos muy ramificados
c. Convergen en el conducto de Wirdsung
d. No se obseva en la radiografía simple

122. Se considera taquicardia en los niños al aumento de la frecuencia cardiaca por encima de cuántos latidos por minuto:

a. 125   b. 100   c. 90   d. 150

123. Qué tipo de tejido nos encontramos en la mama:

a. Tejido glandular
b. Tejido glandular y tejido adiposo
c. Tejido glandular y tejido conectivo
d. Tejido glandular, adiposo y conectivo

124. A qué hace referencia el termino "matriz de imagen":

a. Un conjunto de filas y columnas
b. Al contraste de la imagen
c. Un conjunto de lineas en horizontal
d. Todas son falsas

125. De acuerdo con el Estatuto Marco del Personal Estatutario de los Servicios de Salud el personal estatuario de los servicios de salud viene obligado a:

a. La huelga
b. Respetar la Constitución, el Estatuto de Autonomía correspondiente y el resto del ordenamiento jurídico
c. Vacaciones periódicas retribuidae y fraccionadas
d. Ninguna respuesta es correcta

126. Qué ventana se utiliza para el estudio del tórax por T.A.C.:

a. Ventana mediastínica
b. Ventana pulmonar y ventana hilíar
c. Son correctas A y B
d. Ventana de hueso y ventana mediastínica

127. Según la Ley General de Sanidad el centro de salud tendrá las siguientes funciones:

a. Facilitar el trabajo en equipo de los profesionales sanitarios de la zona
b. Servir como centro de reunión entre la comunidad y los profesionales sanitarios
c. Mejorar la organización administrativa de la atención de salud en su zona de influencia
d. Las tres son correctas

128. Real Decreto, de 5 de diciembre, por el que se establecen los criterios de calidad en medicina nuclear:

a. 1841/1997   b. 184/1997
c. 1720/2002   d. 1840/2000

129. Según el Estatuto del Servicio Cántabro de Salud, son órganos de dirección:

a. El Consejo de Dirección, el Director Gerente y los Subdirectores

b. El Comité de Dirección, el Director General y el Subdirector

c. El Secretario General, los Directores Gerentes y el Comité de dirección y coordinación

d. El Comité de dirección y coordinación el Presidente del Servicio Cántabro de Salud y el/los Vicepresidente/s

130. Sobre el almacenamiento y cuidados de la película radiográfica, es FALSO:

a. La temperatura y la humedad son factores fundamentales a controlar en su almacenaje

b. Las cajas de películas se deben almacenar en posición horizontal para evitar que se arqueen

c. El almacenamiento se debe realizar en condiciones de oscuridad

d. La manipulación se debe realizar con las manos limpias para evitar la aparición de artefactos

131. Etapa en la que no aparecen síntomas tras una irradiación global:

a. Determinante b. Prodrómice

c. Latente d. Enfermedad manifiesta

132. Estudio radiológico contrastado del sistema nasolagrimal:

a. Dacriocistografía

b. Sialografía

c. Fistulografía

d. Galactografía

133. El test de Bending estudia:

a. la columna cervical completa

b. la movilidad de la columna vertebral completa

c. la cifosis y la lordosis de la columna vertebral completa

d. la escoliosis de la columna vertebral completa

134. Frecuencia de la precesión de los protones de hidrogeno con intensidad externa de 1,0 T:

a. 32,5 MHZ b. 63,5 MHZ

c. 42,5 MHZ d. 52,5 MHZ

135. En relación con las magnitudes radiológicas y su expresión en unidades del Sistema Internacional:

a. La exposición se define como el cociente entre la carga liberada y la mesa de aire donde ha sido liberada y se mide en Roentgen

b. La tasa de exposición es el incremento de la exposición por unidad de tiempo y se mide en Culombio/Kg/seg

c. La dosis absorbida representa la fracción de energía cedida por una radiación ionizante que es absorbida por Kg de material irradiado y se mide en rad

d. Todas las anteriores son ciertas

136. De acuerdo con la Ley 41/2002, básica reguladora de la autonomía del paciente y de derechos y obligaciones en materia de información y documentación clinica, NO es un contenido exigible en la historia clínica en un proceso de hospitalización:

a. Documento de autorización de ingreso

b. Hoja de petición de exploraciones radiológicas

c. Informe de exploraciones radiológicas realizadas

d. Evolución y planificación de cuidados de enfermería

137. Los limites de dosis para los trabajadores expuestos son:

a. El límite de dosis equivalente para el cristalino es de 150 msv por año oficial

b. El límite de dosis equivalente para piel, es de 500 msv por año oficial

c. El límite de dosis efectiva es de 100 msv durante un período de 5 años consecutivos

d. Todas son correctas

138. Elija la opción más adecuada en relación con la estructura de la película radiográfica:

a. Entre la base y la emulsión hay una fina capa de material adhesivo llamada capa adhesiva o substrato que sirve para coseguir la adherencia uniforme de la emulsión a la base

b. La emulsión está protegida en su cara exterior por una capa de gelatina llamada superrecubrimiento o superestraoo

c. El grosor de la película de doble emulsión suele ser de entre 0,5 a 1 mm

d. Son ciertas A y B

139. El factor de desplazamiento de TCH se denomina:

a. GIBBs

b. RFs

c. PITCH

d. FDTCH

140. En los exámenes pediátricos los tiempos de exposición deben ser:

a. De 1 ó 2 segundos

b. De 1 ó 2 milisegundos

c. De 10 ó 20 milisegundos

d. De 0,1 segundos

141. Cuál es la distancia foco-piel mínima que se debe utilizar:

a. 50 cm b. 45 cm

c. 80 cm d. 120 cm

142. La bifurcación de los bronquios principales se denomina:

a. Pleura b. Carina

c. Cisura d. Língula

143. La cisura mayor se encuentra en:

a. El pulmón derecho

b. El pulmón izquierdo

c. Ambas son correctas

d. Ninguna lo es

144. Los principios de la ICRP son:

a. Justificación

b. Optimización

c. Límite individual de dosis

d. Todas son correctas

145. Si queremos conseguir una placa de tórax bien inspirada en un lactante comenzaremos la exposición:

a. al final de la espiración

b. al principio de la inspiración

c. al principio de la espiración

d. Ninguna es correcta

146. Si sospechamos una apendicitis, en un paciente con obesidad mórbida qué prueba diagnóstica nos aportará mejor información:

a. Ecografía

b. T.A.C

c. Radiografía

d. Tránsito intestinal

147. Los exposímetros automáticos:

a. Miden la dosis de exposición de la pelicula antes de que la radiación atraviese al paciente

b. Detienen el funcionamiento del generador cuando se ha alcanzado la cantidad de exposición suficiente

c. Habitualmente se encuentran colocados antes de la parrilla antidifusora

d. Todas las anteriores son correctas

148. Cuál es el límite entre el cráneo y la cara:

a. Arcos supraorbitarios

b. Glabela

c. Gonión

d. Ninguna es correcta

149. Sobre la glándula lacrimal, es FALSO:

a. Se encuentra en la fosa lacrimal del hueso frontal

b. El seno lacrimal tiene forma triangular

c. Es anterior y lateral a la base de la orbita

d. Todas son correctas

150. No es una clasificación de los servicios de radiología según la OMS:

a. Servicio radiológico Básico

b. Servicio radiológico Especial

c. Servicio radiológico Especializado

d. Servicio radiológico General

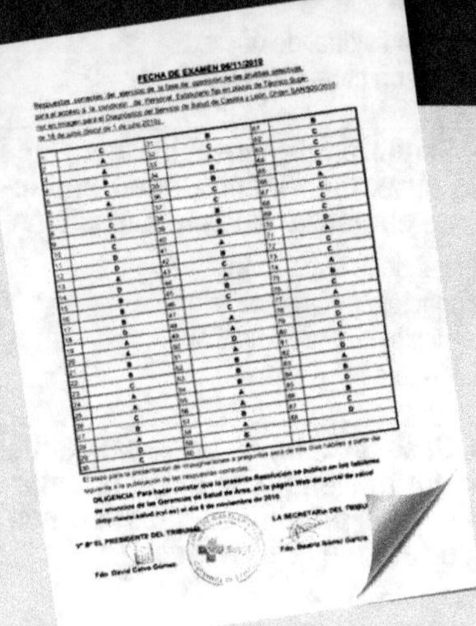

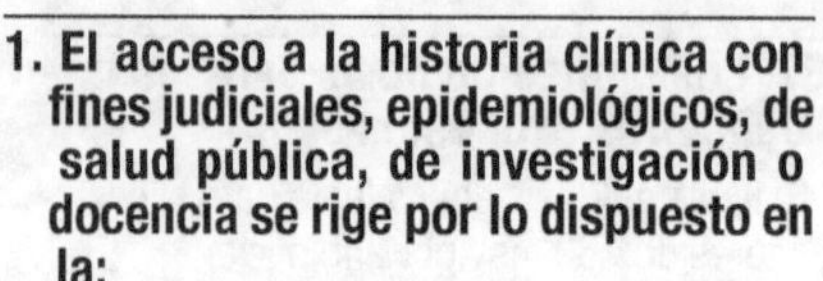

Examen:

6 DE NOVIEMBRE DE 2010

CLAVE DE RESPUESTAS

1 C	23 C	45 B	67 C
2 A*	24 A	46 C	68 C
3 A*	25 A	47 C	69 C
4 B	26 C	48 A	70 D
5 C	27 B*	49 A	71 A
6 A	28 A	50 D	72 C
7 A	29 D	51 A	73 C
8 C	30 C	52 B	74 A
9 A	31 B	53 B	75 B
10 C	32 C	54 B	76 C
11 D	33 A	55 A	77 A
12 D	34 B	56 A	78 D
13 A	35 B*	57 B	79 D
14 D	36 C	58 A*	80 C
15 B	37 C	59 B*	81 A
16 B	38 B	60 A	82 D
17 B	39 B	61 B	83 A
18 D	40 B	62 C	84 B
19 A	41 A	63 C	85 D
20 A	42 B	64 C	86 B
21 B	43 C	65 D	87 C
22 B	44 A	66 A	88 D

*SEIS PREGUNTAS ANULADAS

1. El acceso a la historia clínica con fines judiciales, epidemiológicos, de salud pública, de investigación o docencia se rige por lo dispuesto en la:

a. Ley Orgánica 15/1999, de Protección de datos de carácter personal
b. Ley 14/1986, General de Sanidad
c. Ambas son correctas
d. Ninguna de las dos lo es

2. [ANULADA] Decreto que regula la historia clínica:

a. Decreto 101/2005, de 22 de diciembre
b. Decreto 60/2006, de 15 de septiembre
c. Decreto 12/2004, de 20 de marzo
d. Decreto 3/2008, de 15 de enero

3. [ANULADA] NO es una división de la gerencia de salud de Área:

a. División de Farmacia y Productos Sanitarios
b. División de Asistencia Sanitaria e Inspección
c. División de Secretaría
d. División de Administración e Infraestructuras

4. Según el protocolo español de control de calidad en radiodiagnóstico, las desviaciones máximas toleradas en los protocolos de calidad para la coincidencia campo de luz-campo de radiación en equipos convencionales de grafía son del orden de:

a. < ± 1% de la distancia entre foco y maniquí de colimación en cada borde del campo
b. < ± 2% de la distancia entre foco y maniquí de colimación en cada borde del campo
c. < ± 3% de la distancia entre foco y maniquí de colimación en cada borde del campo
d. < ± 5% de la distancia entre foco y maniquí de colimación en cada borde del campo

5. Según el Protocolo español de control de calidad en radiodiagnóstico, las desviaciones máximas toleradas en los protocolos de calidad para la exactitud de la tensión en equipos convencionales de grafía son del orden de:

a. < ± 2%
b. < ± 5%
c. < ± 10%
d. < ± 20%

6. El consejo de seguridad nuclear está controlado por:

a. El Parlamento nacional
b. El Gobierno nacional
c. Ministerio de Sanidad
d. La Comunidad Autónoma

7. El servicio y unidad técnica de protección radiológica es una entidad expresamente autorizada por:

a. El Consejo de Seguridad Nuclear
b. El Consejo de Ministros
c. El EURATON
d. Las Comunidades Autónomas

8. La exposición a radiaciones ionizantes en un acto médico deberá realizarse al nivel más bajo posible y su utilización exigirá:

a. Que esté médicamente justificada
b. Que se lleve a cabo bajo la responsabilidad de médicos u odontólogos
c. Ambas son correctas
d. Ninguna de las dos lo es

9. Cuál de los siguientes profesionales puede hacerse responsable de la exposición a radiaciones ionizantes con fines diagnósticos:

a. Podólogo
b. Enfermera
c. Técnico superior en imagen para el diagnóstico
d. Todas son falsas

10. Respecto a la técnica de la urografía intravenosa (UIV), es FALSO:

a. Se trata de una técnica individualizada según necesidades
b. Debe incluir una simple de abdomen previa
c. Debe incluir una radiografía en fase nefrográfica (10-15 minutos después de inyectar contraste) sobre siluetas renales
d. Son correctas A y B

11. Sobre la pielografía directa, es FALSO:

a. Es la inyección de contraste dentro del tracto urinario
b. Puede ser anterógrada
c. Puede ser retrógrada
d. Depende de la función renal

12. Para realizar ciertas exploraciones de RM el técnico debe tener ciertos conocimientos anatómicos. La estructura marcada con el nº 19 corresponde a:

a. Tálamo
b. Ventrículo lateral
c. Seno venoso recto
d. Rodilla de cuerpo calloso

13. Un paciente puede tener acceso a su historia clínica a partir de:

a. 16 años
b. 18 años
c. 14 años
d. Ninguna de las tres

14. La retirada de equipos de rayos x defectuosos se efectuará por:

a. Empresas autorizadas por el Ministerio de Industria
b. Entidades autorizadas por el Ministerio de Industria
c. Consejo de Energía Nuclear
d. Son correctas A y B

15. Para realizar ciertas exploraciones de RM el técnico debe tener ciertos conocimientos anatómicos. La estructura marcada con el nº 17 corresponde a:

a. Ligamento cruzado anterior
b. Ligamento cruzado posterior
c. Vena poplítea
d. Arteria poplítea

16. Los trabajadores profesionalmente expuestos se clasifican en:

a. Categoría A
b. Categoría A y B
c. Categoría A, B y C
d. Ninguna de las tres

17. Si queremos realizar una r.m.torácica y el paciente es portador de parche cutáneo de nitroglicerina en dicha región, qué haremos:

a. Se realiza la exploración sin ningún problema
b. Retiramos el parche y lo reponemos después
c. Depende de qué tipo de R.M
d. Todas son falsas

18. En relación a los presentes efectos biológicos de los ultrasonidos:

a. No se han confirmado efectos biológicos con las intensidades empleadas en ecografía diagnóstica
b. Producción local de calor
c. Cavitación
d. Todas son correctas

19. Qué es un neumotórax:

a. Aire en el espacio pleural
b. Líquido infectado en el espacio pleural
c. Sangre en el espacio pleural
d. Neumonía en el tórax

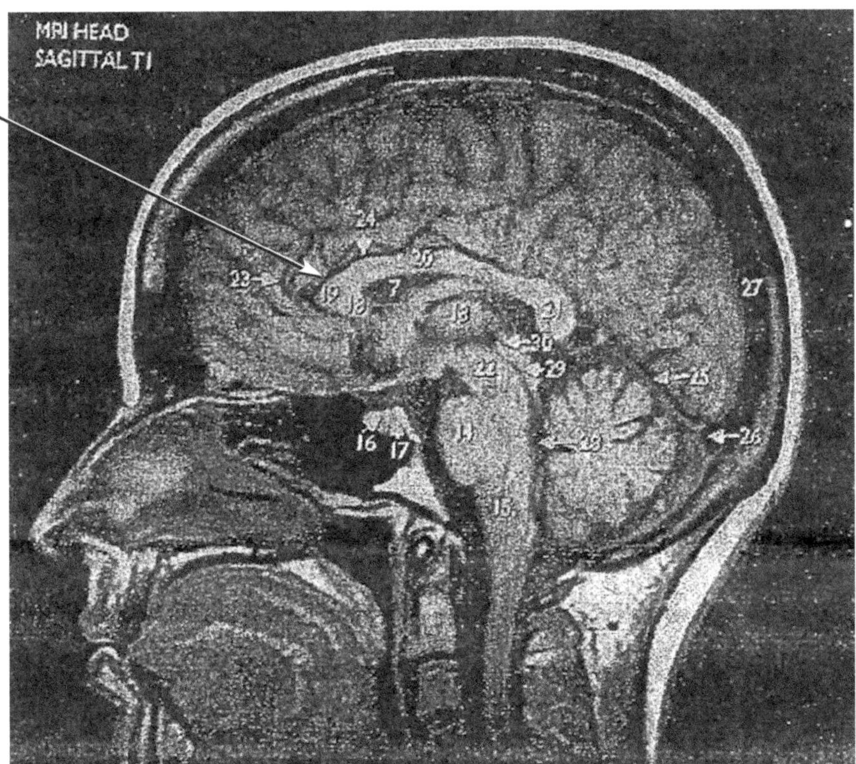

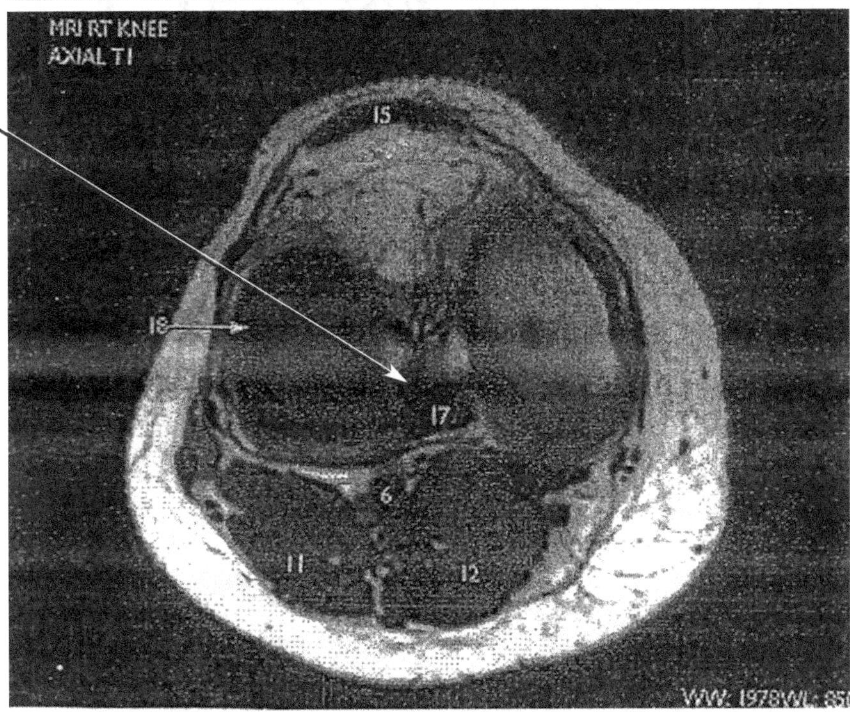

20. De los diferentes modos de representación en ecografía:

a. En modo B las señales de mayor intensidad suelen representarse en blanco
b. El modo A es el más utilizado
c. El modo B representa en un osciloscopio los ecos reflejados
d. El modo M tiene su principal indicación en oftalmología

21. Decimos que una estructura es hipoecoica o hipoecogénica cuando:

a. El ultrasonido atraviesa un medio sin interfases reflectantes en su interior
b. Aparece como una imagen poco reflectante de color más oscuro
c. En ambos casos
d. En ninguno de los dos

22. Antes de realizar una urografía intravenosa debemos mantener una dieta. Cuáles de los siguientes alimentos son aconsejables:

a. Legumbres, sopas, verduras
b. Caldos, tapiocas y pastas
c. Fruta, pan, chocolates
d. Pescados azules y mariscos

23. El transformador de un generador de rayos x:

a. Reduce el voltaje de la corriente alterna
b. Aumenta el voltaje de la corriente alterna
c. Ambas son correctas
d. Cambia la corriente alterna a corriente continua

24. Indique la correcta:

a. Un aumento de tensión disminuye el contraste y aumenta el ennegrecimiento

b. La técnica de alta tensión produce menor cantidad de radiación dispersa

c. La técnica de alta tensión genera mayor dosis de radiación en el paciente

d. La técnica de alta tensión aumenta el desgaste del tubo de rayos X

25. En una técnica de bajo kilovoltaje, es FALSO:

a. Aumenta la penetración

b. Produce mayor contraste

c. El paciente recibe más radiación que con la técnica de alto kilovoltaje

d. Los tiempos de exposición son más largos que con la técnica de alto kilovoltaje

26. En qué supuesto no procedería el nombramiento de personal estatutario eventual:

a. Cuando se trate de la prestación de determinados servicios de naturaleza temporal, coyuntural o extraordinaria

b. Cuando sea necesario para garantizar el funcionamiento permanente y continuado de los Centros o Instituciones Sanitarias

c. Para cubrir una ausencia de carácter temporal que comporte reserva de plaza

d. Para la prestación de servicios complementarios de una reducción de jornada ordinaria

28. Es menos probable la dispersión Compton cuando los fotones...

a. ...interaccionan con átomos de alto número atómico

b. ...incidentes son de alta energía

c. ...inciden sobre estructuras de gran densidad

d. ...atraviesan las partes blandas del organismo

29. Respecto a la calidad radiográfica, la latitud es un factor:

a. geométrico   b. del sujeto

c. de la distorsión   d. de la película

30. En el procesado de una película radiográfica el aumento en la concentración del revelador producirá:

a. Un incremento de la velocidad y una disminución del contraste

b. Una disminución de la velocidad y del contraste

c. Un aumento de la velocidad y del contraste

d. No influirá en el procesado final

31. Cuál de estas capas NO forma parte de una pantalla intensificadora:

a. Capa reflectante

b. Emulsión sensible a la luz

c. Elemento fosforescente

d. Capa protectora

32. Fue la primera utilización digital de los rayos x como medio de obtener imágenes con fines diagnósticos:

a. RNM   b. Mamografía

c. TAC   d. Radiología simple

33. En radiología digital por luminiscencia, es FALSO

a. No existe imagen latente

b. Se pueden imprimir imágenes

c. Para la obtención de la imagen se pueden usar equipos de RX convencionales

d. Las hojas de memoria utilizadas en los chasis tienen más margen de latitud de exposición que el que tiene el par pantalla de refuerzo-película

34. Para qué debemos colimar el haz de rayos X. Indique la FALSA:

a. Para que sólo se irradie el área bajo examen

b. Para aumentar la radiación dispersa

c. Para un mejor contraste

d. Para disminuir la cantidad de radiación que recibe el paciente

36. 'Efectos estocásticos' son:

a. Aquellos en los que la probabilidad de que ocurran no depende de la dosis

b. Los que se ponen de manifiesto en generaciones sucesivas al individuo irradiado

c. Los que su gravedad no depende de la dosis, sino del azar

d. Los que aparecen tras una dosis umbral

37. Los pacientes portadores de catéteres de Swan-Ganz o de Foley:

a. Nunca deben ser sometidos RM sin la retirada previa del catéter

b. No tienen mayor riesgo de sufrir quemaduras

c. Deben ser considerados de alto riesgo si se va a utilizar la antena de cuerpo

d. Todas son falsas

38. En relación a los contrastes usados en las exploraciones que emplean rayos x:

a. Los contrastes que atenúan más la radiación que los tejidos biológicos se denominan contrastes negativos

b. Los contrastes que atenúan más la radiación que los tejidos biológicos se denominan contrastes positivos

c. Los contrastes usados en radiología convencional pueden utilizarse en TC, aunque se emplean mucho más concentrados

d. Los contrastes usados en las exploraciones radiológicas clásicas como el bario se caracterizan por ser hidrosolubles

39. Si utilizamos contrastes yodados vía intravenosa (IV):

a. Si un individuo ha sido sometido a exploraciones previas por contraste yodado IV sin sufrir efectos adversos excluye que se produzca una reacción generalizada grave en la siguiente inyección

b. La gran mayoría de las reacciones adversas aparecen en los primeros 20 minutos tras la administración del contraste

c. Siempre se utilizan en bolo rápido (más de 3 ml/seg)

d. Todas son verdaderas

40. En relación al uso de gadolinio vía intravenosa (IV) en RM:

a. Tiene una distribución intracelular específica

b. Presenta una elevada capacidad paramagnética

c. En estado libre es poco tóxico, por eso es el más empleado en RM

d. Todas son verdaderas

41. El uso de contrastes vía intravenosa en ecografía:

a. Consiste en microburbujas de gas

b. Sólo deben utilizarse si existen antecedentes de alergia a contraste intravenosos

c. Presentan yodo en su composición

d. Todas son verdaderas

42. En una radiografía AP de cráneo, es FALSO:

a. Se ha de mostrar la lámina cuadrangular del esfenoides

b. Se han de mostrar las apófisis clinoides anteriores

c. Se ha de mostrar la crista galli

d. Se han de mostrar las crestas petrosas

43. Sobre la proyección AP de rodilla es FALSO:

a. Debe observarse claramente el espacio articular de la rodilla, sin superposición de las superficies articulares

b. La cabeza del peroné sólo se superpone con la tibia en la porción superointerna del peroné

c. La rótula se proyecta en el centro de la placa sobre la fosa intercondílea

d. Sirve para valorar la interlínea femorotibia

44. Sobre la proyección AP de cadera, es FALSO:

a. Paciente en decúbito supino, con las piernas extendidas y pie en eversión
b. El rayo central es perpendicular a la placa
c. El trocánter mayor se observará sin solapamientos
d. Deben visualizarse netamente la articulación de la cadera y la cabeza y cuello femoral

45. Sobre la proyección obturatriz de pelvis, es FALSO:

a. Decúbito en oblicuo posterior 30º-45º
b. Rayo central perpendicular sobre el lado apoyado
c. Visualizaremos el agujero obturador redondeado sin superposición, con el eje mayor en horizontal
d. Está indicada para ver la columna acetabular anterior

46. Qué proyección realizaremos para ver con nitidez la articulación tibioperonea distal:

a. AP de tobillo
b. Lateral de tobillo
c. Oblicua interna de tobillo
d. Oblicua externa de tobillo

47. En una radiografía de abdomen no patológico, con una técnica correcta y una preparación adecuada, NO podremos visualizar:

a. Los músculos psoas
b. Los riñones
c. La aorta ascendente
d. Las apófisis transversas de las vértebras lumbares

48. El "sievert" es:

a. La unidad de dosis equivalente
b. La unidad de cantidad de material radioactivo
c. La unidad de dosis absorbida
d. La unidad de exposición en el aire

49. El esternón proporciona fijación a los cartílagos costales, ¿de cuántos pares de costillas?

a. 7   b. 8   c. 9   d. 10

50. En una proyección axial AP de tórax, posición lordótica, es FALSO:

a. La distancia foco-película es de 180 cm
b. Las escápulas quedan superpuestas a los pulmones
c. La exposición se hace al final de una inspiración completa
d. Las tres respuestas anteriores son falsas

51. La articulación escápulohumeral entre la cavidad glenoidea y la cabeza del húmero, en una clasificación funcional, de qué tipo es:

a. Diartrosis
b. Sinartrosis
c. Anfiartrosis
d. Conartrosis

52. Dónde se origina la porción corta del músculo bíceps braquial:

a. Acromion
b. Apófisis coracoides
c. Borde superior de la cavidad glenoidea
d. Clavícula

53. Para realizar una proyección ap de antebrazo sin superposición de cúbito y radio, además de inclinar lateralmente al paciente y proteger las gónadas, si el estado del paciente lo permite, colocaremos:

a. Mano en pronación y codo extendido
b. Mano en supinación y codo extendido
c. Codo flexionado y mano en pronación
d. Codo flexionado y mano en supinación

54. Cuántas apófisis articulares tiene la quinta vértebra lumbar:

a. 2   b. 4   c. 6   d. 8

55. Al realizar una proyección oblícua posterior derecha (OPD) de columna lumbar, es FALSO:

a. El rayo central será perpendicular a la placa o al detector y dirigido a nivel del reborde costal inferior derecho
b. El paciente en decúbito supino girará hacia la derecha de forma que el plano sagital medio forme 45º respecto a la mesa o detector
c. Obtendremos la imagen oblícua de las vértebras lumbares y las articulaciones interapofisiarias
d. Se visualizarán las siluetas del "Perro escocés" o de "Perritos de la Chapelle"

56. En una proyección oblicua posterior izquierda de columna cervical:

a. El rayo central irá dirigido a la 4ª vértebra cervical
b. El rayo central tendrá una inclinación caudal de 15º a 20º
c. Rotaremos el cuerpo y la cabeza del paciente 60º
d. Visualizaremos abiertos los agujeros de conjunción más próximos a la placa

57. Un paciente con un parche transdérmico va a ser sometido a una RM:

a. No tiene ningún riesgo especial
b. Tiene mayor riesgo de quemaduras en la piel
c. Se considera una contraindicación absoluta y no debe realizarse la prueba
d. Todas son falsas

60. Salvo variantes anatómicas, qué dos conductos afluyen a la ampolla de Vater a través del esfínter de Oddi:

a. El pancreático y el colédoco
b. El cístico y el pancreático
c. El cístico y el hepático común
d. El colédoco y el cístico

61. Indica la respuesta incorrecta en relación a la histerosalpingografía:

a. Se realiza para ver la cavidad uterina y las Trompas de Falopio
b. Utiliza contraste iodado intravenoso
c. Se realiza primero una placa simple centrada sobre la pelvis menor
d. Realizaremos placas en fase de repleción y de evacuación

62. Técnica radiográfica que consiste en la introducción de contraste en la porción distal de un territorio vascular venoso, para el estudio de las venas del mismo, con el fin de obtener imágenes con fines diagnósticos:

a. Angiografía   b. Linfografía
c. Flebografía   d. Fistulografía

63. En una radiografía AP de abdomen veremos lo siguiente, EXCEPTO:

a. Los músculos psoas
b. El borde inferior del hígado
c. El borde superior del páncreas
d. Las sombras renales

64. En relación al hematoma subdural agudo, es FALSO:

a. Habitualmente no requiere uso de contraste para su diagnóstico
b. Se debe sospechar cuando hay un cambio de las estructuras de la línea media sin la presencia de masa evidente
c. Normalmente en la TC la hemorragia es hipodensa en relación con la sustancia gris normal
d. La sangre se acumula en el espacio entre la duramadre y la aracnoides

65. Sobre el hematoma epidural agudo, es FALSO

a. La sangre se acumula entre la tabla interna del cráneo y la duramadre
b. En la TC el hematoma forma una imagen hiperdensa biconvexa
c. En la TC el hematoma puede contener focos hipodensos por sangrado activo
d. En la TC el hematoma forma una imagen hiperdensa con forma de media luna

66. Sobre la mielografía, es FALSO:

a. Consiste en la introducción de contraste en el espacio epidural del canal medular
b. Permite diagnosticar estenosis del canal medular y/o hernias discales
c. En ocasiones puede ser dolorosa y entraña un pequeño riesgo de infección y de alergia al contraste
d. En la actualidad prácticamente no se prescribe desde que ha aparecido el escáner y, sobre todo, la resonancia magnética

67. Las carteras de servicios de atención primaria y atención especializada comparten algunos campos de actuación. Cuál de las siguientes corresponde exclusivamente a la cartera de servicios de AP:

a. Rehabilitación
b. Atención a la salud mental
c. Vacunaciones a todos los grupos de edad
d. Atención paliativa a enfermos terminales

68. Respecto al páncreas, es FALSO

a. Se encuentra entre el duodeno y el bazo
b. La cabeza es la porción más ancha del órgano
c. Se localiza por encima del píloro
d. La cola termina cerca del bazo

69. Sobre el intestino grueso, es FALSO:

a. Comienza en la región iliaca derecha
b. Su diámetro es mayor al del delgado
c. La porción sigmoidea termina en el ciego
d. La porción transversa es la región más larga y móvil del colon

70. Respecto a la técnica de la urografía intravenosa (UIV), es FALSO:

a. Usa radiación ionizante
b. Siempre utiliza medios de contraste
c. Escasa información del parénquima renal
d. Es independiente de la función renal

71. En un TC, qué valor de UH (unidades Hounsfield) espera encontrar en un tejido pulmonar sano:

a. Entre -600 y -950   b. Entre -80 y -100
c. Entre 20 y 70   d. Entre 800-900

72. Según la escala del artículo 35 de la Ley de prevención de riesgos laborales, a una empresa de 75 trabajadores le corresponde:

a. Ningún Delegado de Prevención
b. 1 Delegado de Prevención
c. 2 Delegados de Prevención
d. 3 Delegados de Prevención

73. Qué parámetro de adquisición en la TC modifica el número de fotones detectados:

a. El espesor del corte
b. La colimación del haz
c. Ambos
d. Ninguno de los dos

74. En la mayoría de los equipos de TC multicorte, el tiempo empleado para la rotación del tubo es de:

a. 0,3 - 0,4 segundos
b. 1 - 2 segundos
c. 3 - 4 segundos
d. En los equipos actuales el tubo no precisa rotar

75. En relación a un estudio mamográfico, es FALSO

a. En un estudio estándar haremos una proyección cráneo-caudal (CC) y una mediolateral oblicua (MLO)
b. Se usa una técnica de alto kilovoltaje (entre 90-110 Kv), para conseguir mayor contraste entre los diferentes tejidos que componen la mama
c. Se deberán evitar arrugas y pliegues de la mama y el pezón deberá quedar tangencial
d. En la proyección mediolateral oblicua visualizaremos mejor el pectoral y la posible existencia de ganglios axilares

76. Respecto al factor de paso o "pitch":

a. En los equipos de corte único la anchura nominal es igual a la anchura del corte reconstruido
b. En los equipos multidetector la anchura nominal no tiene porqué ser igual a la anchura del corte reconstruido
c. Ambas son ciertas
d. Ninguna lo es

77. NO es una ventaja de la radiología digital con respecto a la convencional:

a. Mayor resolución espacial
b. Menor costo de mantenimiento
c. Mayor resolución de contraste
d. Menor número de películas utilizadas

78. En relación a las características de señal de los tejidos en RM:

a. El agua tiene un T1 corto y un T2 largo
b. La grasa tiene un T1 largo y un T2 corto
c. El agua da hiperseñal en T1
d. Todas son falsas

79. Estudio que relaciona todas las partes de la exposición, revelado y ennegrecimiento de una película:

a. Densidad óptica   b. Densitometría
c. Densidad fotográfica   d. Sensitometría

80. Si al realizar una RM la estructura a representar es mayor que el campo de visión o FOV seleccionado, qué tipo de artefacto aparece:

a. Artefacto de desplazamiento químico
b. Artefacto de borde negro en las imágenes de fase opuesta
c. Aliasing
d. Artefacto del ángulo mágico

81. La energía depositada por los pulsos de radiofrecuencia se cuantifica determinando el índice de absorción específico o "sar" y debe:

a. Ser inferior a 0,4 W/Kg de media en el total del cuerpo
b. Ser inferior a 4 W/Kg de media en el total del cuerpo
c. Da igual siempre que el paciente no tenga fiebre
d. No influye, porque los equipos de RM cuentan con un ventilador en el interior del imán que evita que aumente la temperatura

82. Los pulsos de presaturación (bandas de saturación) son un modo habitual de reducir el artefacto de...

a. entrada de cruce de pulsos
b. entrada de Gibbs
c. ángulo mágico
d. entrada de flujo

83. Son artefactos que se pueden producir en ecografía, EXCEPTO:

a. Flujo laminar   b. Cola de cometa
c. Volumen parcial   d. Anisotropía

84. Al realizar una exploración radiológica de abdomen simple en decúbito supino, es FALSO

a. La técnica utilizada será de bajo kilovoltaje
b. Debe incluir desde las crestas ilíacas hasta las cúpulas diafragmáticas
c. La exposición se realiza con la respiración suspendida, 1 ó 2 segundos después del final de la espiración
d. El haz central de rayos X será perpendicular a la película o detector

85. En qué proyección no se verá la apófisis odontoides:

a. Proyección cráneo AP (boca abierta)
b. Proyección AP, método Fuchs
c. Proyección PA, método Judd
d. Proyección Stenvers

86. Localizamos la ampolla de vater:

a. En el ángulo esplénico del colon
b. En la segunda porción del duodeno
c. En contacto con la válvula ileocecal
d. En la tercera porción del duodeno

87. Sobre los huesos cigomáticos, es FALSO:

a. Forman la prominencia de las mejillas
b. Se articulan por arriba con el hueso frontal
c. Se articulan con el parietal a los lados
d. Se articulan con los maxilares por delante y con los huesos esfenoides por detrás

88. La carcasa del tubo de rayos X:

a. Calienta la ampolla de vidrio
b. Aumenta la superficie de impacto de electrones
c. Guarda las altas temperaturas que se producen en el tubo
d. Absorbe la radiación incontrolada que no se dirige a la ventana de salida del haz de radiación

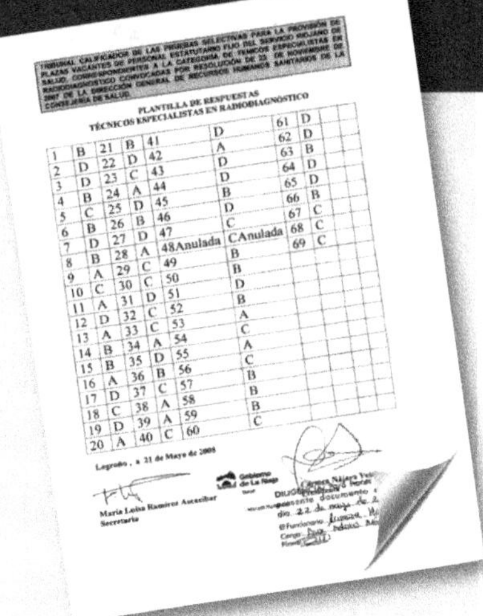

1	B	21	B	41	D	61	D
2	D	22	D	42	A	62	D
3	D	23	C	43	D	63	B
4	B	24	A	44	D	64	D
5	C	25	D	45	B	65	D
6	B	26	B	46	D	66	B
7	D	27	D	47	C	67	C
8	B	28	A	48 Anulada	C Anulada	68	C
9	A	29	C	49	B	69	C
10	C	30	C	50	B		
11	A	31	D	51	D		
12	D	32	C	52	B		
13	A	33	C	53	A		
14	B	34	A	54	C		
15	B	35	D	55	A		
16	A	36	B	56	C		
17	D	37	C	57	B		
18	C	38	A	58	B		
19	D	39	A	59	B		
20	A	40	C	60	C		

EXAMEN:

9 DE MAYO DE 2008

CLAVE DE RESPUESTAS

[...]	22 **D**	38 **A**	54 **C**
7 **D**	23 **C**	39 **A**	55 **A**
8 **B**	24 **A**	40 **C**	56 **C**
9 **A**	25 **D**	41 **D**	57 **B**
10 **C**	26 **B**	42 **A**	58 **B**
11 **A**	27 **D**	43 **D**	59 **B**
12 **D**	28 **A**	44 **D**	60 **C**
13 **A**	29 **C**	45 **B**	61 **B**
14 **B**	30 **C**	46 **D**	62 **D**
15 **B**	31 **D**	47 **C**	63 **B**
16 **A**	32 **C**	48 **C** *	64 **D**
17 **D**	33 **C**	49 **B**	65 **D**
18 **C**	34 **A**	50 **B**	66 **B**
19 **D**	35 **D**	51 **D**	67 **C**
20 **A**	36 **B**	52 **B**	68 **C**
21 **B**	37 **C**	53 **A**	69 **C**

*UNA PREGUNTA ANULADA

[Preguntas 1 a 6 no específicas]

7. En el tubo de Rayos X hay dos partes principales:

a. Los dos electrodos
b. Carcasa protectora y filamento
c. El cátodo y el ánodo
d. Son correctas A y C

8. La carcasa protectora de un tubo de Rx NO sirve para:

a. Ser el soporte mecánico del tubo de Rx
b. Posicionar el tubo durante la realización de un examen de Rx
c. Controlar la exposición excesiva a la radiación
d. Controlar el peligro de descarga eléctrica

9. Cuál es la correcta:

a. La intensidad de radiación en el lado del cátodo del campo de Rx es mayor que la del lado del ánodo
b. Cuanto mayor es el punto focal de un tubo de Rx, mayor es el efecto de talón
c. Si se coloca el lado del cátodo del tubo de Rx sobre la parte más fina de la anatomía, se obtiene en la placa una densidad radiográfica más uniforme
d. Son correctas A y C

10. Sobre el ánodo rotatorio, es FALSO:

a. Permite obtener tiempos de exposición más cortos
b. El tubo de Rx con este sistema permite que el haz electrónico interaccione con un área mucho mayor del blanco
c. Funciona accionado por un sistema de cadenas, ejes y engranajes
d. Cuando el mecanismo rotor de un tubo de ánodo rotatorio falla, el ánodo sufre sobrecalentamiento

11. Los electrones que viajan desde le cátodo hasta el ánodo constituyen la corriente del tubo de rayos X:

a. Estos electrones chocan contra los átomos de metal pesado del blanco, interaccionan con ellos y transfieren su energía cinética al blanco
b. Esas interacciones se producen dentro de una profundidad de penetración grande en el blanco
c. Menos de un 1% de la energía cinética de los electrones proyectil se convierte en energía térmica
d. La producción de calor en el ánodo aumenta en proporción inversa al incremento de la corriente del tubo

12. Señale la INCORRECTA:

a. Los rayos X característicos se producen tras la ionización de un electrón de la capa K
b. La radiación característica se denomina así porque es característica del elemento del blanco
c. En la radiación de frenado el electrón proyectil disminuye su velocidad y cambia su curso
d. En el campo diagnóstico, casi todos los Rayos X están originados como rayos X característicos

13. Señale la FALSA:

a. Un aumento del 15% en el voltaje duplica la intensidad de salida de la máquina de rayos X
b. La adición de filtración a un tubo de Rx da lugar a una disminución de la intensidad de Rx pero aumenta al energía efectiva
c. Con la filtración añadida se produce un aumento de la energía efectiva del haz de Rx
d. Con la filtración añadida se produce una reducción de la intensidad del haz

14. Entre los factores que afectan a la calidad de Rx NO está:

a. La tensión
b. Los miliamperios por segundo
c. La filtración inherente
d. La filtración añadida

15. Las interacciones básicas con la materia que tienen incidencia en radiología diagnóstica son:

a. Dispersión clásica
b. Efecto fotoeléctrico
c. Producción de pares
d. Son correctas A y B

16. Señalar la FALSA respecto a los isótopos. Pueden ser isótopos…

a. Aquellos elementos con distinto número atómico
b. Aquellos elementos con distinto número de masa atómica
c. Aquellos elementos con distinto número de neutrones
d. Aquellos elementos que ocupan el mismo lugar en la tabla periódica

17. En la película radiográfica no digital:

a. La base utilizada actualmente es triacetato de celulosa

b. La imagen latente es un cambio invisible que se ha introducido en los cristales de los halogenuros de plata

c. La fabricación de la película radiográfica se realiza en total oscuridad

d. Son ciertas B y C

18. Respecto al proceso de revelado:

a. Durante la fase de revelado se forma la imagen latente

b. Durante el fijado se forma la imagen visible

c. Durante el revelado se forma la imagen visible a partir de la imagen latente

d. Durante la fase de revelado se transforma la plata metálica en iones de plata

19. Sobre pantallas intensificadoras:

a. La capa activa de la pantalla intensificadora es el elemento fosforescente

b. La capa de la pantalla intensificadora más próxima a la película es la capa protectora

c. Las pantallas con capa reflectante son más eficaces

d. Todas son correctas

20. Indique la correcta:

a. Un aumento en el Kilovoltaje pico provoca una disminución en el contraste

b. Un aumento del tiempo de revelado provoca un aumento en el contraste

c. Una menor restricción del haz provoca un aumento en el contraste

d. Son correctas A y B

21. Sobre pantallas intensificadoras:

a. Es deseable que sólo se emita luz visible durante al estimulación del elemento fosforescente, proceso conocido como fosforescencia

b. Es deseable que sólo se emita luz visible durante la estimulación del elemento fosforescente, proceso conocido como fluorescencia

c. Es deseable que el elemento fosforescente continúe emitiendo luz unos instantes para aumentar la eficacia y disminuir la dosis, proceso conocido como fosforescencia

d. Todas las pantallas intensificadoras son fluorescentes con una fosforescencia denominada resplandor

22. Entre los factores biológicos que afectan a la radiosensibilidad está:

a. La presencia o ausencia de oxígeno

b. El sexo del individuo

c. El fraccionamiento de la dosis suministrada

d. Son correctas A y B

23. En una sala de radiología durante un examen pediátrico, es FALSO:

a. Si el paciente está entretenido se precisa menor esfuerzo para inmovilizarlo

b. Es menos probable que el niño se agite o trastorne si la sala ya ha sido preparada antes de que entre

c. Los niños más pequeños suelen estar más cómodos si la sala está a oscuras

d. Conviene tener preparados todos los instrumentos de inmovilización que probablemente vayan a necesitarse

24. Respecto a la ecografía es FALSO:

a. Es una prueba considerada invasiva

b. Ofrece una buena relación coste/eficiencia comparada con otros métodos diagnósticos

c. El ecografista ha de tener un profundo conocimiento de anatomía, fisiología y patología

d. La técnica Doppler permite calcular las velocidades de flujo sanguíneo en estructuras vasculares y cardiacas

25. Señale la correcta:

a. El ultrasonido consiste en la transmisión de vibraciones mecánicas con una frecuencia superior a 20 MHz a través de un medio

b. Las ondas sonoras son oscilaciones mecánicas transmitidas por medio gaseoso o líquido, nunca sólido

c. Ambas son correctas

d. Ninguna lo es

26. Es FALSO

a. El empleo clínico de la ecografía diagnóstica no se ha relacionado con efectos biológicos perjudiciales

b. El haz de ultrasonidos debe ser paralelo a la interfase

c. El ecografista debe reconocer los artefactos para obtener imágenes diagnósticas adecuadas

d. La ecografía diagnóstica es un procedimiento muy empleado en obstetricia

27. De quién es competencia y está obligado a poner en conocimiento del titular de la instalación los defectos que, a su juicio, existan en los procedimientos de operación que puedan afectar a la protección radiológica o a la seguridad nuclear:

a. Del supervisor   b. Del operador

c. De ninguno   d. De ambos

28. En la utilización o manipulación de fuentes encapsuladas, generadores de Rx o aceleradores de partículas hay riesgo de:

a. Irradiación externa

b. Irradiación interna

c. Contaminación radiactiva

d. Exposición única

29. Si hay posibilidad de recibir dosis efectivas superiores a 6 msv/año oficial en una exposición única es una 'Zona...

a. controlada   b. vigilada

c. acceso prohibido   d. permanencia limitada

30. Desde el cese de la actividad de un trabajador expuesto de categoría A, su historial médico debe de archivarse al menos cuántos años:

a. 50   b. 40   c. 30   d. 25

31. La protección del feto en una trabajadora embarazada debe de ser comparable a la de:

a. Estudiantes y personas en formación mayores de 18 años

b. Trabajadores expuestos de categoría A

c. Trabajadores expuestos de categoría B

d. Miembros del público

32. Una trabajadora expuesta gestante puede trabajar en:

a. Planes de emergencia de la instalación

b. Zona de permanencia reglamentada

c. Zona vigilada

d. Zona controlada

33. El medio de contraste...

a. Mejor tolerado por los pacientes es el iónico

b. El no iónico produce más reacciones alérgicas

c. El iónico es el que produce más reacciones alérgicas

d. Son correctas A y B

34. La calibración de la tensión pico debe ser verificada:

a. Anualmente

b. Cada dos años

c. Cada seis meses

d. No hace falta realizar calibración

35. Control de calidad más importante en mamografía:

a. La tensión pico recomendada de 32 Kvp

b. La medida de la dosis de la radiación

c. La verificación de la calidad de la imagen

d. Las respuestas b y c son correctas

36. La resolución espacial de un aparato radiográfico depende sobre todo:

a. De la colimación

b. Del tamaño efectivo del punto focal del tubo de RX

c. De la filtración

d. Ninguna de las tres

37. Las antenas de RM, en general, pueden ser:

a. Sólo emisoras   b. Emisoras-Receptoras

c. Ambas   d. Ninguna de las dos

38. Las imágenes potenciadas en T1 se obtienen con:

a. TR corto/ TE corto   b. TR largo/ TE corto

c. TR largo/ TE largo   d. TR corto/ TE largo

39. Vamos a realizar una radiografía a un paciente con aislamiento. Orden de colocación de las protecciones:

a. Gorro, mascarilla, bata y guantes

b. Bata, mascarilla, gorro y guantes

c. Guantes, gorro, mascarilla y bata

d. Mascarilla, gorro, bata y guantes

40. Sobre la matriz de imagen en TC, es FALSO:

a. Cada celda de información es un píxel

b. El volumen de tejido recibe el nombre de voxel

c. Cuanto mayor sea el tamaño de la matriz de reconstrucción mayor será el tamaño del píxel

d. La información contenida en un píxel es una Unidad Hounsfield

41. En un estudio de TC el número −1.000 Unidades Hounsfield (HU), a qué sustancia corresponde:

a. Hueso denso   b. Sangre

c. Agua   d. Aire

42. Qué proyección realizarías para ver la mayor superficie del bazo:

a. Proyección oblicua AP, posición OPI
b. Proyecciones axiales PA
c. Proyección AP
d. Proyección oblicua AP, posición OPD

43. Respecto a los contrastes yodados:

a. Son empleados en la actualidad
b. Son nefrotóxicos
c. Provocan efectos secundarios cardiovasculares
d. Todas son ciertas

44. Los contrastes yodados pueden desencadenar reacción alérgicas que si es grave pueden provocar:

a. Arritmia   b. Convulsiones
c. Edema pulmonar   d. Las tres

45. 'Telerradiología' es:

a. La utilización de tecnologías de telecomunicaciones por profesionales de la medicina
b. La transmisión electrónica de imágenes hasta una estación de visualización remota
c. Ambas son correctas
d. Ninguna lo es

46. La apófisis *crista-galli* procede del:

a. Esfenoides   b. Parietal derecho
c. Parietal izquierdo d. Etmoides

47. La rótula se denomina también:

a. Rodilla   b. Menisco
c. Patella   d. Ulna

48. [ANULADA] Cuando realizamos una proyección lateral de columna dorsal es deseable que el paciente:

a. Suspenda la respiración
b. La respiración no es importante
c. Con una respiración suave
d. Masticando

49. Se conoce como 'hueso innominado':

a. Cubito   b. Coxal
c. Rotula   d. Occipital

50. En la proyección oblicua de lumbares se observa la imagen del 'perro escocés' a qué parte de la vértebra lumbar corresponde el hocico del perrito:

a. Pedículo
b. Apófisis transversa
c. Apófisis articular superior
d. Apófisis espinosa

51. Ante una fractura de la cabeza y el cuello del radio debemos hacer:

a. AP de codo
b. Lateral de codo
c. Oblicua interna de codo
d. Oblicua externa de codo

52. Qué proyección utilizaremos para visualizar el hueso pisiforme libre de superposiciones:

a. Lateral
b. Oblicua externa (obl. AP)
c. AP con desviación cubital
d. Oblicua interna (obl. PA)

53. Si en una petición de Rx te piden que quieren visualizar la mortaja del tobillo deberíamos realizar:

a. AP oblicua con rotación medial
b. Lateral
c. AP oblicua con rotación externa
d. Todas son falsas

54. Se sospecha de litiasis en la glándula submaxilar, qué conducto debemos canalizar para realizar una hialografía:

a. Conducto de Winsurg
b. Conducto de Stenon
c. Conducto de Warton
d. Conducto de Oddi

55. La técnica de Ottonello sirve para:

a. Cervicales y salen las 7 gracias a que el paciente mastica durante el disparo
b. Lumbares y debemos angular el RC 5º en hombres y 9º en mujeres
c. Es un estudio de senos e incluye una PA o AP lateral y axial
d. Es una proyección especifica de hombro

56. El test de Bending es:

a. AP de columna completa en ortostastismo
b. Telerradiografía lateral
c. 2 telerradiografías AP con flexión lateral máxima derecha e izquierda
d. 2 telerradiografías en flexión y en extensión máxima

57. Si queremos visualizar los agujeros redondos mayores realizaremos una radiografía:

a. Caldwell   b. Waters
c. Submentovertical o Hirtz   d. Schüller

58. La técnica de Eklund consiste en:

a. La colocación de un arpón para localización de lesiones mamarias
b. La separación del implante mamario hacia atrás y así comprimir solo la mama
c. Es una técnica de aumento para valorar las características de las calcificaciones mamarias
d. La introducción de un contraste a través del pezón para descartar posibles obstrucciones de los conductos

59. Si el arco de quirófano no tiene la opción lupa cómo podríamos ampliarle la imagen al médico:

a. Acercando el intensificador todo lo posible al paciente
b. Alejando el intensificador todo lo posible del paciente
c. No se puede esa opción y nunca te la piden
d. Todas son incorrectos

60. La absorción diferencial:

a. disminuye al disminuir la Tensión de pico
b. no es influenciada por una variación en la Tensión de pico
c. aumenta al disminuir la Tensión de pico
d. es alta cuando hay poco contraste

61. Son cartílagos pares de la faringe:

a. Cricoides   b. Aritenoides
c. Tiroides   d. Ninguna es correcta

62. Línea que une el punto infraorbitario con el borde superior del meato auditivo externo:

a. Infraorbitomeatal   b. Antropológica
c. De Frankfurt   d. Todas son correctas

63. El 'método de Judet' está compuesto por dos posiciones útiles para el diagnóstico de fracturas de:

a. Pie   b. Acetábulo
c. Fémur   d. Ninguna de las anteriores

64. Respecto a la copa de enfoque es cierto que:

a. Está cargada negativamente
b. Bebérsela en ayunas produce una serie de copiosas vomitonas
c. Tiene como función condensar el haz de electrones en un área pequeña del ánodo
d. Son ciertas A y C

65. Es fundamental para obtener una ecografía de calidad conocer la anatomía en los planos:

a. Transversal y Coronal   b. Sagital
c. Oblicuo   d. Los tres

66. Si hay riesgo de contaminación radiactiva el trébol está bordeado de:

a. Puntas radiales   b. Campo punteado
c. Ambos   d. Contorno gris azulado

67. El gadolinio es un:

a. Contraste superparamágnetico
b. Sustancia quelante
c. Contraste paramagnético
d. Contraste negativo

68. La exploración del intestino delgado termina:

a. Cuando el bario ha llegado al recto
b. Cuando el bario ha llegado al duodeno
c. Cuando se observa bario en el ciego
d. Cuando han pasado dos horas

69. Qué parte del cuerpo visualizaremos con el método Rhese:

a. Conducto auditivo interno
b. Hendidura esfenoidal
c. Conducto óptico
d. Fosa intercondílea

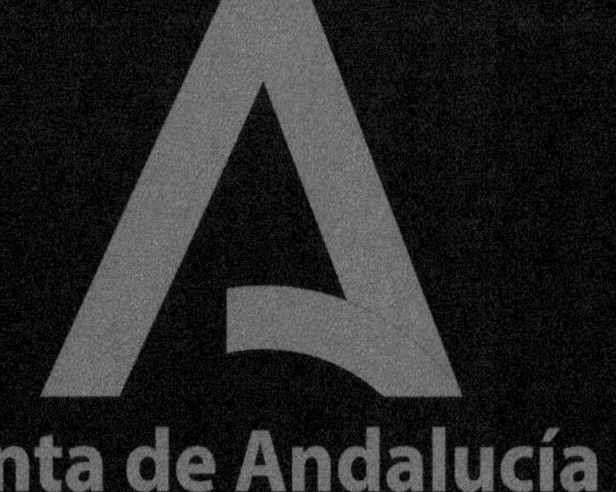

Junta de Andalucía

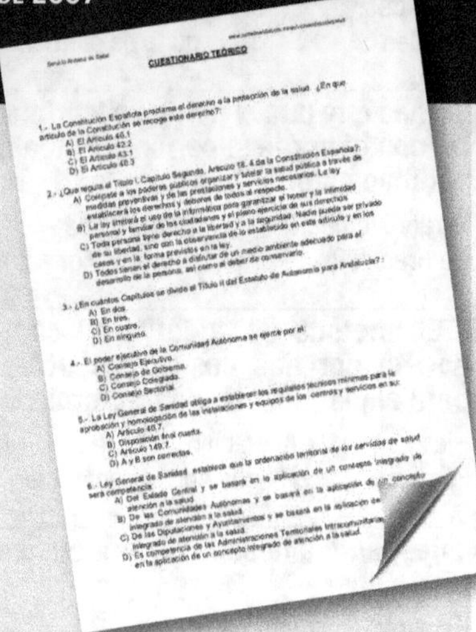

Examen:

16 de noviembre de 2008

Clave de Respuestas

Apartado teórico

[...]	44 B	65 C	86 B
24 B	45 C	66 D	87 B
25 D	46 C	67 A	88 C
26 B	47 B	68 B	89 C
27 A	48 D	69 C	90 D
28 D	49 A*	70 B	91 B
29 A	50 D	71 C	92 C
30 D	51 A	72 C*	93 D
31 B	52 A	73 B	94 A
32 C	53 A	74 A	95 B
33 B	54 B	75 B	96 C
34 D	55 D	76 A	97 B
35 B	56 C	77 C	98 B
36 D	57 A	78 D	99 C
37 B	58 C	79 A	100 A
38 A*	59 D	80 D	101 D
39 A	60 C	81 D	102 A
40 B	61 D	82 A	103 D
41 B	62 D	83 D	104 D
42 D	63 A	84 A	105 D
43 B	64 B	85 D	

*Tres preguntas anuladas

[Preguntas 1 a 23 no específicas]

24. El objetivo principal de la protección radiológica es:

a. Prevenir la ocurrencia de efectos estocásticos

b. Prevenir la ocurrencia de efectos no estocásticos y limitar la probabilidad de incidencia de los efectos estocásticos

c. Limitar la probabilidad de incidencia de los efectos no estocásticos

d. Conjuntamente A y C

25. Habitualmente, en radiodiagnóstico, el grosor del elemento de protección de un delantal plomado es equivalente a:

a. 1 mm de Pb

b. 0,75 mm de Pb

c. 0,50 mm de Pb

d. 0,25 mm de Pb

26. Si un dispositivo de detección de radiaciones tiene que funcionar como espectrómetro:

a. La amplitud de los impulsos de salida debe ser independiente de la entrada

b. La amplitud de los impulsos de salida debe ser proporcional a la energía

c. Debe entregar una corriente media tan alta como sea posible

d. La señal de salida no debe ser amplificada

27. Los profesionales expuestos a radiaciones ionizantes:

a. Están clasificados en función del riesgo y dosis que reciben

b. Están clasificados de acuerdo con la categoría profesional

c. El límite de dosis que pueden recibir depende de la edad y el sexo

d. Todas son falsas

28. Según el criterio ALARA cualquier dosis de radiación por debajo de los límites anuales establecidos en la reglamentación estará:

a. Permitida, siempre en condiciones habituales

b. Tolerada incondicionalmente

c. Permitida, sólo para trabajadores expuestos

d. Permitida, si su recepción está justificada y la operación que da lugar a la misma,ha sido perfeccionada para hacerla lo mejor posible

29. La dosimetría de área:

a. Diferencia los espacios sometidos en dos zonas: zona vigilada y controlada

b. Diferencia cuatro zonas: zona vigilada, zona controlada, zona de tránsito y zona de trabajo

c. Sólo mide las dosis en las salas de Rx

d. Sólo existe la dosimetría personal para profesionales

30. En las zonas vigiladas:

a. Será obligatorio el uso de dosímetros individuales

b. Se requerirá vestir ropas especiales de trabajo

c. Serán excluidos totalmente, los menores de 18 años

d. No es obligatorio el uso de dosímetro siempre y cuando exista dosimetría de área

31. En pediatría, el utensilio de inmovilización denominado Pigg-O-Stat, se utiliza para:

a. Exploraciones abdominales

b. Exploraciones del tórax

c. Exploraciones de los miembros inferiores

d. Cualquier otro tipo de exploración

32. En qué periodo de desarrollo del embrión es más susceptible de que se induzcan anomalías congénitas por efecto de las radiaciones:

a. Antes de la implantación del huevo en la mucosa del útero

b. Inmediatamente antes del parto

c. Durante la fase de organogénesis

d. Cuando el feto está desarrollado

33. Cuánto tiempo debe el titular de la instalación radiológica, guardar y custodiar por razones clínicas y médico-legales, una copia del informe emitido por el especialista en radiología:

a. Menos de un año

b. Al menos cinco años

c. Cuatro años

d. No debe guardarse

34. El titular del centro sanitario, donde esté ubicada la unidad asistencial de radiodiagnóstico deberá archivar los informes relacionados con las dosis impartidas y los niveles de radiación durante cuántos años:

a. 5   b. 10   c. 20   d. 30

35. Una característica irrenunciable para los sistemas equipados con PACS es:

a. Que cumpla el estándar XML
b. Que cumpla el estándar DICOM
c. Que cumpla el estándar HL7
d. Ninguna respuesta es correcta

36. En las estaciones de diagnóstico de alta resolución de los sistemas PACS, según su luminosidad y resolución pueden ser:

a. Con monitor de 4 a 5 Megapíxel
b. Con monitor de 2 a 3 Megapíxel
c. Con monitor de 120 a 160 Megapíxel
d. Son correctas A y B

37. El rendimiento de detección de un detector de ionización gaseosa es del orden:

a. 1 % para partículas beta y para fotones gamma
b. 100 % para partículas beta y 1 % para fotones gamma
c. 100 % para ambos
d. 100 % para fotones gamma y 1 % para partículas beta

39. Cuando los electrones chocan contra el blanco, el porcentaje de energía cinética que se transforma en energía radiante (que serán los RX emitidos) es del:

a. 1%   b. 5%   c. 10%   d. 15%

40. En un tubo de rayos X se producen fotones por frenado de electrones. Estos electrones se generan:

a. En el ánodo, por efecto Compton
b. En el cátodo, por efecto termoiónico
c. Por ionización del gas encerrado en el tubo
d. Por efecto de creación de pares electrón-positrón

41. Para restringir la borrosidad por movimiento:

a. Se usarán tiempos de exposición largos
b. Se usarán los tiempos de exposición más cortos posibles
c. El tiempo de exposición no influye en la borrosidad por movimientos
d. Se usarán más miliamperios

42. La tasa de exposición producida por una fuente puntual, varía con la distancia 'r' proporcionalmente a:

a. r
b. r2
c. 1/r
d. 1/r2

43. La imagen radiográfica digital:

a. Aporta más resolución que la analógica
b. Permite manipular el contraste después de realizada
c. No permite manipulación de la imagen a posteriori
d. Requiere mayor cantidad de radiación

44. Tolerancia de la tasa de dosis máxima al paciente estándar en fluoroscopia, modo normal:

a. Menor o igual a 300 mGy/min
b. Menor o igual a 100 mGy/min
c. Menor o igual a 100 mGy
d. Menor o igual a 50 mGy/min

45. Imagen que se produce en la película y no es visible hasta su revelado:

a. Negativa
b. Radiográfica
c. Latente
d. Positiva

46. Una imagen nítida es una:

a. Imagen oscura
b. Imagen clara
c. Imagen bien definida en la que somos capaces de diferenciar contornos colindantes
d. Imagen poco ennegrecida

47. En las instalaciones de radiología convencional, la variación máxima de la tensión con cambios en la corriente del tubo debe ser:

a. Inferior al 5%
b. Inferior al 10%
c. Superior al 10%
d. Cero

48. Para establecer los niveles luminosos en ambientes y negatoscopios utilizaremos:

a. Sensitómetros
b. Densitómetros
c. Termómetros
d. Fotómetros

50. En el sistema de adquisición de imágenes digitales denominado 'radiografía computarizada':

a. Se utiliza un receptor de imagen especial
b. El soporte de imagen se lee con un rayo láser fino y potente
c. Es necesario un digitalizador para transformar la señal
d. Las tres

51. Para aumentar la rapidez de transmisión de datos, se recurre a la compresión de los mismos, de forma que:

a. Generalmente se utiliza la compresión reversible (3:1)
b. Lo habitual es usar la compresión no reversible (10:1)
c. Se utiliza siempre la compresión general (15:1)
d. Los datos de las imágenes digitales no se pueden comprimir

52. El Equipo Radiológico del Servicio de Radiología Básica consiste en:

a. Un solo aparato radiográfico, sin fluoroscopia
b. Un solo aparato radiográfico, con fluoroscopia
c. Varios aparatos radiográficos, sin fluoroscopia
d. Varios aparatos radiográficos, con fluoroscopia

53. Al adquirir un nuevo equipo de Rx, se tienen que tener en cuenta los requerimientos, de qué Real Decreto:

a. 1976/1999 de 23 de diciembre
b. 1975/1998 de 23 de diciembre
c. No se regula en RD
d. 1976/2017 de 23 de diciembre

54. La capa hemirreductora es:

a. Una capa de protección que llevan las películas radiográficas
b. El espesor de un determinado material absorbente que habría que interponer para reducir a la mitad la exposición
c. El espesor necesario para reducir la calidad del haz a la mitad
d. La capa que se deposita en el interior del tubo de rayos X como consecuencia de su envejecimiento

55. En los Centros Sanitarios son normas generales de posición del cuerpo para levantar y transportar cargas:

a. Separar los pies aproximadamente 30 cm. y ponerlos lo mas cerca posible de la carga

b. Agacharse flexionando las rodillas y manteniendo recta la espalda

c. Sujetar el objeto con los brazos flexionados y lo mas cerca posible del cuerpo

d. Las tres

56. Unión de la diáfisis con la epífisis:

a. Epístome   b. Sigmoidea

c. Metáfisis   d. Hioides

57. Las Cavidades Glenoideas se pueden considerar como:

a. Cavidades articulares

b. Cavidades de inserción

c. Cavidades no articulares de recepción

d. Cavidades de tipo sesamoideo

58. Para realizar una radiografía de los huesos del antebrazo sin que salgan superpuestos. Cómo debemos colocarlo:

a. En pronación

b. Con un ángulo de 45 grados

c. En supinación

d. En lateral

59. Para obtener una imagen Anteroposterior verdadera del hombro. En qué posición colocaremos el brazo:

a. En rotación interna

b. Levantando el brazo

c. Con la palma de la mano sobre el muslo

d. En rotación externa

60. Para determinar el criterio de calidad en la proyección AP de rodilla sabemos que:

a. No debe superponerse la cabeza peroneal y tibial

b. La rótula no debe estar superpuesta al fémur

c. Se debe ver el tejido blando alrededor de la articulación de la rodilla

d. Se debe incluir la mayor parte del fémur

61. La tibia y el peroné:

a. No están unidos entre sí

b. No tienen movimientos limitados

c. No participan en sustentación del cuerpo

d. Están unidos entre si y con movimientos muy limitados

62. Para descartar un Neumotorax en un paciente debemos realizar:

a. dos proyecciones, AP y PA

b. una PA y una L

c. ambas oblicuas

d. un PA en inspiración y una PA en espiración forzada

63. Para ver los vértices pulmonares haremos una proyección:

a. lordótica

b. oblicua izquierda

c. oblicua derecha

d. AP

64. Para localizar estructuras en la exploración radiológica del torax:

a. Debemos identificar bien la derecha y la izquierda

b. Debemos hacer como mínimo dos proyecciones ortogonales entre sí

c. Debemos tener en cuenta por donde entra el rayo central

d. Las tres son correctas

65. Qué proyección de abdomen es la más útil para valorar una sospecha de perforación de víscera hueca:

a. Decúbito supino

b. Decúbito prono

c. Bipedestación

d. Son correctas A y C

66. Cuál de estos órganos no está situado intraperitoneo:

a. Hígado

b. Estómago

c. Bazo

d. Riñones

67. En la proyección de Caldwell para el estudio de los senos paranasales:

a. El paciente apoya la nariz y la frente en el tablero de forma que la línea orbito- meatal (LOM) sea perpendicular a la placa

b. El rayo central tiene una angulación de 20º en dirección craneal con respecto a la LOM

c. Se muestran los senos paranasales y el occipital en su totalidad

d. Esta proyección no es especifica para la visualización de los senos paranasales, sino para el estudio del agujero óptico

68. Sobre la proyección de Rhese para el estudio de las estructuras orbitarias:

a. Es específica para ver el canto externo del ojo

b. En la imagen debe observarse el canal o agujero óptico

c. Es específica para ver el plano frontonaso de la estructura orbitaria

d. No es específica para las estructuras orbitarias pues se usa también para la incidencia nasal oblicua

69. En la proyección axial de la cadera con la pierna en posición de rana deben observarse:

a. La cabeza femoral y el trocánter mayor

b. La cabeza femoral y el trocánter menor

c. La cabeza femoral y ambos trocánteres

d. La sínfisis púbica y en cuello anatómico del fémur

70. La proyección Oblicua anteroposterior del ala ilíaca se obtiene con el paciente en:

a. decúbito supino y con el lado que se va a radiografiar elevado unos 40 º

b. decúbito supino y con el lado contrario al que se va a radiografiar elevado unos 40 º

c. decúbito prono y con el lado a radiografiar elevado unos 15 º

d. decúbito supino y sin elevación de ninguno de los dos lados pero oblicuando el haz de radiación unos 15 º hacia el ala ilíaca

71. Los pedículos vertebrales son dos láminas óseas que están implantadas:

a. En la región lateral del cuerpo vertebral

b. Anexas lateralmente a las apófisis espinosas

c. En la región posterior de las caras laterales del cuerpo vertebral, extendiéndose hasta las apófisis articulares

d. En la región posterior de las apófisis articulares formando los agujeros

73. En una Histerosalpingografía el haz de radiación se dirigirá:

a. Vertical a unos 15º por encima de la sínfisis del pubis

b. Vertical a unos 5 cm. por encima de la sínfisis del pubis

c. Vertical y a un punto equidistante a ambas espinas ilíacas anterosuperiores

d. Vertical y al centro de la pelvis

74. En una Sialografía, qué glándula, entre otras, podemos ver:

a. Parótida

b. Suprasalival

c. Endomaxilar

d. Adrenal

75. En la Flebografía renal, la cateterización se realiza, generalmente:

a. A través de una arteria del miembro superior hasta llegar a la vena renal

b. A través de una vena del miembro superior hasta llegar a la vena renal

c. A través del conducto urinario, uréter y hasta la vena renal

d. Realizando una Punción lumbar hasta la vena renal

76. Finalidad de la sustracción fotográfica en una angiografía:

a. Definir mejor los vasos que tienen un producto de contraste en su interior y eliminar de la imagen las estructuras óseas superpuestas
b. Definir mejor las arterias con contraste, del sistema vascular
c. Definir mejor las venas con contraste, del sistema vascular
d. Definir mejor el sistema vascular mediante la sustracción del contraste

77. En los estudios de colon el contraste negativa (aire) se administra mediante:

a. Administrando un producto efervescente por vía oral
b. Administrando cápsulas de Flatoril
c. Insuflándolo por vía rectal
d. El aire es un contraste positivo

78. Si estamos realizando un estudio del aparato digestivo y hemos de practicar una compresión para ver el ileon terminal y el ciego, dicha compresión la haremos aproximadamente:

a. A unos 10 cm. de la cresta iliaca
b. A unos 10 cm. por dentro de la espina iliaca anterosuperior
c. A unos 5 cm. de la cresta iliaca
d. A unos 5 cm. por dentro de la espina iliaca anterosuperior

79. Si estamos realizando una Cistografía retrógrada, vaciaremos la vejiga con una sonda y a continuación:

a. ...se realiza una radiografía simple de abdomen. Posteriormente se llena la vejiga con contraste (yodado hidrosoluble al 20-30%) mientras lo tolere el paciente y posteriormente se realizan las proyecciones específicas de la vejiga
b. ...se realiza una radiografía simple de abdomen. Posteriormente se llena la vejiga con contraste (yodado hidrosoluble sin diluir) mientras lo tolere el paciente y posteriormente se realizan las proyecciones especificas de la vejiga
c. ...se llena la vejiga con contraste (yodado hidrosoluble al 50%) mientras lo tolere el paciente y posteriormente se realizan las proyecciones específicas de la vejiga
d. ...se realiza una radiografía simple de abdomen. Posteriormente se inyecta de forma I. V. contraste para verse la vejiga (yodado hidrosoluble al 50%) mientras lo tolere el paciente y posteriormente se realizan las proyecciones especificas de la vejiga, incluyendo al abdomen

80. En la técnica habitual de examen en una Urografía intravenosa, las tomas radiográficas se harán en la siguiente secuencia temporal:

a. Tras introducción del contraste a los 0´ (fase nefrográfica), 5´, 10´ y 30´
b. 0´ (fase nefrológica) y tras introducción del contraste a los 5´, 10´ y 30´
c. 0´ (fase nefrológica) y tras introducción del contraste a los 5´, 15´ y 30´
d. Tras introducción del contraste a los 0´ (fase nefrográfica), 5´, 15´ y 30´

81. En la realización de una Pielografía I. V.

a. Inyectar por vía intravenosa 500 ml de contraste para el correcto llenado selectivo de ambos riñones
b. Dieta blanda 12 horas antes de la cena del día del examen
c. Suministrar diuréticos 24 horas antes del examen
d. Si el examen va a realizarse a una hora temprana no tomar nada por vía oral después de la medianoche, pero si se prevé que el examen vaya a ser más tarde es suficiente no tomar nada por vía oral 6 horas antes del examen

82. En Resonancia Magnética y en tomografía axial computarizada cuando hablamos de FOV nos estamos refiriendo a:

a. Campo de visión
b. Zona a explorar
c. Número de cortes a realizar
d. Frecuencias de campo

83. Con la tomografía axial se trata de obtener:

a. Una imagen bidimensional, sin superposiciones
b. Mejorar el contraste al disminuir la borrosidad por movimiento
c. Una imagen digital manipulable
d. A y C son correctas

84. La formación de la imagen en tomografía axial computarizada (TAC) se produce por:

a. Radiaciones ionizantes
b. Ondas electromagnéticas
c. Ultrasonidos
d. Ondas gamma

85. Para qué se utiliza el contraste intravenoso en tomografía axial computarizada (TAC):

a. Para resaltar las zonas patológicas
b. Para visualizar vasos
c. Para diferenciar patologías según captación
d. Todas son correctas

86. En un examen de tomografía computerizada qué es el 'scout view' también llamado piloto o escanograma:

a. La primera imagen axial obtenida
b. La radiografía digital que se utiliza para planificar los cortes
c. La reconstrucción coronal que se obtiene uniendo cortes axiales
d. La suma de todas las imágenes axiales

87. Cómo se denomina el escudo de malla de alambre, generalmente de cobre, construido alrededor de la máquina de Resonancia Magnética para atenuar las fuentes extrañas de RF:

a. Escudo de Purcell
b. Jaula de Faraday
c. Escudo de Bloch
d. Jaula de Newton

88. La intensidad del campo magnético se mide en:

a. Amperios
b. Voltios
c. Teslas
d. Hertzios

89. Imán más utilizado en los equipos de Resonancia Magnética:

a. Imán permanente
b. Imán resistivo
c. Imán superconductor
d. Imán resistivo híbrido

90. Cuál es el estudio de elección para descartar rotura del manguito de los rotadores:

a. Artrografía
b. Artroscopia
c. Artro TAC
d. Resonancia magnética

91. Una secuencia 'Spin-Eco' potenciada en T1 tendrá:

a. Un TR y TE largos
b. Un TR y TE cortos
c. Un TR corto y un TE largo
d. Un TR largo y un TE corto

92. En qué estudio de Resonancia Magnética utilizaría técnicas de sincronismo:

a. En el estudio del cráneo
b. E n el estudio del pie
c. En el estudio de corazón
d. En el estudio del hombro

93. Qué contraste es el más utilizado en resonancia magnética:

a. Bario
b. Contraste hidrosoluble
c. Contraste yodado
d. Gadolinio ADTP

94. **Cuando se produce un shock cardiovascular, tras la administración de un medio de contraste yodado, qué fármaco de los que se citan a continuación es el más esencial:**

a. Adrenalina
b. Antihistamínicos
c. Corticoides
d. Los tres

95. **En un niño, la cantidad de contraste intravenoso a inyectar depende de:**

a. La edad
b. El peso
c. La patología del niño
d. Que esté o no en ayunas

96. **Las técnicas Doppler de ultrasonidos tienen como indicación principal:**

a. La colecistitis
b. El estudio articular
c. El estudio de los vasos
d. Pacientes poco colaboradores

97. **El principio fundamental de todos los ultrasonidos médicos es:**

a. El efecto ionizante
b. El efecto piezoeléctrico
c. El efecto fotoeléctrico
d. El efecto fotográfico

98. **La impedancia acústica del agua es:**

a. Mayor que la de la sangre
b. Menor que la del tejido muscular
c. Igual que la del hígado
d. Mayor que la impedancia acústica de hueso

99. **Si un paciente se encuentra en lista de espera y por razones clínicas no puede someterse al procedimiento hasta fecha futura se considera en situación de:**

a. demanda acumulada
b. demanda real
c. demanda postergada
d. lista de espera

100. **Cuál de las siguientes actuaciones se orientan al equilibrio diario de demanda y capacidad:**

a. Gestionar activamente las cancelaciones por decisión del paciente
b. Planificar la capacidad a partir de las previsiones
c. Aumentar el número de estaciones de trabajo
d. Adoptar sistemas de reconocimiento de voz o dictado digital

101. **Qué regula el RD 815/2001 de 13 de julio, en materia de radioprotección:**

a. Criterios de control de calidad
b. Las dosis máximas permitidas para el personal profesionalmente expuesto a las radiaciones ionizantes
c. Las dosis máximas permitidas para los pacientes
d. La justificación del uso de las radiaciones ionizantes con ocasión de exposiciones médicas

102. **En un estudio de TC helicoidal, queremos reducir la dosis de radiación recibida por el paciente. Cómo:**

a. Aumentando el pitch
b. Disminuyendo el pitch
c. No modificando el pitch, sino aumentando la velocidad del movimiento de la mesa
d. Ninguna de las tres

103. **Cuál es la tolerancia de la capa hemirreductora en equipos de mamografía:**

a. > 3 mm de Al a 28 Kv
b. > 2 mm de Al a 28 Kv
c. > 3 mm de Al a 25 Kv
d. > 0.3 mm de Al a 28 Kv

104. **Se usan protectores gonadales:**

a. Siempre en todas las exploraciones radiológicas de pediatría
b. Sólo para proteger las gónadas masculinas
c. Sólo para proteger las gónadas femeninas
d. Cuando testículos u ovarios se encuentran en el haz directo de rayos X o cerca de los límites de la región colimada (puede estimarse hasta los 5 cm del rayo central)

105. **La obligación de los profesionales sanitarios de guardar el secreto profesional:**

a. Termina en el momento en que finalice la relación medico-paciente
b. Termina cuando el paciente recibe el alta médica
c. Termina cuando el medico se jubile o deje de ejercer su profesión
d. El deber de guardar el secreto profesional dura toda la vida

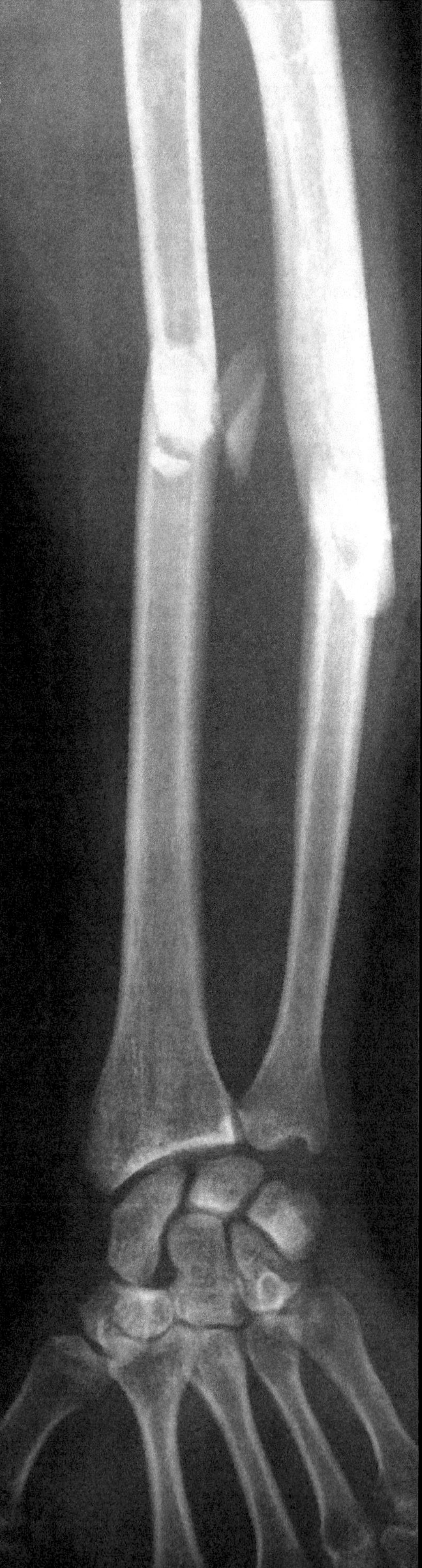

Supuestos
prácticos

A	B	C
1 A	1 A	1 A
2 D	2 B	2 B
3 C	3 D	3 C
4 A	4 C	4 D
5 A	5 A	5 B
6 B	6 B	6 C
7 B	7 B	7 A
8 B	8 D	8 B
9 C	9 A	9 C
10 A	10 C	10 B
11 B	11 D	11 C
12 C	12 C	12 A
13 C	13 A	13 D
14 D	14 C	14 C
15 D	15 C	15 C
16 C	16 A	16 A
17 A	17 B	17 B
18 B	18 C	18 D
19 C	19 C	19 C
20 D	20 B	20 A
21 A	21 D	21 A
22 B	22 D	22 B*
23 D	23 D	23 B
24 D	24 D	24 D
25 A	25 D	25 B
26 C	26 C	26 B
27 D	27 A	27 B
28 D	28 C	28 B
29 B	29 D	29 D
30 B	30 B	30 D
31 D	31 D	31 C*
32 D	32 C	32 D
33 D	33 D	33 A
34 B	34 D	34 D
35 B	35 C	35 A
36 C	36 A	36 A
37 A	37 A	37 A
38 D	38 A	38 B
39 C	39 C	39 A
40 C	40 C	40 B
41 A	41 A	41 A
42 C	42 B	42 D
43 A	43 C	43 C
44 D	44 C	44 D
45 B	45 B	45 D
46 C	46 B	46*
47 A	47 D	47 A
48 A	48 A	48 C
49 B	49 D	49 A
50 D	50 A	50 D
51 B	51 D	51 A
52 C	52 D	52 B
53 D	53 B	53 A
54 D	54 B	54 B
55 C	55 D	55 A

*TRES PREGUNTAS ANULADAS

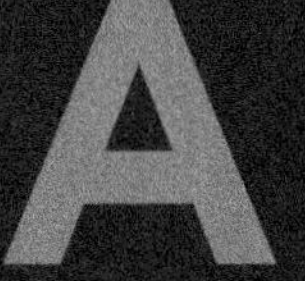

SUPUESTO PRÁCTICO A

Tras un accidente de tráfico, el personal del 061 ingresa por urgencias en el hospital de la localidad a un varón de 35 años. PACIENTE: El paciente está consciente, orientado temporo-espacialmente, no trae fracturas abiertas, se queja de dolor en hombro izquierdo y dice no sentir las piernas. El médico que le explora sospecha lesión de médula a nivel C5-C6 y solicita al servicio de Radiodiagnóstico la realización inmediata de las siguientes Radiografías:

AP y lateral de cráneo. AP de hombro derecho. AP y lateral de columna cervical y lumbar. Tras estudiar las radiografías obtenidas, el médico decide realizar al paciente un TC de cervicales. El paciente llega al Servicio de RX en tabla y se plantean las siguientes dudas:

1. Un enfermo de estas características deberá tener prioridad tanto en urgencias para su valoración como en las salas de RX:

a. Sí, siempre
b. No
c. Depende del caso
d. Sólo en casos excepcionales

2. Con este diagnóstico, el enfermo:

a. No debe ser trasladado a la mesa radiográfica ni debe ser rotado
b. Debemos quitarle el collarín si lleva, para que salgan mejor las radiografías de cervicales
c. Cualquier manipulación necesaria de la cabeza del paciente, debe ser llevada a cabo por un médico
d. Son ciertas A y C

3. De todas las proyecciones solicitadas, a cuál se le dará prioridad:

a. Simple de cráneo
b. Hombro Izquierdo
c. Columna cervical, en proyección Lateral
d. Columna lumbar

4. Con respecto a este paciente que está consciente y orientado, para conseguir su colaboración el T. E. R.:

a. Le dirá lo que se le va a hacer, estableciendo una cierta confianza y le solicitará su colaboración
b. No tiene funciones que le obliguen a pedir colaboración al paciente
c. Al ser un paciente politraumatizado, lo importante son las radiografías y no perder tiempo
d. Para conseguir la mejor colaboración, inmovilizará según la zona a radiografiar al paciente

5. Una vez el paciente en el Servicio de Radiología, y antes de realizarle cualquier radiografía debemos:

a. Ponernos guantes
b. Limpiar los chasis radiográficos
c. Preguntarle si está en ayunas
d. Comprobar si trae vía intravenosa

6. Si la ropa entorpece la realización de las placas, qué haremos:

a. Lo devolvemos a Urgencias
b. Se la quitamos en la medida que nos sea posible
c. Se le realizan las placas con la ropa
d. Daría igual

7. Si al paciente le han colocado un collarín cervical, será necesario:

a. Quitárselo para poder hacer mejor la radiografía de columna cervical
b. Hacer la radiografía de columna cervical con el collarín puesto
c. Saber si tiene mucho dolor
d. Levantarlo de la camilla para hacer las radiografías en bipedestación

8. Mientras el médico responsable no indique lo contrario, todas las radiografías que se le realicen a este paciente deben realizarse:

a. En la mesa radiológica
b. Directamente en la camilla
c. Con el paciente sentado
d. En el bucky mural con el paciente en bipedestación

9. Para pasar al enfermo a la mesa de RX se necesita:

a. El mayor número de personas posibles
b. Como trae collarín se puede pasar perfectamente
c. Se pasará con la tabla, evitando que cuello y columna sufran movimiento alguno
d. Se pasa como a cualquier otro enfermo

10. Generalmente a un paciente politraumatizado lo último que se radiografía es:

a. Extremidades   b. Tórax
c. Pelvis   d. Columna

11. Con la radiografía lateral de columna cervical valoramos:

a. Las primeras vértebras dorsales
b. Posibles desplazamientos de las vértebras cervicales
c. La séptima vértebra cervical junto a la primera dorsal
d. Desplazamientos de la extremidad proximal de la clavícula

12. Pondremos a este paciente en decúbito lateral para realizarle las proyecciones laterales:

a. Sí

b. Sí, pero en decúbito lateral con las rodillas y caderas flexionadas y con una almohadilla radiotransparente bajo la cintura

c. No, estas proyecciones se realizan en decúbito supino con rayo horizontal

d. No, estas proyecciones se realizan en decúbito supino con rayo vertical

13. En la radiografía convencional de cráneo es importante:

a. Diafragmar al máximo para evitar la radiación dispersa

b. Proteger las gónadas

c. Evitar irradiar el cristalino

d. Distancia foco-objeto lo mayor posible para realizar medidas angulares

14. Para realizar una radiografía L de cráneo con rayo horizontal:

a. Se ajustan los hombros para situarlos en el mismo plano transversal

b. Se ajusta la cabeza para que el plano sagital medio quede vertical

c. Con el rayo perpendicular al film se centra unos 5 cm por encima del Meato Auditivo Externo

d. Todas son necesarias

15. En la radiografía anteroposterior de cráneo que habría que hacer a este paciente, el…

a. Plano orbito meático forma un ángulo recto con respecto a la película radiográfica

b. Plano meático infraorbitario forma un ángulo recto con respecto a la película radiográfica

c. Plano orbito meático forma un ángulo de 15º con respecto a la película radiográfica

d. Lo principal sería la inmovilización cervical del paciente y posteriormente se centraría el haz de radiación a la altura de la glabela y con 15º en dirección cefálica con respecto a la línea orbitomeatal

16. Si el paciente no permite la posición estándar para una PA de cráneo la haremos:

a. En AP modificando la angulación a 15 grados craneal

b. En AP con rayo central perpendicular a la película

c. Con la línea orbitomeatal perpendicular a la película

d. Son ciertas A y B

17. Aún sin quererlo, a este paciente que viene en tabla y cuando le vayamos a hacer la radiografía lateral de cráneo, le vamos a aplicar la técnica del 'vacío de aire' ya que no podemos forzarle la rotación de cabeza. Con esta técnica reducimos:

a. La radiación dispersa

b. La distancia objeto película

c. La imagen final

d. La dosis de radiación

18. Para evitar distorsiones en la imagen radiográfica, el haz central de RX debe dirigirse:

a. Paralelo al chasis

b. Perpendicular al chasis

c. Con una ligera angulación craneal

d. Con una ligera angulación caudal

19. Primera vértebra cervical:

a. Odontoides   b. Axis

c. Atlas   d. Hioides

20. Para realizarle la radiografía lateral de cervicales:

a. Se intenta levantar al paciente ante la necesidad de que salgan en las radiografías la C5 y la C6

b. Ante una sospecha de lesión de médula, nunca movilizar al paciente

c. Hacer con rayo horizontal e intentar que los hombros estén lo más deprimidos posibles

d. Son ciertas B y C

21. En la radiografía lateral de columna cervical el rayo central se dirige:

a. En la línea media de la columna a nivel de C4

b. Con angulación craneal de 15 grados

c. Con angulación caudal de 15 grados

d. Las respuestas A y B son correctas

22. Para realizar la proyección AP de columna cervical el rayo central debe tener una angulación de:

a. 15 grados caudal

b. 15 grados craneal

c. No tiene angulación, ya que es perpendicular a la película

d. Todas las respuestas son falsas

23. En la técnica de Ottenello:

a. El rayo es perpendicular

b. El haz se dirige a la C4

c. La sombra del maxilar inferior aparece borrada

d. Todas son ciertas

24. Si hemos de hacer una radiografía lateral de las vértebras cervicotorácicas y emplear tiempos de exposición reducidos, en la Técnica de alto kilovoltaje:

a. Aumentaremos el mA. para compensar la reducción del tiempo de exposición

b. Este tipo de haz de radiación tendría menos poder de penetración

c. Puede haber falta de nitidez por borrosidad cinética

d. Se reducirá el contraste, ello permitirá que quede registrada una mayor amplia gama de densidades hísticas

25. Las lesiones y dolor en el hombro hacen que el enfermo no colabore:

a. Tendremos que utilizar bandas de inmovilización y todo el material necesario para ello

b. Tendrán que sedarlo

c. Hablaríamos con él para tranquilizarlo

d. No importa si las placas salen movidas

26. En el estudio del hombro, en una proyección anteroposterior, al tener como causa una posible lesión traumática:

a. El haz de radiación se centrará angulado unos 15º craneal

b. Se centrará en la articulación acromioclavicular

c. Incluirá la totalidad de la clavícula, la escápula y el tercio superior del húmero

d. Se haría mejor erecta y con rotación neutra para ver mejor el troquíter

27. En la proyección AP de hombro:

a. Dirigir el rayo central paralelo a la clavícula

b. Debe incluirse la parte superior de la escápula, la mitad lateral de la clavícula y el húmero proximal

c. Deben mostrarse los tejidos blandos alrededor del hombro junto con la trabeculación ósea

d. Son ciertas B y C

28. Viendo la radiografía de hombro realizada anteriormente, dónde localizaríamos la corredera bicipital:

a. En el acromión formando parte de la articulación acromioclavicular

b. En la escápula formando parte de la apófisis coracoides

c. En la clavícula formando parte de la articulación acromioclavicular

d. En la epífisis superior del húmero entre las crestas subtroquiteriana y subtroquiniana

29. El extremo lateral de la clavícula se articula con:

a. La apófisis coracoides

b. El acromion

c. La cara latero-superior de la escápula

d. La cabeza humeral

30. La tuberosidad mayor se observa:

a. En la AP de hombro con rotación neutra

b. En la AP de hombro con rotación externa

c. En la AP de hombro con rotación interna

d. En la lateral transtorácica

31. En la proyección AP verdadera de hombro, sin el bucky, en qué posición colocaremos el brazo:

a. Levantándolo un poco

b. En rotación interna

c. Palma de la mano sobre hombro contrario

d. En rotación externa

32. En la proyección AP de columna lumbar:

a. El paciente se encuentra en decúbito prono

b. El haz de rayos X es paralelo a la película

c. El plano sagital medio del paciente es paralelo a la mesa

d. Todas las respuestas son falsas

33. En una radiografía AP de columna lumbar para delinear los espacios intervertebrales, hay que reducir la lordosis lumbar mediante:

a. Rotación externa de las piernas

b. Rotación externa de las piernas

c. Extensión de piernas y rodillas

d. Flexión de caderas y rodillas

34. Al paciente lo tenemos colocado para hacerle una radiografía lateral de columna lumbar en el bucky vertical, por lo tanto:

a. El rayo vertical se dirigirá paralelamente a la línea de unión de ambas espinas ilíacas anterosuperiores, hacia un punto situado 5 cm. por delante de la apófisis espinosa de la 3ª vértebra lumbar y a nivel del reborde costal inferior
b. El rayo horizontal se dirigirá paralelamente a la línea de unión de ambas espinas ilíacas anterosuperiores, hacia un punto situado 7,5 cm. por delante de la apófisis espinosa de la 3ª vértebra lumbar y a nivel del reborde costal inferior
c. El rayo horizontal se dirigirá paralelamente a la línea de unión de ambas espinas ilíacas anterosuperiores, hacia un punto situado 5 cm. por delante de la apófisis espinosa de la 1ª vértebra lumbar y a nivel del reborde costal inferior
d. El rayo horizontal se dirigirá paralelamente a la línea de unión de ambas espinas ilíacas posteroinferiores, hacia un punto situado 3 cm. por delante de la apófisis espinosa de la 3ª vértebra lumbar y a nivel del reborde costal inferior

35. En la lateral de columna lumbar con rayo horizontal, es FALSO

a. Utilizar un film de 35x43 cm
b. La calidad de la radiografía se mejora haciéndola en directo
c. La calidad de la radiografía se puede mejorar utilizando el bucky mural
d. Centrar a nivel de cresta iliaca

36. Pondremos a este paciente en decúbito lateral para realizarle las proyección lateral de columna lumbar:

a. Si
b. Si, pero en decúbito lateral izquierdo
c. No, esta proyección la realizaremos en decúbito supino con el haz de rayos horizontal
d. No, esta proyección la realizáremos en decúbito supino con el haz de rayos vertical

37. El arco neuronal de una vértebra tipo está compuesto por:

a. 2 pedículos, 4 apófisis articulares, 2 apófisis transversas y 1 apófisis espinosa
b. 4 pedículos, 1 apófisis espinosa, 1 apófisis transversa, 2 apófisis articulares superiores, 2 apófisis articulares inferiores
c. 2 pedículos, 1 apófisis espinosa, 1 apófisis transversa, 2 apófisis articulares superiores, 1 apófisis articular inferior
d. Ninguna respuesta es correcta

38. Hemos hecho la radiografía de pelvis con los parámetros, kV. y dosis de radiación, normales para el grosor del paciente; nos debía haber salido una radiografía bien hecha, pero tenemos como resultado una radiografía de bajo contraste y borrosa. ¿A qué puede deberse?

a. A la radiación de fuga
b. A la calidad del haz directo
c. Al efecto Compton
d. A la radiación dispersa

39. La paciente llega a la sección de T. A. C. Qué haría primero el T. E. R.:

a. El *scout view* para poder comenzar el estudio
b. Ayudar a acomodar al paciente en la tabla del T. A. C
c. Cerciorarse sobre la identificación del paciente
d. Ver si trae vía y/o sonda vesical para que no se enreden al traspasarlo a la tabla del tomógrafo

40. Ante la necesidad de tener que pasar al paciente a la mesa del TC:

a. Lo intentamos pasar como podamos ante la urgencia del caso
b. No se le puede hacer, pues bajo ningún concepto se puede movilizar
c. Hay que pasarlo en la tabla y siempre con personal suficiente
d. Ninguna es cierta

41. Antes de realizar el TAC de cervicales, y en el caso de que el paciente tenga prótesis metálicas en la boca, debemos:

a. Quitarlas, si es posible, para evitar artefactos en la imagen
b. No tocar al paciente
c. Dejarlas puestas, pues no afecta para nada a la imagen radiológica
d. No se deben quitar nunca

42. Con el TAC de columna cervical, en el caso de sección medular, valoramos:

a. A que nivel existe la sección medular
b. Cual es el alcance de la lesión
c. Las respuestas A y B son correctas
d. El TAC no es necesario hacerlo nunca

43. El TAC nos permite visualizar fracturas vertebrales y ver si algún fragmento daña el canal medular o sufre algún desplazamiento:

a. Cierto
b. FALSO
c. Con las placas de RX es suficiente
d. El TAC no suele hacerse

44. Para el estudio de TC de columna, es FALSO:

a. Se realiza el estudio en 3D
b. Utilizar las dos ventanas de hueso y estándar
c. Hacer reconstrucciones en sagital
d. Inclinar siempre el paquete con la orientación de los espacios vertebrales

45. En qué posición pondremos a la paciente en la camilla:

a. En decúbito prono
b. En decúbito supino
c. En decúbito lateral derecho
d. En decúbito lateral izquierdo

46. En el estudio de la columna cervical el gantry se angulará:

a. 15º
b. En función de la separación de los cortes
c. En función a la curvatura fisiológica
d. En función del grosor de corte

47. Respecto al TC, es FALSO:

a. Se introduce un catéter en la arteria para inyectar el contraste
b. Se realiza en poco tiempo
c. Es menos invasiva que la angiografía convencional
d. El contraste se inyecta en una vena periférica

48. Cuáles son las indicaciones para la proyección de una proyección lateral de columna cervical:

a. Accidente de tráfico a alta velocidad, caída de altura de más de 3 metros y saltos de cabeza
b. Todo traumatismo por en cima de la cabeza
c. Lesiones esqueléticas múltiples
d. Todas son correctas

49. El grosor del corte depende especialmente de:

a. El tomógrafo que utilicemos
b. La zona anatómica de estudio y el tamaño de la lesión a estudiar
c. Del mA que utilicemos
d. Todas son ciertas

50. En TAC de columna por traumatismo los cortes se realizan normalmente de:

a. 10 mm cada 10 mm
b. 5 mm cada 10 mm
c. 3'5 mm cada 5 mm
d. 5 mm cada 5 mm

51. En qué plano obtenemos los cortes de nuestro estudio:

a. Coronales
b. Axiales
c. Sagitales
d. Todos son correctos

52. La camilla del equipo TC, está fabricada en material de:

a. Aluminio
b. Plástico
c. Fibra de carbono
d. Ninguna es cierta

53. Al TAC realizado el radiólogo quiere hacer una reconstrucción multiplanar. Las imágenes de la reconstrucción serán de más calidad cuando los cortes realizados sean:

a. Menos y más gruesos
b. Más y más gruesos
c. Menos y más finos
d. Más y más finos

54. En el TAC ha aparecido una imagen en 'rayos de sol', un artefacto...

a. En diana
b. De movimiento del paciente
c. De endurecimiento de la radiación
d. Metálico

55. Estamos realizando un estudio de TAC del encéfalo en planos axiales, qué plano es el más utilizado:

a. Coronal
b. Sagital
c. Orbitomeatal
d. Orbitomedial

1. Una vez identificado el paciente y antes de realizarle cualquier radiografía debemos:

a. Ponernos guantes
b. Inspeccionar la vía venosa que trae el paciente
c. Cerrar el sistema de goteo del suero
d. Limpiar los chasis radiográficos

2. Dónde realizaremos las radiografías a este paciente

a. En la mesa radiológica
b. Directamente en la camilla
c. Con el paciente en bipedestación
d. Con el paciente sentado en una silla

3. Cuál de las proyecciones de columna se realizará en primer lugar:

a. Antero-posterior de columna cervical
b. Lateral de columna lumbar
c. Antero-posterior de columna lumbar
d. Lateral de columna cervical

4. Pondremos a este paciente en decúbito lateral para realizarle las proyecciones laterales:

a. Sí
b. Sí, pero en decúbito lateral con las rodillas y caderas flexionadas y con una almohadilla radiotransparente bajo la cintura
c. No, estas proyecciones se realizan en decúbito supino con rayo horizontal
d. No, estas proyecciones se realizan en decúbito supino con rayo vertical

5. En la radiografía lateral de columna cervical el rayo central se dirige:

a. En la línea media de la columna a nivel de la C4
b. Con angulación craneal de 15 grados
c. Con angulación caudal de 15 grados
d. Las respuestas A y B son correctas

6. Para realizar la proyección AP de columna cervical el rayo central debe tener una angulación de:

a. 15 grados caudal
b. 15 grados craneal
c. No tiene angulación, ya que es perpendicular a la película
d. Todas las respuestas son falsas

7. Debemos quitarle al paciente el collarín cervical, para hacerle los estudios radiológicos de la columna cervical:

a. Sí, siempre
b. No, nunca
c. Sólo después de hacer la radiografía AP de columna cervical
d. No, hasta que valoremos la radiografía de cráneo

8. En este supuesto para la proyección lateral de la columna cervical:

a. Se hace con rayo horizontal
b. Se le baja los hombros, estirándoselos con una banda de gasa que pase por los pies
c. Se le intenta girar la cabeza para que salga mejor
d. Son ciertas A y B

9. En la radiografía lateral de columna cervical valoraremos:

a. Posibles desplazamientos de las vértebras cervicales
b. La 7ª vértebra cervical junto a la 1ª vértebra dorsal
c. La articulación del atlas y el axis
d. Todas son ciertas

10. En la proyección AP de la columna cervical, el punto de centrado se realiza a la altura de la:

a. 2ª vértebra
b. 3ª vértebra
c. 4ª vértebra
d. 5ª vértebra

11. Tras la realización de una radiografía simple lateral de cervicales, solamente se visualizan los 5 primeros segmentos cervicales y se requieren ver los segmentos C6, C7 y D1. Qué proyección radiográfica realizaremos para la correcta visualización de estos:

a. Oblicua antero-posterior
b. Oblicua anterior
c. Antero-posterior cervicodorsal
d. Nadador

12. Para poder visualizar la 7ª vértebra cervical en la proyección lateral, qué debemos hacer:

a. Decir al paciente que encoja los hombros
b. Realizar la exploración en la mesa radiológica
c. Hacer tracción de los brazos hacia abajo cogiendo al paciente por las muñecas
d. Posicionar al paciente en oblicua posterior derecha

13. Cómo realizaremos la radiografía de Parrilla Costal Izquierda:

a. En proyección antero-posterior, con el chasis en la espalda del paciente
b. En proyección postero-anterior
c. En las dos proyecciones PA y L
d. Solo en proyección L

14. Qué formato de película deberá utilizar el técnico en las radiografías de Parrilla Costal y cuál será su orientación:

a. 24 x 30 cm longitudinalmente
b. 24 x 30 cm transversalmente
c. 35 x 43 cm longitudinalmente
d. 35 x 43 cm transversalmente

15. Qué instrucciones de respiración deberá dar el técnico al paciente en las radiografías de Parrilla Costal:

a. Ninguna
b. Suspender la respiración en inspiración forzada
c. Suspender la respiración en espiración forzada
d. Simplemente suspender la respiración

16. La parrilla costal se puede hacer a 1,80 m. y serviría para ver tórax:

a. No, las técnicas para ver hueso son diferentes que para ver parénquima así como la distancia foco-película
b. Sí y estaríamos dando menos radiación
c. Se puede hacer pero no es acertado
d. Ninguna es correcta

17. En la proyección AP de las costillas podemos visualizar:

a. La porción anterior de las costillas
b. La porción posterior de las costillas
c. Las articulaciones esternoclaviculares
d. Todas son ciertas

18. El paciente parece estar nervioso y la radiografía con la dosis de radiación y el kilovoltaje normalmente utilizados, sabemos que va a salir algo movida, qué debemos hacer para reducir el movimiento sin que aumente la dosis de radiación:

a. Aumentar el kV. y reducir el mA
b. Disminuir el tiempo de exposición, aumentar el mA. y aumentar el kV
c. Aumentar el mA. y reducir el tiempo de exposición
d. Aumentar el tiempo de exposición y disminuir el mA

19. Qué no haríamos con este paciente politraumatizado:

a. Protegerlo contra las radiaciones
b. Desvestirlo
c. Quitarle la inmovilización cervical
d. Tracción de los miembros superiores

20. Este paciente presenta súbitamente perdida de conciencia y falta de respiración. Qué es lo primero que debemos comprobar:

a. Continuaremos con las exploraciones y luego se lo comunicaremos al radiólogo
b. La cavidad bucal por si algún objeto está obstruyendo la vía aérea
c. Si se le ha abierto aún más la herida de la cabeza y está sangrando
d. Si existe pulso en la arteria cubital

21. Si el paciente se pone cianótico, significa que:

a. Tiene exceso de oxigeno en los tejidos
b. No necesita oxigeno
c. Debe perder peso
d. Tiene falta de oxigeno en los tejidos

22. Cuál es un aspecto común en todas las proyecciones de pelvis:

a. Las crestas ilíacas habitualmente no tienen que salir completas
b. Las puntas de los pies deben estar hacia abajo
c. Se mantiene fijo para todas las proyecciones el ángulo que forma la pelvis con la horizontal
d. Ninguna es cierta

23. Para la AP de pelvis en pacientes traumatizados con lesiones severas:

a. No suelen ser trasladados a la mesa radiográfica
b. Dos personas levantaran la pelvis lo suficiente para introducir el chasis
c. Una tercera persona sostiene el miembro lesionado
d. Todas son ciertas

24. Al paciente le hemos realizado una radiografía de pelvis y el radiólogo, tras visualizarla, nos pide que le realicemos otra igual, aumentándole el contraste de la imagen, para ver una zona concreta. Cómo:

a. Aumentando el kV
b. Quitando la parrilla de Potter-Bucky
c. Disminuyendo la dosis de radiación
d. Disminuyendo el tamaño del campo de radiación

25. El centrado del haz de radiación en la radiografía anteroposterior de pelvis, lo realizaremos:

a. Dirigiéndolo hacia un punto equidistante a las dos espinas ilíacas anterosuperiores
b. Dirigiéndolo hacia un punto equidistante a los dos trocánteres mayores
c. Dirigiéndolo hacia la sínfisis del pubis
d. Dirigiéndolo hacia el plano sagital medio y a un punto situado equidistante a los niveles de las espinas iliacas anterosuperiores y el borde superior de la sínfisis del pubis

26. Con el uso de rejillas antidifusoras fijas y móviles:

a. Se disminuye la dosis
b. No altera el contraste
c. Se consigue primar el efecto Fotoeléctrico frente al Compton
d. Todas son ciertas

27. Para compensar la anteversión de los cuellos femorales al realizar una radiografía AP de pelvis debemos:

a. Rotar los pies internamente 15 grados
b. Rotar los pies externamente 15 grados
c. Dejar los pies en posición neutra
d. La posición de los pies es indiferente

28. Cuando se realiza una radiografía de pelvis, el haz de rayos se centra en:

a. Cuarta vértebra lumbar
b. Quinta vértebra lumbar
c. Un punto situado 5 cm por encima de la sínfisis del pubis
d. A nivel de las crestas iliacas

29. En la proyección AP de pelvis se puede observar:

a. Fracturas de las ramas del pubis y desplazamientos de la sínfisis
b. Fracturas de la articulación sacro-iliaca, sacras e iliacas
c. Fracturas de las apófisis transversas de la L5
d. Todas son correctas

30. Teniendo en cuenta la edad del paciente y número de placas ¿se le pondrá protección gonadal?

a. No hace falta en ningún caso
b. Se pondrá cuando se produzca radiación directa en la zona siempre y cuando no obstaculice la visualización de posibles zonas de posibles fracturas
c. Se pondrá siempre
d. Ninguna es correcta

31. Para la realización de la radiografía del malar derecho, realizaríamos la proyección:

a. Stenver
b. Mahoney
c. Law
d. Occipitomentoniana, aunque la incidencia sería mentón-occipital y habría que modificar el ángulo del haz de radiación debido a la inmovilización cervical del paciente

32. Para la radiografía de cara (malar derecho):

a. Se utiliza la proyección AP de cráneo
b. Se utiliza la proyección AP de senos, apoyando el lado derecho
c. Se utilizara las proyecciones del hueso y arco cigomático
d. Ninguna es cierta

33. Proyección MENOS adecuada para estudiar los huesos faciales:

a. Water
b. Lateral de cráneo
c. Towne
d. Hirtz

34. La radiografía anteroposterior de rodilla la realizaríamos:

a. Quitando la inmovilización neumática
b. Aumentando el kV. para compensar la inmovilización
c. Aumentando el mA. para compensar la inmovilización
d. Sin aumentar kV. ni dosis de radiación. La inmovilización neumática es radiolúcida y no disminuye significativamente la calidad radiográfica

35. Cuál es el motivo para realizar dos proyecciones AP y L de la rodilla izquierda:

a. Valorar las partes blandas en dos planos ortogonales
b. No hay un motivo especial
c. Valorar posibles desplazamientos de fracturas
d. Son correctas A y B

36. En la imagen obtenida en la proyección antero posterior de rodilla deberá observarse:

a. Articulación de la rodilla
b. Fémur proximal
c. Tibia y peroné dístales
d. Las tres son correctas

37. En una proyección de rodilla:

a. Se debe de ver bien el espacio articular
b. La rótula debe verse sobre el cóndilo interno
c. No deben aparecer los cóndilos femorales
d. Ninguna es correcta

38. La Dosis Umbral de los efectos estocásticos es:

a. No existe dosis umbral para estos efectos
b. 3-5 Gy
c. 5-15 Gy
d. Más de 15 Gy

39. En la radiografía convencional de cráneo es importante:

a. Diafragmar al máximo para evitar la radiación dispersa
b. Proteger las gónadas
c. Evitar irradiar el cristalino
d. Distancia foco-objeto lo mayor posible para realizar medidas angulares

40. El centrado del haz de radiación en la radiografía lateral de cráneo se haría:

a. 2 cm. por delante y 2 cm. por debajo del meato auditivo externo
b. 2 cm. por detrás y 2 cm. por debajo del meato auditivo externo
c. 2 cm. por delante y 2 cm. por encima del meato auditivo externo
d. 2 cm. por detrás y 2 cm. por encima del meato auditivo externo

41. Aun sin quererlo, a este paciente que viene en tabla y cuando le vayamos a hacer la radiografía lateral de cráneo, le vamos a aplicar la técnica del 'vacío de aire' ya que no podemos forzarle la rotación de cabeza. Con esta técnica se reduce:

a. La radiación dispersa
b. La distancia objeto película
c. La imagen final
d. La dosis de radiación

42. El paciente viene sondado y con una bolsa de recogida de orina. Lo tenemos que trasladar de la camilla a la mesa de radiografía. La bolsa de orina debe mantenerse:

a. Por encima del nivel de la vejiga urinaria
b. Por debajo del nivel de la vejiga urinaria
c. A nivel de la vejiga urinaria
d. Da igual el nivel al que se mantenga

43. Sobre la herida abierta que tiene el paciente en la cabeza:

a. Para calificarla como herida abierta no es necesario que exista separación de los tejidos blandos
b. Al no ser una herida complicada no es susceptible de contaminación
c. Se observa separación de los tejidos blandos y es susceptible de contaminación
d. La hemorragia en ella se observa por debajo de los tejidos blandos

44. Cómo se debe realizar la proyección lateral de cráneo a un politraumatizado que llega a la sala de rayos X en camilla:

a. Siempre a 1'5 m de distancia foco-película
b. En decúbito lateral con rayo vertical
c. En decúbito supino con rayo horizontal
d. En bipedestación

45. La proyección lateral estricta de cráneo permite la visualización de:

a. La glabela en toda su extensión
b. El suelo de la silla turca
c. Techos de las órbitas diferenciados
d. El C. A. I

46. Para realizar la proyección lateral de cráneo, ¿pondremos al paciente en decúbito lateral?

a. Si, porque la radiografía aporta mayor información
b. No, nunca, no debemos girar al paciente
c. Si, si el paciente quiere
d. Si, pero en decúbito lateral izquierdo

47. En la radiografía lateral de cráneo, el haz de rayos central se dirige:

a. Hacia el meato auditivo externo
b. Paralelo al plano sagital medio del paciente
c. Perpendicular al plano antropológico
d. Perpendicular al plano sagital medio del paciente

48. Estamos viendo la realización de la radiografía de cráneo, qué contiene elementos de mayor número atómico:

a. Hueso
b. Sangre
c. Músculo
d. Cerebro

49. Hemos hecho la radiografía de pelvis con los parámetros, kV. y dosis de radiación, normales para el grosor del paciente; nos debía haber salido una radiografía bien hecha, pero tenemos como resultado una radiografía de bajo contraste y borrosa. A qué puede deberse:

a. A la radiación de fuga
b. A la calidad del haz directo
c. Al efecto Compton
d. A la radiación dispersa

50. Sobre los profesionales que trabajan en salas de radiodiagnóstico. El Límite de Dosis Equivalente para el cristalino en estos trabajadores expuestos es de:

a. 50 mSv por año oficial
b. 100 mSv por año oficial
c. 150 mSv por año oficial
d. 250 mSv por año oficial

51. Qué normas de protección radiológica deberá seguir el técnico para garantizar su propia seguridad en el puesto de trabajo:

a. Realizar el disparo desde detrás del cristal plomado que comunica la sala de exploración con la sala de control
b. Cerrar la puerta de la sala de exploración durante el disparo
c. Utilizar el dosímetro personal durante la jornada laboral
d. Las tres son correctas

52. Al realizarle las radiografías de rodilla ¿se puede quitar la inmovilización neumática?

a. No es conveniente
b. Se puede quitar tranquilamente
c. Sí, si el enfermo se deja
d. No la debemos quitar en ningún caso

53. En la radiografía de cervicales, la segunda vértebra cervical se llama:

a. Atlas
b. Axis
c. Sacra
d. Odontoides

54. Para evitar distorsiones en la imagen radiográfica, el haz central de RX debe dirigirse:

a. Paralelo al chasis
b. Perpendicular al chasis
c. Con una ligera angulación craneal
d. Con una ligera angulación caudal

55. En un equipo portátil de Rx:

a. Se usan técnicas bajas
b. Requieren que el operador permanezca dentro de la sala durante el disparo
c. El disparo ha de hacerse con pulsador al menos a una distancia de dos metros
d. Todas son correctas

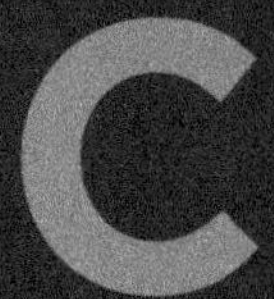

SUPUESTO PRÁCTICO C

6.00 horas. Domicilio particular. Señora que tras levantarse para ir al servicio sufre caída al suelo. Es atendida por el 061. Se trata de una mujer de 65 años de edad. Estado general:. Relajación de esfínteres. Pérdida de fuerza en hemicuerpo derecho (brazo y pierna). Desplazamiento de la comisura labial. Disfasia.

DIAGNÓSTICO PREVIO: Sospecha de infarto cerebral.
ACTUACIÓN POSTERIOR: Traslado al hospital más cercano para su posterior tratamiento

---

1. La señora del supuesto no ha pagado nunca impuestos a la Seguridad Social, tiene cobertura en seguros privados que no tienen convenios con el SNS. Tiene derecho la señora a la asistencia sanitaria pública:

a. Sí, en virtud de lo dispuesto en el artículo 3º de la Ley 14/1986 General de Sanidad

b. Sí, en virtud de lo dispuesto en el artículo 5º de la Ley 14/2000 de la Tesorería General de la Seguridad Social

c. No, sólo si fuera extranjera; según lo estipulado en la Ley Orgánica 4/2000

d. No, la asistencia tendría obligatoriamente que ser hecha por su seguro privado. Posteriormente éste solicitaría la atención al SNS

2. A priori y si se dispone de aparatología cuál es la prueba de elección diagnóstica:

a. TAC   b. Resonancia
c. Placas de RX   d. Medicina nuclear

3. La radiología vascular intervencionista actúa de dos formas diagnóstica y terapéutica:

a. Sólo diagnóstica
b. Sólo terapéutica
c. Efectivamente de las dos maneras
d. De ninguna de las dos formas

4. Con este diagnostico:

a. Esta protocolizado una AP de Tórax
b. Esta protocolizado un TC Craneal, a realizar lo antes posible (antes de 60 minutos)
c. No existe protocolo, el medico decide el estudio a realizar
d. Son ciertas A y B

5. Se despliega el protocolo de radiología vascular para este tipo de enfermos. Se disponen de entre 3 y 5 horas para actuar:

a. No, el tiempo en estos casos no tiene importancia
b. El tiempo es fundamental ya que a mayor número de células cerebrales muertas mayores secuelas físicas
c. El periodo de tiempo de que se dispone es mayor
d. El tiempo tiene importancia pero el margen es mucho más amplio

6. A la señora del supuesto se le ha solicitado una radiografía de tórax AP en la camilla. Viene incorporada unos 30°. ¿Debemos ponerla horizontal para hacer la radiografía?

a. Sí, así no hay que angular el tubo de rayos X

b. Sí, para ponerle la parrilla Potter-Bucky. Sale mejor la radiografía y hay que dar menos dosis de radiación

c. No, debemos mantener dicha angulación que favorece el drenaje venoso cerebral

d. No, debemos mantener dicha angulación que favorece el drenaje arterial cerebral

7. Estamos haciendo la radiografía de tórax AP, de la pregunta anterior y queremos aprovechar el efecto anódico del tubo de rayos X para obtener una radiografía más uniforme. Dónde se pondría el cátodo:

a. Hacia la parte torácica de mayor espesor
b. Hacia la parte torácica de menor espesor
c. El efecto anódico no tiene resolución en la radiografía de tórax
d. Si ponemos la parrilla de Potter-bucky el efecto anódico no tiene importancia

8. El polígono de Willis está formado por:

a. Las dos venas cerebrales anteriores, las dos venas cerebrales posteriores y las dos venas comunicantes

b. Las dos arterias cerebrales anteriores, unidas o no por la arteria comunicante anterior y las dos arterias cerebrales posteriores, siendo completadas con las arterias comunicantes posteriores, que van desde las cerebrales anteriores a las posteriores

c. Las dos arterias cerebrales anteriores, las dos arterias cerebrales medias y las dos arterias cerebrales posteriores, unidas todas por las comunicantes

d. Las dos venas cerebrales anteriores, las dos venas cerebrales medias y las dos venas cerebrales posteriores, unidas por las venas comunicantes

9. A la señora se le ha solicitado una ecografía Doppler de los troncos supraaórticos para estudiar el flujo de los distintos vasos mediante el registro de la onda de...

a. frecuencia y la determinación de su presión
b. frecuencia y la determinación de su posición
c. pulso y la determinación de su presión
d. pulso y la determinación de su posición

10. El estudio de angio resonancia de troncos supraorticos (TSA), es una técnica de elección bastante útil en caso de ICTUS o ACVAS:

a. No es necesario
b. Sí, puede determinar a que nivel vascular se produjo el infarto
c. Depende del caso
d. Es preferible hacerles placas de Rx

11. A la señora se le ha solicitado una Tomografia Axial computerizada, (TAC). Al realizarla ¿debemos colimar el área de estudio?

a. En los TAC no se usa el colimador
b. No, puesto que la colimación en el TAC no reduce la dosis que recibe el paciente
c. Si, la colimación reduce la dosis que recibe el paciente al disminuir el área de tejido irradiada, mejorando también el contraste
d. Si, la colimación reduce la dosis que recibe el paciente al disminuir el área de tejido irradiada, aunque disminuye también el contraste

12. En el estudio del TAC y con respecto a la calidad de la imagen, la resolución espacial será mayor cuanto:

a. Mayor sea el número de píxeles
b. Menor sea el número de píxeles
c. Menos detectores tenga el equipo
d. Menor sea el contraste del sujeto

13. Ventajas de la TC con respecto a la radiología convencional:

a. No hay superposición de imágenes
b. No hay radiación difusa
c. Una sola exposición permite diversas representaciones al poder cambiar las ventanas
d. Son ciertas A y C

14. Con el TAC se puede obtener una imagen similar a la de la radiografía convencional, sobre la que se planifica la secuencia topográfica, qué nombre recibe esta imagen:

a. Matriz de la imagen
b. Tridimensional
c. Scout view
d. Reconstrucción multiplanar

15. El TAC craneal:

a. Decidirá las decisiones terapéuticas específicas a adoptar
b. En él se valora la presencia de sangre o no craneal
c. A y B son ciertas
d. Ninguna es cierta

16. Una causa frecuente de error en el TAC es:

a. La deficiente posición del paciente
b. El no poder controlar el movimiento de la mesa
c. Ambas son correctas
d. Ninguna lo es

17. Para la correcta posición del paciente:

a. Se debe inmovilizar siempre
b. Inmovilizar el cuerpo y cabeza siempre que se sospeche que el enfermo puede moverse
c. No es necesario si el TC es de nueva generación
d. Ninguna es correcta

18. Dónde puede haber contraindicaciones si utilizamos contraste para la prueba:

a. Reacciones alérgicas a los mismos
b. Insuficiencia renal
c. Ancianos
d. Son ciertas A y B

19. Sobre los equipos de TC:

a. En los de primera generación se utilizaba una matriz curva de detectores
b. En los de segunda y tercera generación se utiliza una matriz recta de detectores
c. En los de tercera y cuarta generación se utiliza una matriz curva de detectores
d. Ninguna es cierta

20. Si hablamos en el TC de un conjunto de celdas dispuestas en filas y columnas, nos referimos:

a. Una matriz de imagen
b. Una imagen analógica
c. Un píxel
d. Ninguna es cierta

21. A qué se llama en TC anchura de ventana:

a. A la escala de grises
b. A la escala de blancos
c. A la escala de negros
d. Al negro del aire

23. Qué tipo de contraste es el utilizado en el TC:

a. Contraste ferromagnetico
b. Contraste yodado hidrosoluble
c. Contrastes baritados
d. Ninguna es cierta

24. Si la paciente pudiera oírnos, relacionado con el contraste, debemos decirle que:

a. Puede sentir calor
b. Puede tener cierto sabor metálico
c. Que se elimina por la orina
d. Todas son ciertas

25. Los barridos cerebrales se hacen:

a. Con la carcasa colocada como en cualquier estudio en el ángulo cero
b. Con la carcasa colocada en un ángulo caudal con respecto a la línea orbitomeatal del paciente
c. Ambas son ciertas
d. Ninguna lo es

26. Los cortes axiales en una exploración con TAC corresponden con:

a. Plano sagital medio
b. Plano transversal
c. Plano coronal medio
d. Plano anterosuperior

27. La anchura de los cortes de una imagen obtenida con TC viene determinada por:

a. La mancha focal utilizada del tubo de rayos X
b. Apertura de los colimadores
c. El tamaño del campo de visión
d. La matriz utilizada

28. El grosor de corte en TAC puede oscilar entre 1 mm y 10 mm de forma que:

a. Los cortes más finos dan menor resolución
b. Los cortes más finos dan mayor resolución
c. Los cortes más gruesos dan mayor resolución
d. El grosor de corte no influye en la resolución

29. El detalle en TAC dependerá:

a. Del tamaño de la matriz
b. Del tamaño del píxel
c. Del grosor del corte
d. Todas son correctas

30. En una TC de cráneo los cortes deben ser paralelos a la línea:

a. interorbitaria   b. infraorbitaria
c. auricular   d. orbitomeatal

32. Para estudiar el parénquima cerebral mediante TAC:

a. Se utilizan ventanas estrechas
b. Se utilizan ventanas anchas
c. Se puede utilizar un filtro numérico de contraste de densidad
d. Son ciertas A y C

33. El infarto cerebral aparece en TC como una imagen:

a. Hipodensa
b. Hiperdensa
c. Isodensa
d. Todas son falsas

34. En TAC, como en cualquier imagen radiológica, se producen artefactos. Así, un artefacto de endurecimiento de radiación se produce:

a. A causa de un detector averiado, en los equipos de 3ª generación
b. Por movimiento del paciente
c. Por objetos metálicos
d. Por una opacidad ósea muy densa

35. Para la disminución de ruido y artefactos se realiza:

a. Disminución del grosor de los cortes
b. Aumento del grosor de los cortes
c. Aumento del campo de visión
d. Disminución del campo de visión

36. A la señora se le ha solicitado, a la semana de estar ingresada, una Resonancia Magnética para ver la evolución del infarto cerebral. Sabemos que el resultado de la interacción entre un campo de radiofrecuencia y el tejido es el calor, pero cómo se expresa dicho calentamiento:

a. Tasa de absorción específica (S. A. R.)
b. Tasa de absorción calórica (T. A. C.)
c. Tasa de absorción inherente (T. I. A.)
d. Tasa de absorción de radiofrecuencia (T. A. R. F.)

37. Cuando se realiza una Resonancia Magnetica a este tipo de enfermos potenciar una serie en difusión DWI da mucha información del tamaño de la zona infartada:

a. Es correcto
b. Es incorrecto
c. No se hace esta potenciación
d. Esta potenciación no existe

38. Realizándole la Resonancia Magnética a la señora, estamos haciendo un 't1_tse_sagital' y queremos reducir el tiempo de la secuencia. Cómo lo conseguiríamos:

a. Reduciendo el F.O.V
b. Reduciendo el campo de visión de la dirección de fase
c. Reduciendo el número de cortes
d. Reduciendo el tiempo de espín-eco

39. Hemos colocado a la señora dentro del aparato de Resonancia Magnética, ahora bien, cómo se comportarían los protones de los núcleos de sus células:

a. Alineándose con el campo magnético de dos formas: en paralelo o en antiparalelo
b. Alineándose con el campo magnético en paralelo
c. Alineándose con el campo magnético en antiparalelo
d. Relajándose

40. En la realización de la Resonancia Magnética, en las imágenes del localizador sale una mancha negra debido a una prótesis dental, que además cubre parte de la zona cerebral. Cómo se disminuye la señal de éste tipo de artefacto:

a. Utilizando secuencias STIR
b. Utilizando secuencias SE
c. Utilizando secuencias FLAIR
d. Utilizando gadolinio

41. Para estudiar la circulación anterior del cerebro, en la sala de angiografía, a la señora qué prueba le solicitarán:

a. Arteriografía carotídea
b. Arteriografía vertebral
c. Venografía anterior cerebral
d. Venografía carotídea

42. En angiografía cerebral y tras la introducción del contraste, como norma general, se realizarán radiografías en la siguiente secuencia:

a. Placa sin contraste, fase arterial, fase parenquimatosa y fase venosa
b. Fase parenquimatosa, fase arterial y fase venosa
c. Fase arterial, fase venosa y fase parenquimatosa
d. Fase arterial, fase parenquimatosa y fase venosa

43. En la angiografía realizada a la señora se realiza una sustracción fotográfica, con esta técnica se pretende definir mejor los vasos que tienen un producto de contraste en su interior y eliminar de la imagen:

a. las estructuras arteriales que están superpuestas
b. las estructuras venosas que están superpuestas
c. las estructuras óseas que están superpuestas a ellos
d. Todas las estructuras

44. En Radiología Intervencionista el tipo de radiación presente es:

a. Radiación Directa
b. Radiación Directa y Dispersa
c. Radiación Dispersa y de Fuga
d. Radiación Directa, Dispersa y de Fuga

45. Para minimizar las dosis al paciente en Radiología Intervencionista se recomienda:

a. Minimizar los tiempos de exposición
b. Subir los kilovoltajes y bajar los miliamperajes, alcanzando un compromiso entre calidad de imagen y baja dosis a paciente
c. Alejar el tubo de Rx del paciente y acercar el intensificador de imagen al paciente
d. Todas son correctas

46. [ANULADA] Para minimizar las dosis al personal profesionalmente expuesto en Radiología Intervencionista:

a. Mantener la sala en penumbra
b. Uso de blindajes personales y mecánicos (cortinillas, cristales plomados, mamparas)
c. Conocer los efectos del posicionamiento del equipo y del personal
d. Son correctas A y C

47. Las dietas a las que se someten a estos enfermos en adelante:

a. Serian bajas en sal y grasas
b. Ricas en líquidos y legumbres
c. No tienen importancia las dietas
d. Tomarían mucho calcio y verduras

48. La rehabilitación formaría parte del protocolo de actuación en la evolución del enfermo

a. En ningún caso
b. Siempre
c. En los casos que la evolución lo requiera
d. La rehabilitación esta contraindicada

49. En la mayoría de los casos estos enfermos serán tratados después con:

a. Anticoagulantes y fármacos para reducir el colesterol
b. No tienen ningún tratamiento especifico
c. Con vitaminas y proteínas
d. Con antiinflatorios

50. El estado en que queda el enfermo es de imposibilidad y dependencia total. El papel de la enfermera gestora de casos es:

a. La enfermera gestora de casos no se ocupa de este tipo de enfermos
b. Sólo facilita ayuda psicológica a la familia
c. No existe esta figura en el Sistema Andaluz de Salud
d. Es fundamental, valora las necesidades del enfermo y moviliza los recursos que pueda necesitar, (camas articuladas, colchones, etc...). Es una de sus funciones

51. Los equipos de Radiología Intervencionista:

a. Son Rx de baja energía (hasta 150 kVp)
b. Son Rx de alta energía (3 a 15 MV)
c. Son haces de electrones de alta energía (3 a 12 MeV)
d. Todas son falsas

52. Existen factores de riesgo, (Colesterol, trombos) que hacen que estos episodios se puedan volver a repetir:

a. Los factores de riesgo se corrigen siempre que se tome la medicación adecuada
b. Los factores de riesgo están siempre presentes, pese a la medicación
c. No hay factores de riesgo en estos casos
d. Con una alimentación adecuada no tendría que haber problema

53. Es cierto que los vasos de la cabeza sufren espasmos al introducir un catéter dentro de ellos, a diferencia de los del resto del organismo:

a. Sí es cierto
b. No es cierto
c. Sólo en determinados casos
d. Tienen un comportamiento igual al del el resto del cuerpo

54. Existen ayudas del Gobierno para este tipo de enfermos que presentan gran incapacidad:

a. No existen ese tipo de ayudas
b. Sí existe, se estudia el caso y se determina el grado de incapacidad para la ayuda
c. Sí, en todos los casos
d. Esas ayudas existen pero en otros países de la Unión Europea

55. Estos episodios se están dando cada vez en gente más joven:

a. Sí, por la vida más sedentaria, consumo de alcohol, tabaquismo y dietas ricas en grasas
b. No es cierto
c. Ahora se da menos, se hace más deporte
d. Sí, porque bebemos menos leche y comemos menos legumbres.

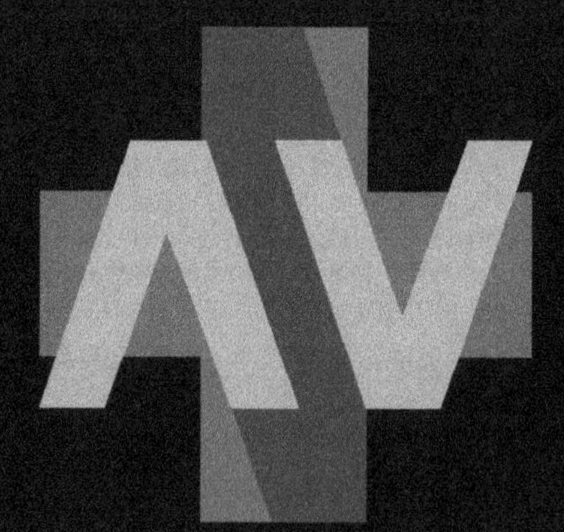

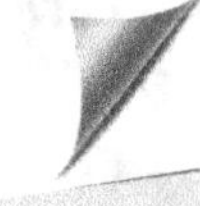

TÉCNICO ESPECIALISTA EN RADIODIAGNÓSTICO DE INSTITUCIONES SANITARIAS DE LA AGENCIA VALENCIANA DE SALUD

CUESTIONARIO DE PREGUNTAS
(8 de noviembre de 2008)

FECHA DE CELEBRACIÓN DEL EXAMEN

8 DE NOVIEMBRE DE 2008

CLAVE DE RESPUESTAS

[...]	28 D	47 B
10 A	29 D	48 B
11 B	30 A	49 B
12 B	31 B	50 C
13 C	32 C	51 D
14 C	33 A	52 A
15 C	34 C	53 A
16 B	35 B	54 B
17 B	36 A	55 B
18 D	37 B	56 C
19 B	38 C	57 A
20 A	39 D	58 A
21 B	40 C	59 D
22 B	41 C	60 B
23 B	42 A	[...]
24 B	43 C	64 B
25 C	44 C	65 B
26 C	45 C	66 B
27 A	46 C	67 A

[Preguntas 1 a 9 no específicas]

10. Al utilizar parrillas antidifusoras, la dosis recibida por el paciente:

a. aumenta
b. disminuye 2,5 veces
c. no se modifica
d. disminuye 10 veces

11. La exposición laboral a la radiación se mide en:

a. miliroentgens   b. milirems
c. milirads   d. milicurios

12. Qué tipo de contraste se utiliza para la histerosalpingografía:

a. contraste baritado
b. contraste yodado hidrosoiuble
c. es una prueba sin contraste
d. contraste oral

13. La cistografía es un estudio radiológico de contraste de:

a. los conductos oístico y hepático
b. la vesícula biliar
c. la vejiga urinaria
d. los riñones

14. En una radiografía de tórax, es FALSO

a. la lateral izquierda produce una menor magnificación de la silueta cardíaca
b. en decúbito supino, las vísceras y el diafragma se desplazan hacia arriba por la gravedad
c. se realiza a 150 cm. de distancia para disminuir la silueta del corazón
d. se reduce el kilovoltaje si no se utiliza parrilla antidifusora

15. Cuál de estas patologías requiere MENOR exposición a la radiación para su diagnóstico:

a. atelectasía
b. derrame pleural
c. enfisema pulmonar
d. ostepetrosis

16. NO es una exploración intervencionista:

a. coiangiografía percutánea
b. Método de Twining
c. disolución de cálculos vesiculares por vía percutánea
d. dilatación ureteral

17. En qué estudio digestivo se realiza la maniobra de Valsalva:

a. enema opaco
b. estudio esofágico (varices esofágicas)
c. estudio de estómago y duodeno
d. salpingografía

18. En un equipo de ultrasonidos para diagnóstico por imagen, el simbolo (Z) corresponde a:

a. efecto piezoeléctrico
b. reflectividad
c. absorción - reflexión
d. impedancia acústica

19. La mejor resolución de la imagen en la realización de pruebas ecográficas:

a. depende de la resolución axial
b. se encuentra en la zona de transición, entre el campo próximo y el lejano
c. se consigue cambiando el cristal piezoeléctrico, en función de la muestra
d. depende de la frecuencia de ultrasonido

20. En radiología digital, es FALSO:

a. el sistema tiene 256 niveles de grises, '0" corresponde a blanco y '256" a negro
b. el sistema de la placa es de fósforo fotoestimuiante reutilizable
c. se adquiere mediante un proceso llamado de conversión analógico-digital
d. la conversión analógico-digital ocurre cuando la placa expuesta es barrida con un láser y el patrón de luz es convertido en información digital

21. La sustracción digital consiste en:

a. eliminar de una imagen los artefactos
b. eliminar de una imagen radiológica aquellas estructuras que no se desea estudiar después de administrar un contraste
c. eliminar de una imagen radiológica aquellas estructuras que no se desea estudiar antes de administrar un contraste
d. eliminar de una imagen el contraste

22. Qué estudio estaremos realizando si utilizamos la Técnica de Welin:

a. urografía
b. enema con doble contraste
c. cistouretrografía
d. histerosalpingografía

23. La dosis absorbida se mide en:

a. sievert
b. gray
c. becquerel
d. julio

24. Dónde se colocaría la parte más gruesa de la anatomía para aprovechar el 'efecto talón':

a. en el lado del ánodo
b. en el lado del cátodo
c. es indiferente dónde se coloque
d. el 'efecto talón' es parte de la técnica de diagnóstico ecográfico

25. Cuál de estas radiaciones tiene mayor penetración en los tejidos:

a. rayos alfa
b. rayos beta
c. rayos gamma
d. Las tres por igual

26. Las radiaciones ionizantes se clasifican en:

a. partículas Alfa y rayos X
b. rayos gamma y radiación electromagnética
c. radiación de partículas y radiación electromagnética
d. radiación electromagnética y rayos X

27. Proceso mediante el que se arranca un electrón de un átomo:

a. ionización
b. electrólisis
c. electronización
d. atomización

28. En la exposimetría automática, es FALSO:

a. sólo seleccionamos ios valores de kilovoltaje
b. el centraje necesariamente ha de ser exacto
c. la intensidad de radiación se mide mediante una cámara de ionización
d. sólo seleccionamos los valores de miliamperaje

29. Cuál de estas células es más radiosensible:

a. fibrocitos
b. espermatozoides
c. osteocitos
d. linfocitos maduros

30. Límite de dosis equivalentes para el cristalino para los trabajadores profesionalmente expuestos a radiación, en mSv por año oficial:

a. 150   b. 500   c. 120   d. 250

31. En qué zona NO se requiere el uso de dosímetro personal:

a. zona controlada
b. zona vigilada
c. zona de permanencia limitada
d. zona de acceso prohibido

32. Límite de dosis equivalente para el feto de una trabajadora embarazada profesionalmente expuesta:

a. no puede trabajar con radiaciones ionizantes
b. 0,1 SV durante el embarazo
c. 1000 pSv durante el embarazo
d. 0,01 mSv durante el embarazo

33. Principios básicos del control de las radiaciones:

a. tiempo, distancia y blindaje
b. tiempo y blindaje
c. blindaje, tiempo y nivel de penetración
d. ninguna de las anteriores es correcta

34. En la categoría A de trabajadores profesionalmente expuestos es...

a. improbable recibir dosis superiores a 3 mSv al año
b. improbable recibirlas superiores a 6 mSv al año
c. probable recibirlas superiores a 6 mSv al año
d. probable recibirlas inferiores a 3 mSv al año

35. En la proyección lateral de rodilla

a. se flexiona la rodilla 45º
b. se gira el tubo con un ángulo cefálico de 5º
c. se flexiona la rodilla 35º como máximo
d. se centra 2 cm proximal al epicóndilo medial

36. En una proyección oblicua posteroanterior de hombro, si la cabeza del húmero está proyectada por debajo de la apófisis coracoides:

a. hay una luxación anterior
b. hay una luxación posterior
c. el húmero está en su sitio
d. el músculo redondo menor está roto

37. La biopsia con aguja gruesa es un procedimiento diagnóstico consistente en:

a. la introducción de un arpón en la mama para extraer una muestra para biopsia
b. la obtención transcutánea de tejido (mamario) en forma de cilindros que son procesados con la técnica histológica
c. la obtención transcutánea de tejido (mamario) en forma de cilindros que son procesados con la técnica citológica
d. Ninguna de las tres es correcta

38. En el método Waters, las pirámides petrosas (peñascos) deben quedar:

a. por encima del techo de los senos maxilares
b. a los lados de los senos maxilares
c. por debajo del suelo de los senos maxilares
d. ninguna de las anteriores es correcta

39. En la proyección de Caldwell en posteroanteríor, en la que el paciente está en bipedestación, angulación del tubo de rayos X:

a. 20° en sentido cráneo-caudal
b. 15° en sentido caudo-craneal
c. 25° en sentido caudo-craneal
d. 15° en sentido cráneo-caudal

40. En la proyección de Towne, cuál es la angulación correcta del tubo:

a. el tubo no se angula, es la línea orbitomeatal la que se inclina 15º
b. en anteroposterior el tubo se angula 30º craneal y en posteroanterior 30º caudal
c. en anteroposterior el tubo se angula 30º caudal y en posteroanteríor 30º craneal
d. en anteroposterior y posteroanteríor el tubo se angula 15º en caudal

41. Qué músculos forman el manguito de los rotadores:

a. subescapular, supraspinoso, infraspinoso, redondo mayor
b. supraspinoso, infraspinoso, subescapuiar, pectoral menor
c. subescapuiar, supraspinoso. infraspinoso, redondo menor,
d. infrascapular, supraspinoso, infraspinoso. redondo menor

42. En las proyecciones oblicua y medio-lateral de una exploración radiológica de mama...

a. se colocará los marcadores a io largo del borde superior de la mama
b. se colocará los marcadores a lo largo del borde lateral de la mama
c. los marcadores señalan la porción de la mama más alejada de la axila
d. sólo se colocará marcadores si se realiza la exploración de las dos mamas en un mismo estudio

43. En la proyección latero-medial de mama el haz de rayos X incide por su parte:

a. medial   b. superior
c. externa   d. inferior

44. Qué senos se sitúan inmediatamente por debajo de la silla turca:

a. senos maxilares
b. senos etmoidales
c. senos esfenoidales
d. senos frontales

45. Qué cisura pulmonar se podría visualizar tanto en una radiografia posteroanteríor como en una lateral de tórax:

a. cisura mayor u oblicua del pulmón derecho
b. cisura mayor u oblicua del pulmon izquierdo
c. cisura horizontal o menor del pulmón derecho
d. ninguna de las tres

46. Qué porciones de intestino grueso son retroperitoneaies:

a. todo el intestino grueso es retroperitoneat
b. ciego. colon transverso y sigma
c. colon ascendente y descendente
d. colon ascendente, transverso y descendente

47. Un intensificador de imagen es:

a. un dispositivo que nos muestra la imagen con más nitidez
b. un convertidor de radiación X en luz visible
c. un dispositivo de láminas de plomo para absorber la radiación dispersa
d. un dispositivo que reduce la radiación menos penetrante

48. La colocación de una sonda de nefrostomía percutánea es una técnica:

a. ecográfica
b. que se realiza bajo fluoroscopia
c. utilizada en resonancia magnética
d. en la que no se utiliza contraste

49. La anchura de corte de una imagen de TAC viene determinada por:

a. la matriz utilizada
b. la apertura del colimador prepaciente
c. la ventana utilizada
d. el tamaño del campo de visión

50. Imagen localizadora o exploradora de la región craneal en una TAC:

a. anteroposterior craneal
b. posteroanteríor craneal
c. lateral craneal
d. oblicua craneal

51. Ante la sospecha de rotura de una prótesis mamaria usaremos:

a. mamografía   b. TAC
c. ecografía   d. resonancia

52. El contraste utilizado en resonancia magnética se elimina por vía:

a. renal   b. rectal   c. hepática   d. oral

53. Vamos a realizar una resonancia magnética de mamas. Posición:

a. decúbito prono   b. decúbito supino
c. lateral   d. Las tres son válidas

54. En la fluorescencia:

a. el elemento fosforescente sigue emitiendo luz después de la estimulación de los rayos X
b. el elemento fosforescente sólo emite luz durante la estimulación de los rayos X
c. se produce un efecto retardado o resplandor
d. todas las anteriores son correctas

55. En el fijado, cuál es el componente que detiene la acción del revelador y neutraliza el pH de la emulsión:

a. agente limpiador   b. activador
c. endurecedor   d. reservador

56. En relación con los residuos radioactivos y su almacenamiento:

a. los de baja y media actividad desprenden calor
b. en los de sita actividad el periodo de desintegración es inferior a 20 años
c. los de baja y media actividad no necesitan blindajes muy potentes
d. en los de alta actividad el periodo de desintegración es inferior a 30 años

57. NO es un sistema de medición basado en la ionización de gases:

a. cámara de excitación
b. contador proporcional
c. cámara de ionización
d. contador Geiger–Müller

58. En radiografía computarizada la placa de imagen contiene:

a. cristales de fluorohaluros de bario dopados con europio
b. cristales de halogenuros de plata dopados con europio
c. cristales de yoduro de cesio
d. una capa de selenio amorfo

59. Una radiografia debe identificarse como mínimo con qué datos:

a. nombre del paciente, fecha y número de historia
b. nombre del paciente y de la institución
c. nombre del paciente, fecha y marcación del lado derecho / izquierdo
d. nombre del paciente y/o número de identificación de la historia clínica, fecha, marcación de lado derecho / izquierdo e identificación de la institución

60. La tasa de repetición de radiografías nunca debe exceder de:

a. 20 %   b. 2 %   c. 15 %   d. 5 %

[Preguntas 61, 62 y 63 no específicas]

64. El agua del proceso de revelado se debe mantener a qué temperatura:

a. 35º C
b. 2,8º C menos que el revelador
c. 3,5º C más que el revelador
d. 5º C menos que el fijador

65. En una ecografía ¿qué acción realiza el transductor ultrasónico:

a. solamente convierte la energía eléctrica en energía ultrasónica
b. convierte la energia eléctrica en energia ultrasónica y la energia ultrasónica en energía eléctrica
c. no convierte la energía eléctrica en ultrasónica
d. ninguna de las anteriores es correcta

66. A qué se llama número atómico:

a. número de protones más neutrones
b. número de protones
c. número de protones más electrones
d. número de netrones más electrones

67. Se denomina 'hipocondrio' a:

a. la región lateral al epigastrio
b. la región lateral al mesogastrio
c. cada uno de los vacíos
d. la región lateral del hipogastrio